食品安全中的化学危害物
——检测与控制

陈卫华　王凤忠　主编

化学工业出版社

·北京·

本书结合近几年国内外的研究文献及相关食品安全标准，对中国食品安全的形势、化学性污染的途径、食品污染物限量标准等进行了简单介绍，重点阐述了加工过程中产生的危害物、包装材料中的危害物、环境污染物、兽药残留、生物毒素、农用化学品残留、非法添加物的来源、法规限量、毒理危害、风险评估以及检测方法等，并结合近年来发生的重大食品安全事件进行了深入的分析。

　　本书可供食品行业科研人员和企业监测人员使用，也可供高等院校食品相关专业师生参考。

图书在版编目（CIP）数据

食品安全中的化学危害物：检测与控制/陈卫华，王凤忠主编．—北京：化学工业出版社，2017.2

ISBN 978-7-122-28797-7

Ⅰ．①食… Ⅱ．①陈…②王… Ⅲ．①食品卫生-监测 Ⅳ．①R155

中国版本图书馆 CIP 数据核字（2016）第 321390 号

责任编辑：张　艳　刘　军　　　　　　　　装帧设计：关　飞
责任校对：宋　玮

出版发行：化学工业出版社（北京市东城区青年湖南街 13 号　邮政编码 100011）
印　　刷：北京永鑫印刷有限责任公司
装　　订：三河市胜利装订厂
710mm×1000mm　1/16　印张 16¼　字数 312 千字　2017 年 3 月北京第 1 版第 1 次印刷

购书咨询：010-64518888（传真：010-64519686）　　售后服务：010-64518899
网　　址：http://www.cip.com.cn
凡购买本书，如有缺损质量问题，本社销售中心负责调换。

定　　价：78.00 元

本书编写人员名单

主　　编：陈卫华　　王凤忠

副 主 编：贾金龙

参编人员：尚玉婷　　贺永桓　　许　岩　　贺小亮

王擎龙　　郑舒文　　叶孟亮　　姜奕晨

前 言

由于化学污染而带来的危害是多方面的，其中，化学对食品的污染与人类健康直接相关。食品污染物是指食品在生产（包括农作物种植和动物饲养、兽医治疗）、加工、包装和贮运过程中非故意加入食品中的物质，包括环境污染和生产加工过程中产生的（如各类生物毒素）。其中由于化学有机污染物的慢性长期摄入造成的潜在食源性危害已成为人们关注的焦点，包括农药残留、兽药残留、霉菌毒素、食品加工过程中形成的某些致癌和致突变物（如亚硝胺等）以及工业污染物，如人们所熟知的二噁英等。上述化学物质在与食品接触时对食品形成污染，伴随着整个食品加工、运输和消费的全过程，最终会在食物链的顶端——人体内进行富集，对人体健康产生危害。宽泛的食品化学污染物（chemical contamination），种类多、范围广，本书以人体健康为标准，其中会对人体健康造成危害的食品化学污染物可以定义为食品化学危害物（chemical hazards）。

近年来，环境内分泌干扰物对人体的危害也非常严重，现已被证实为内分泌干扰物的环境化学物质达数百种之多，可来自天然和人工合成化学品，包括烷基酚类、二噁英及来自塑料和食品包装材料的邻苯甲酸酯类等。人为污染来源包括农药、染料、洗涤剂、塑料制品原料、食品添加剂等。另外，化学农药的大量使用能够对大气和水源造成污染。有些物质还会在环境中持久存在并可以通过食物链在生态系统中产生生物放大效应。除了农药残留之外，在动物饲养过程中，为预防和治疗动物疾病所使用的兽药也会造成兽药残留问题。其中首先被关注的是抗微生物制剂，如抗生素青霉素类、四环素类等，它们的潜在危害使人们在治疗疾病时产生抗药性、肠道菌群失调，出现过敏症状以及其他毒副作用，如氯霉素可以造成再生障碍性贫血等。

本书针对目前食品加工过程中产生的化学危害物进行阐述，对各类化学危害物的来源、法规限量、毒理危害、风险评估以及检测方法进行了深入的分析。本书由陈卫华、贾金龙提出编写提纲，全书一共8章，其中第1、4章由尚玉婷撰写，第 2 章由郑舒文撰写，第 3 章由贺小亮撰写，第 5 章由许岩撰写，第 6 章由王擎龙撰写，第 7 章由叶孟亮撰写，第 8 章由贺永桓撰写，全书最后由陈卫华、王凤忠统稿。姜奕晨做了大量的录入编校及图片编排工作，在此表示真诚的感谢。

由于时间有限及编者水平和所掌握的资料有限，疏漏和不当之处在所难免，敬请专家、读者给予批评指正。

编者
2016 年 10 月

目录

▶▶ 第3章　包装材料中的危害物 / 43

▶▶ 第4章　环境污染物 / 69

第7章　农用化学品残留 / 177

第1章

绪 论

1.1 中国食品安全的形势 >>>

  食品污染是影响食品安全的主要问题。随着食品生产的工业化和新技术、新原料、新产品的采用，造成食品污染的因素也日趋复杂化，高速发展的工农业带来的环境污染问题波及食物，并引发一系列严重的食品污染事故。虽然我国食品安全总体向好，但是食品安全事件却仍然时有发生，比如海产品体内含"孔雀石绿"、苏丹红事件、"三聚氰胺"奶粉、"皮革奶"、"地沟油"、"瘦肉精"、老酸奶"工业明胶"、"毒豆芽"、塑化剂、"橡皮鸡蛋"、"僵尸肉"等，形成一次次食品安全问题的冲击波，引起人们对食品安全的重视（图 1-1）。我国政府十分重视食品安全监管工作，自改革开放以来先后在 1982 年、2004年、2009 年、2013 年 4 次从国家层面上调整过食品安全监管体制，不断提高监管力度。2013 年 3 月国务院重新组建了食品药品监督管理总局，部分地方政府还相继合并工商局、质监局和食药监局为市场监管局，增设了食品安全执法队伍。2015 年 10 月颁布修订了《中华人民共和国食品安全法》，目前正在加紧修订《农产品质量安全法》和一系列食品安全国家标准，试图用最严谨的标准、最严格的监管、最严厉的处罚、最严肃的问责，确保广大人民群众"舌尖上的安全"[1-3]。

  从我国食物中毒情况方面分析，2006～2015 年，无论是食物中毒报告起数还是食物中毒人数或食物中毒死亡人数都呈下降趋势。2006 年全国食物中毒报告起数为 596 起，到 2015 年只有 169 起，报告起数下降了 71.6%，平均每年下

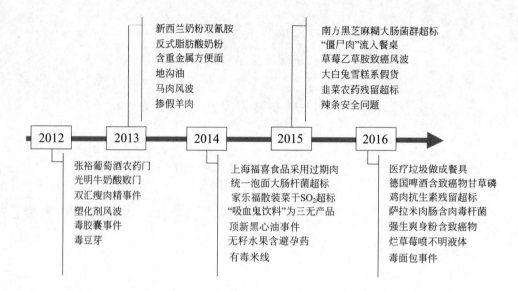

新西兰奶粉双氰胺
反式脂肪酸奶粉
含重金属方便面
地沟油
马肉风波
掺假羊肉

南方黑芝麻糊大肠菌群超标
"僵尸肉"流入餐桌
草莓乙草胺致癌风波
大白兔雪糕系假货
韭菜农药残留超标
辣条安全问题

2012　2013　2014　2015　2016

张裕葡萄酒农药门
光明牛奶酸败门
双汇瘦肉精事件
塑化剂风波
毒胶囊事件
毒豆芽

上海福喜食品采用过期肉
统一泡面大肠杆菌超标
家乐福散装菜干SO₂超标
"吸血鬼饮料"为三无产品
顶新黑心油事件
无籽水果含避孕药
有毒米线

医疗垃圾做成餐具
德国啤酒含致癌物甘草磷
鸡肉抗生素残留超标
萨拉米肉肠含肉毒杆菌
强生爽身粉含致癌物
烂草莓喷不明液体
毒面包事件

图 1-1　近几年的食品安全事件时间轴

降 48 起。2006 年全国食物中毒人数为 18063 人，到 2015 年为 5926 人，下降了 67.2%，平均每年全国食物中毒人数减少 1349 人。2006 年全国食物中毒死亡人数为 196 人，2015 年为 121 人，下降了 38.2%，平均每年全国食物中毒死亡人数减少 8 人。以上可以看出，从 2006 年到 2015 年，我国食品安全状况不是越来越差，而是越来越好（图 1-2）。

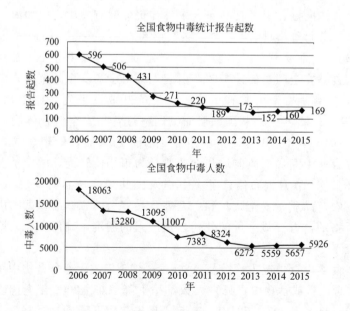

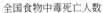

全国食物中毒死亡人数

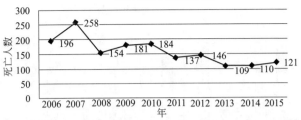

图1-2　全国食物中毒统计及死亡人数趋势图（数据来源：国家卫生和计划生育委员会）

国家卫生和计划生育委员会把引起食物中毒和死亡的原因分为微生物性、化学性、有毒动植物及毒蘑菇和不明原因4大类。报告显示，2015年微生物性食物中毒人数占全年食物中毒总人数的53.7%。有毒动植物及毒蘑菇引起的食物中毒事件报告起数和死亡人数最多，分别占全年食物中毒事件总报告起数和总死亡人数的40.2%和73.6%。与2014年相比，微生物性食物中毒事件的报告起数和中毒人数分别减少16.2%和17.0%，死亡人数减少3人；化学性食物中毒事件的报告起数、中毒人数和死亡人数分别增加64.3%、151.9%和37.5%；有毒动植物及毒蘑菇食物中毒事件报告起数、中毒人数和死亡人数分别增加11.5%、34.0%和15.6%；不明原因或尚未查明原因的食物中毒事件的报告起数和中毒人数分别增加23.5%和36.3%，死亡人数减少4人（图1-3）。从近6年公布的食物中毒死亡人数来看，从2010年之后，引起食物中毒死亡的原因主要是有毒动植物及毒蘑菇。

对我国食品安全现状进行分析，主要包括如下几个方面。

（1）更多新的食品原材料使用违禁农兽药

农药、兽药、化肥等农用化学品的大量使用，一直是导致食品原料安全问题的重要因素。比如2016年，深圳检验检疫局对一批货值约3.3万美元的不合格进口菲律宾香蕉实施集中销毁处理，原因就是因为此次进口菲律宾香蕉多菌灵超标；猪生病时被喂食添加了抗生素的饲料，导致猪肉中抗生素和重金属的超标；河南孟州等地养猪户将"瘦肉精"加入饲料喂养猪，生产"瘦肉精"猪肉。所有这些事件说明，新的农兽药会不断出现在市场上，必须采取有效措施加强管制。

（2）食品添加剂和非法添加物滥用

食品添加剂和非法添加物滥用、超量使用、违规使用现象一直充斥着市场，近几年又接连发生了多起添加剂及非法添加物滥用事件。例如，2014年山东查出的有毒有害腐竹，生产中加入了工业用硼砂、吊白块和乌洛托品，还过量加入食品添加剂焦亚硫酸钠；有些农村用工业硫黄、焦亚硫酸钠等化工原料熏制或浸泡加工

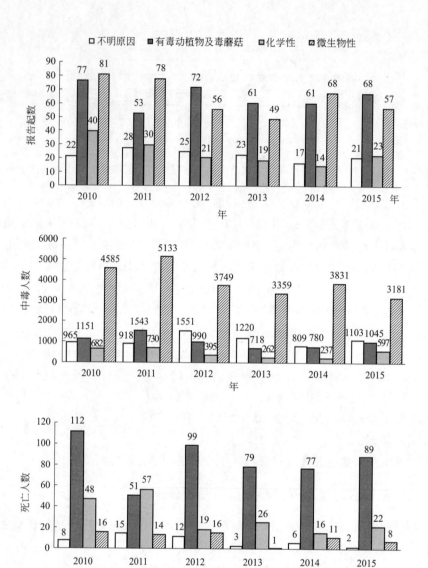

图 1-3 造成食物中毒的原因统计数据（数据来源：国家卫生和计划生育委员会）

鲜竹笋；散装菜干被发现二氧化硫残留量超标；市场上大量存在加明矾的粉条；上海浦东区一些超市销售染色馒头。这些事件都说明不法商人为谋求利益，还是会继续想各种办法不断使用非法添加剂和非法添加物生产食品，国家必须及时制止。

（3）新技术带来的新隐患以及民众相关知识缺乏

随着食品工业的迅速发展，大量食品新资源、添加剂新品种、新型包装材料、新工艺，以及现代生物技术、酶制剂等新技术的不断出现，也造成了一个新的食品安全问题。

（4）风险交流是食品安全分析框架中的薄弱环节

所谓风险交流即风险沟通，是指风险评估者、管理者以及其他相关各方为了更好地理解风险及相关问题和决策，就风险及其相关因素相互交流信息。媒体的失实报道、民众对食品添加剂的以偏概全就是风险交流缺失的具体体现。例如，2014年一篇叫做《蘑菇还是少吃一点吧》的帖子被很多网友转发并引起广大市民的忧虑。该帖称"一名来自瑞士苏黎世大学研究真菌的博士表示，蘑菇对铅、汞等重金属的富集能力强，最多可达100多倍，食用蘑菇后，这些重金属会在肾小管内聚集，严重时甚至会引起肾小管坏死"。这一传言引发了市场蘑菇滞销，给农民带来了巨大的经济损失。

（5）知名企业发生的食品安全事件越来越多

明一婴儿奶粉检出磺胺多辛；央视曝华义"大脚板"冰激凌用发霉瓜子仁制成；云南某企业10年卖3万吨地沟油；广药维C银翘片含剧毒砷汞残留；新西兰牛奶检出有毒物，而中国进口奶粉八成来自该国；"太子乐牌"金100益生菌婴儿配方奶粉和"摇篮牌"钙维健婴儿配方奶粉的两批次奶粉被检出含有致命病菌"阪崎肠杆菌"，死亡率高达50％以上；雅培的喜康宝配方奶粉中乳清蛋白与酪蛋白的最低比例低于3：2，新生婴儿食用过多的酪蛋白被证实会导致肠道出血、营养不良、腹泻及对肾脏功能造成很大的压力。从以上知名企业曾发生的食品安全事件可以看出，国家对知名企业食品安全的监管也不能放松，反而要更加严格。

对我国食品安全工作的开展情况进行分析发现，目前面临的形势主要包括如下几个方面。

（1）没有高度重视细节问题

通常情况下，食品都是要经过一系列流程才可以供人们食用的，因此，必须对每个加工环节给以高度重视，才能真正保证食品的安全。目前，我国食品安全监管中，与农产品选种、土壤选种、灌溉剂量、农药等多个方面的规定不够完善，没有对细节问题给以足够的重视，使得各种食品安全问题层出不穷。一般情况下，食品安全工作的有效开展采用的是国家颁布的相关条例，其工作重点主要是食品的生产和消费两个环节，并没有对食品生产的其他环节给以严格规定，使得食品食用过程中出现各种安全问题。

（2）食品安全标准不够明确

在企业的不断发展中，食品安全标准的合理制订，是企业经济效益不断增长的重要保障。但很多情况下，我国食品安全标准都太过笼统，没有对重要内容给予高度强调，使得食品安全工作开展过程中出现安全标准不够明确的问题，给我国食品食用安全性带来一定影响。在实践过程中，国家、地方、行业和企业等制订的质量标准存在一定差异，使得相关机构在进行食品安全的界定时出现执法不确定情况。与此同时，食品安全的界定质量标准水平不够高，很多都是沿用的早期标准，使得食品安全工作开展过程中部分条例出现与实际情况不相符的情况，给相关法律体系和立法水平的完善与提高带来极大影响。

(3) 各部门执法不够协调

根据我国食品安全工作的开展情况来看，在实践过程中存在不协调情况，部分工作环节出现疏漏问题，并且各部门的食品安全标准存在一定差异，给食品安全实际工作带来一定困扰。因此，食品安全工作存在的连续性不够强、各部门执法存在的标准模糊等情况，大大增加了食品安全工作的难度，并降低了食品安全工作的整体效用，导致我国食品安全工作效率得不到有效提高。

(4) 相关机制没有得到有效落实

根据相关调查发现，我国食品安全工作存在执法不够严格、没有得到有效落实等各种问题，给食品安全工作有效开展带来了极大影响。首先，食品安全的预防机制不够健全，其次，没有制订合适的奖惩制度和考核机制，使得部分工作人员在实际执法过程中出现有法不依、徇私舞弊等情况，给食品安全监管体系完善和食品安全工作有效性等带来严重影响。

虽然我国食品安全的现状还不容乐观，但只要全社会团结一心，正确并科学地面对食品安全问题，相信在不久的将来我国将拥有一个健康、安全并且美味的食品环境。

1.2 食品中的主要污染物 ≫≫≫

食品污染是指人们食用的各种食品，如粮食、蔬菜、水果、鱼、肉、蛋等，在生产、加工、包装、储存、运输、销售和烹调等过程中，被某些有毒有害的物质所污染。在以上生产等环节中不经意地混入食品中的、外来的、不利于食品质量与卫生安全的物质，称为食品污染物。有害物质污染食品后，会造成各种危害，表现为：有的使食物变质，造成经济上的损失；有的使人食物中毒；有些危害是长期的、慢性的，如致癌、致畸、致突变及慢性中毒等[4]。食品污染按污染物的性质可分为生物性污染物、化学性污染物、物理性污染物（图1-4）。

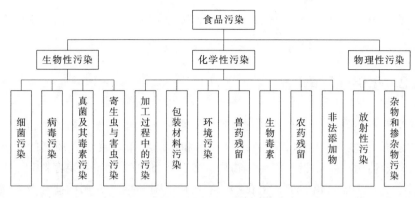

图 1-4　食品污染的分类

1.2.1　生物性污染

因微生物及其毒素、寄生虫及其虫卵等对食品污染造成的食品质量安全问题为食品的生物性污染。其中，微生物污染包括细菌性污染、病毒和真菌及其毒素的污染。它们通过各种途径污染食品，在食品中生存并增殖，引起食品腐败变质。有统计显示，在所有的食源性疾病暴发案例中，生物性污染在影响食品安全的诸多因素中高居首位，其中约有 60% 以上为细菌性致病菌所致的食源性疾病。食品的加工、储存、运输和销售过程中，原料受到环境污染、杀菌不彻底、贮运方法不当以及不注意卫生操作等，是造成食品污染的主要原因。

2013 年 7 月，肯德基、真功夫被曝冰块菌落严重超标。食用这些菌落超标的食物后，会破坏人体中有益的菌群，引起痢疾、腹泻等疾病，不宜食用。经调查为门店自身卫生措施不佳、缺乏加工环节的卫生控制以及监管不到位造成的菌落总数超标。2013 年 8 月 3 日 "恒天然肉毒杆菌" 事件，新西兰恒天然集团发布消息，旗下 3 批浓缩乳清蛋白肉毒杆菌受污染并波及包括 3 个中国客户在内的共 8 家客户。8 月 5 日该公司首席执行官专程赶赴北京向中国消费者道歉，之后开始了相关召回工作。2015 年 4 月，美国蓝铃冰淇淋感染李斯特杆菌致 3 人死亡的消息引起社会关注。从辽宁省大连市食品药品监督管理局获悉，大连地区 29 日共销毁 5800 多箱召回的蓝铃冰淇淋，在其他城市召回的 3426 箱蓝铃冰淇淋也分别在当地销毁。

生物性污染对食品安全影响较大，但并不是不可控制的，只要采取一定措施，及时监测，及时控制，定能防患于未然。食品生产各个环节都存在不安全因素，现阶段需要我们从原料选控、生产加工过程质量把关、物流运输环节、食品食用方法、操作人员个人卫生等方面建立完整食品安全产业链，严格控制食品生物性污染；同时加强政府机关监管力度，严查各类食品加工欺诈行为；加大对食品企业负责人诚信意识培养，提升企业核心价值观，使企业以高度责任感生产良心食品；同时，消费者应加强自身食品安全意识，采用正确的食品食用方法[5,6]。

1.2.2 化学性污染

化学性污染是指有毒有害的化学物质对食品的污染，如农药的残留，工厂排放的"三废"（废气、废水、废渣）对食物和水的污染，食品添加剂的不合理使用等。化学性污染主要指农用化学物质、食品添加剂、食品包装容器和工业废弃物的污染；汞、镉、铅、砷、氰化物、有机磷、有机氯、亚硝酸盐和亚硝胺及其他有机或无机化合物等所造成的污染[7]。造成化学性污染的原因有以下五种：

① 农用化学物质（如化肥、农药）的广泛应用和使用不当；

② 使用不合卫生要求的食品添加剂；

③ 使用质量不合卫生要求的包装容器，如陶瓷中的铅、聚氯乙烯塑料中的氯乙烯单体都有可能转移进入食品；又如包装蜡纸上的石蜡可能含有苯并芘，彩色油墨和印刷纸张中可能含有多氯联苯，它们都特别容易向富含油脂的食物中移溶；

④ 工业"三废"的不合理排放所造成的环境污染也会通过食物链危害人体健康；

⑤ 油炸食品中含有大量亚硝胺类和苯并芘，它在人体内蓄积到一定量时，会诱发细胞组织癌变，烟熏火烤的食品危害更大，所以油炸及熏烤的食品化学污染十分严重。

浙江省消费者因食用掺"吊白块"的粉丝而险些丧命，重庆市查出不法厂商用"毛发水"兑制有毒酱油，此外还有长期以来危害消费者的注水肉、蔬菜中农药残留超标、面粉增白剂超标等，形成一条在食品领域流行的"毒流"。种植业和养殖业的源头污染对食品安全的威胁越来越严重，滥用或不当使用农药、化肥、兽药以及饲料添加剂等，致使农产品药物残留及有害物质超标，也已成为导致食品不安全的重要因素。如黄瓜没有了过去的清香，番茄失去了往日的甜美，大棚蔬菜和反季节果蔬繁荣了市场，但因生长期短，营养和口感会有损失。有的农民为抢销售期，大量使用化肥、激素、农药，导致农产品超常生长。近年来，我国环境状况日益恶化，大气污染、水质污染、土壤污染，直接导致农产品、渔牧产品以及其他食品的污染，也成为我国食品安全中面临的现实问题。

1.2.3 物理性污染

物理性污染主要是指在食物产供销的过程中出现的杂物污染（如草籽、头发、苍蝇、鼠粪等）、掺杂物（石子、铁屑）和放射性污染物（铯、碘）等，其中以放射性污染物最为严重。

放射性污染是指具有放射性的物质对食品的污染，主要来自对放射性物质的开采和冶炼、核废物以及和平时期的意外核爆炸或核泄漏事故所释放的放射性核素等。食品中的放射性物质有来自地壳中的放射性物质，称为天然本底；也有来自核武器试验或和平利用放射能所产生的放射性物质，即人为的放射性污染。食品的放射性污染来源于以下三个方面：

① 空中核爆炸试验的降沉物的污染，一次核爆炸可以产生 200 种以上的裂变产物，这些产物的半衰期从几分之一秒到上千年或万年；

② 核电站和核工业废物的排放，据调查，厂区邻近的海域及地区所产鱼、牡蛎、农作物、牛奶中均有较高浓度的^{137}铯、^{65}锌、^{51}铬和^{32}磷等；

③ 意外事故的泄漏主要引起局部性污染，如有名的英国温茨盖尔原子反应堆事故，由于附近牧草受到污染，牛奶中含量也相当高；前苏联切尔诺贝利的核事故亦造成环境及食品的严重污染；欧洲许多国家当时生产的牛奶、肉类以及动物肝脏中都发现有超量的放射性核素而被大量弃置。

食品中的放射性污染物主要是碘和锶。^{131}碘是在核爆炸中早期出现的最突出的裂变产物，可通过牧草进入牛体造成牛奶污染；^{131}碘通过消化道进入人体，可被胃肠道吸收，并且有选择性地富集于甲状腺中，造成甲状腺损伤和可能诱发甲状腺癌。^{90}锶在核爆炸过程中大量产生，污染区牛奶、羊奶中含有大量的^{90}锶。^{90}锶进入人体后参与钙代谢过程，大部分沉积于骨骼中。某些鱼类能富集金属同位素，如^{137}铯和^{90}锶等；某些海产动物，如软体动物能富集^{90}锶，牡蛎能富集大量^{65}锌，某些鱼类能富集^{55}铁。此外，尚有^{226}镭、^{239}钚、^{60}钴、^{144}铈、^{137}铯、^{216}钋、^{89}锶和^{40}钾等。

食品中的杂物污染是指食品生产时、食品储存过程中以及食品运输和销售过程中的污染物。食品的掺假掺杂是一种人为故意向食品中加入杂物的过程。掺假掺杂所涉及的食品种类繁多，掺杂污染物众多，如粮食中掺入的沙石、肉中注入的水、奶粉中掺入大量的糖、牛奶中加入的米汤及盐等。

1.3 食品中化学性污染途径及现状分析 ►►►

随着化学工业的发展，各种化学物质不断产生，加之化学物质在食品生产、加工和贮藏过程中的广泛应用，使得食品中有害物质种类和来源也进一步繁杂。目前我国食品的化学性污染[8,9]主要包括食品加工过程带来的污染、食品包装引起的污染、环境污染造成的食品化学污染、兽药残留污染、生物毒素污染、农业种植阶段的源头污染以及滥用及违规使用食品添加剂带来的污染共七个方面。

（1）食品加工过程带来的污染

在农产品加工过程中所利用的各种加工技术和工艺，如分离、干燥、发酵、清洗、杀菌、腌制、熏制、烘烤等，对食品安全均存在不同程度的潜在影响。如肉类熏烟、腌腊时食品中的脂类、胆固醇、蛋白质以及碳水化合物发生热解，经环化和聚合就形成了大量的苯并芘，苯并芘是一种致癌物质，可引起胃癌；烧烤的玉米由于煤的燃烧，受氟污染，氟在人体内积累引起氟斑牙和氟骨症；部分利用油脂加工食品的企业长期多次重复使用已经酸败氧化的油脂，这样的油脂具有致癌性，肌肉脂肪组织在油炸之后能检出亚硝基吡咯烷；在发酵过程中形成的一些副产品或不适当的工艺也会形成有毒物质，如酒精发酵过程中形成的甲醇、杂醇油等对人体有害；采用冷杀菌技术，如药剂、辐射、紫外线、臭氧等也会带来有害物质的残留或引起食品变质等隐患。在食品加工技术中，应特别注意工艺或方法中可能造成加工产品化学性污染的因素，不断改进工艺和方法，避免由此造成的食品化学性污染。

（2）食品包装引起的污染

包装的原材料、辅料、工艺方面的安全性直接影响食品质量安全。由于与食品直接接触，包装材料中的有害物质会向食品中释放。纸质包装可能存在增白剂或重金属超标，纸板间的黏合剂等含有毒物质；塑料制品中所含增塑剂、稳定剂、着色剂容易溶出，或者用回收工业废旧塑料、医疗垃圾制造出来的塑料包装制品中含有致病菌和铅等重金属；玻璃容器由于一般都是循环使用，可能存在异物或清洗消毒剂的残留。此外，聚合物包装生产制造时，为改善其性能往往加入一些化学添加剂或助剂。这些添加剂或助剂连同聚合物单体、低聚体、共聚物、大分子降解产物等，在聚合物包装与食品接触过程中会发生迁移而进入食品。一些运输工具在运输过农药或者其他的有害化学品后，未经过清洗就用来运输食品，或者在食品的运输过程中，食品直接与有害化学品混运，引起食品交叉污染。

（3）环境污染造成的食品化学污染

环境污染包括大气、水体、土壤污染。氟化物、二噁英等是大气中的主要污染物。氟化物被吸收后引起人体"氟中毒"；二噁英是目前世界上已知的毒性最强的化合物之一，它在脂肪中具有高度溶解性，极易污染鱼、肉、禽蛋、乳及其制品。目前我国水污染的状况较为严重，每年排放废水 600 多亿吨，其中有毒有害物质 13 万吨左右。这些被污染水体中持久性有机污染物和重金属会在农、畜、水产品中富集，进而对人身体健康造成严重危害。未经处理的污水用于灌溉农田，造成土壤重金属超标。据统计，中国重金属污染的土壤面积达 2000 万公顷，占总耕地面积的六分之一。土壤污染主要来源于工业"三废"、化学农药、化肥等污染。我国因工业"三废"污染的农田近 700 万公顷，使粮食每年减产 100 亿公斤。

（4）兽药残留污染

兽药残留是指食品动物在应用兽药后，蓄积或贮存在细胞、组织或器官内或进入泌乳动物的乳或产蛋禽的蛋中的药物原形、代谢物或药物杂质。兽药残留的种类很多，常见的主要有以下几种。

① 抗生素类药物。指对病原微生物具有抑制或杀灭作用，主要用于治疗机体感染的抗生素、磺胺类药及其他合成抗菌药。如氯霉素、青霉素、链霉素、红霉素、黏菌素、磺胺嘧啶、呋喃西林、诺弗沙星等。

② 抗寄生虫类药物。指能杀灭或驱除动物体内外寄生虫的药物。如苯并咪唑类、阿维菌素类、二硝基类、有机磷化合物、环丙氨嗪等。

③ 激素类药物。主要用于提高动物繁殖和生产性能。如乙烯雌酚、甲地孕酮、BST（牛生长激素）、PST（猪生长激素）、雌二醇、睾丸激素等。

兽药残留已逐渐成为人们普遍关注的一个社会热点问题。近年来兽药残留引起食物中毒和影响畜禽产品出口的报道越来越多。药物残留不仅可以直接对人体产生急慢性毒性作用，引起细菌耐药性的增加，还可以通过环境和食物链的作用间接对人体健康造成潜在危害，并影响我国养殖业的发展和走向国际市场。因此必须采取有效措施，减少和控制兽药残留的发生。

（5）生物毒素污染

生物毒素是由各种生物包括动物、植物、微生物等代谢产生的产物，对其他生物物种有毒害作用的产物。生物毒素按来源可以分为植物毒素、动物毒素、藻类毒素、真菌毒素、细菌毒素；按化学成分可分为生物碱、苷类、有毒蛋白和肽、酶、其他有毒物质。生物毒素不仅可以污染食品引起食物中毒，而且还具有致癌、致畸、致突变作用。近年来引起我国食品安全事件的生物毒素主要有以下几种：

① 马铃薯中龙葵碱含量安全标准为 200mg/kg，一般成熟的马铃薯中，含量为 70～100mg/kg，食用是安全的。但当马铃薯变绿或发芽，就会产生大量的龙葵碱，含量可增至 5000 mg/kg，超过安全标准，容易引起食物中毒。

② 四季豆又名菜豆、豆角，在我国各地均有栽培，是饮食业常用的烹饪原料。四季豆中毒主要是由其中的皂素和植物凝血素引起的，皂素对胃肠道黏膜有强烈的刺激作用，并能破坏红细胞引起溶血；植物血凝素则有凝聚和溶解红细胞作用。

③ 食用野生毒蘑菇而引起的食物中毒称蕈毒中毒，其有毒物质称为蘑菇毒

素。目前已发现的蘑菇毒素主要有鹅膏菌素、鹿花菌素、覃毒啶、鹅膏覃氨酸、蝇覃醇等。最典型的毒素是产生原生毒的鹅膏菌素。

④ 黄曲霉毒素是由于陈米霉变产生的天然毒素，是极强的天然致癌物。世界卫生组织的调查证实在非洲和亚洲，肝癌的高发与黄曲霉毒素污染食物明显相关。此外，黄曲霉毒素对肾、肺、胃、结肠等也有致癌作用，对男性和儿童的致癌速度尤其快。

⑤ 青皮红肉的鱼类（如鲤鱼、鲸鱼、秋刀鱼、沙丁鱼、竹荚鱼、金枪鱼等）肌肉中含较高的组氨酸，当受到富含组氨酸脱羧酶的细菌污染和作用后，形成大量组胺，一般当人体组胺摄入量达 1.5mg/kg 以上时，极易发生中毒。

肉毒毒素是由肉毒梭状芽孢杆菌产生的一种神经毒素，能引起多种情况的中毒，根据其抗原特异性可将其分为 A～G 七个型。A～G 七个型的毒素中，对人致病的分别为 A、B、E 和 F 型，其中 A 型最多见，而 F 型比较少见，E 型毒素中毒自 20 世纪 60 年代国内外报道都开始增多，C 和 D 型毒素主要使鸟类和其他哺乳动物中毒，G 型自 1970 年鉴定以来仍没有能确定是否能使人或动物致病。低酸腌渍蔬菜（如青豆、菠菜、蘑菇和甜菜）、鱼（包括罐装金枪鱼、发酵鱼制品、咸鱼和熏鱼）和肉制品（如火腿和香肠）等容易引起肉毒毒素中毒。

(6) 农业种植阶段的源头污染

化肥、农药等农用化学品的大量使用，从源头上给食品质量与安全带来极大隐患。我国每年氮肥的使用量达 2500 万吨，单位面积使用量分别是世界平均水平的两倍到三倍。过量化肥的使用会造成耕地土壤板结威胁，同时会影响地下水资源。如地下水硝酸盐含量的增加，不仅会造成人类急性中毒，同时也增加人体患癌的风险。我国每年农药的使用超过 130 万吨，其中杀虫剂占到了 70%，在杀虫剂用量中有机磷杀虫剂占 70%，而高毒品种占有机磷杀虫剂的 70%。有机磷农药品种多、药效高和用途广，是农药中极为重要的一类化合物，但有不少品种对人畜的急性毒害很强。有机磷农药被认为是最危险的杀虫剂之一，尽管有机磷酸酯农药由于有害健康在许多国家已被严令禁止，但在我国一些地区农业方面的应用仍然非常广泛。近年研究还发现，农药中有机磷成分或促进接触者产生自杀意念。因此，农业种植阶段的不当或违法使用化学药品所造成的源头污染已经成为威胁我国食品安全的重要因素。

(7) 滥用及违规使用食品添加剂带来的污染

一般来说，食品添加剂按照国家规定的范围和剂量使用是安全的，但是一些企业为达到提高产量、降低成本和感官增效等目的，为了迎合市场需求或者缺乏安全使用常识、技术限制等原因，超限量使用防腐剂、甜味剂、着色剂、面粉处理剂和漂白剂等，严重地危害了农产品质量和人们的饮食健康。另外还有一些企业非法使用未经国家批准或被国家禁用的添加剂品种及以非食用化学物质代替食品添加剂，如苏丹红、吊白块、三聚氰胺、柠檬黄等。该类食品安全恶性事件频频曝光，造成了极其恶劣的社会影响。食品非法添加对人体有害的物质已成为当前食品安全一个突出的问题。

1.4 我国食品污染物限量标准 ▶▶▶▶

1.4.1 我国食品污染限量标准主要内容

根据《食品安全法》及其实施条例有关规定，卫生部于2010年6月部署开展食品安全国家标准清理工作，重点对食品中污染物等食品安全基础标准进行清理整合。国家食品安全风险评估中心牵头承担《食品中污染物限量》标准修订工作。国家食品安全风险评估中心组织农业、卫生、质检、粮食等领域科研院所专家组建了标准起草组，细化修订工作原则和重点，对600多项农产品质量安全、食品质量、食品卫生和行业标准中涉及污染物限量指标和要求进行全面梳理，以我国食品生产和食品污染物监测数据为基础，开展食品安全风险评估，并借鉴了国际食品法典委员会、欧盟、美国和澳大利亚、新西兰等国际组织、国家（地区）的食品安全标准，对2005年发布的《食品中污染物限量》（GB 2762—2005）进行了修订，形成了新的食品中污染物限量标准。

新《食品安全国家标准食品中污染物限量》（GB 2762—2012）已向社会公开征求意见，向世贸组织（WTO）成员通报，并经食品安全国家标准审评委员会主任会议审议通过，于2012年11月13日发布，自2013年6月1日正式施行。

《食品安全法》实施以前，我国涉及食品污染物限量的食品标准共有608项，包括食品卫生标准86项、食用农产品质量安全标准35项、食品质量标准76项、相关行业标准411项，涵盖铅、镉、总汞和甲基汞、砷和无机砷、锡、镍、铬、亚硝酸盐和硝酸盐、苯并[a]芘、N-亚硝胺、多氯联苯、3-氯-1,2-丙二醇、稀土元素、硒、铝、氟等16种食品污染物（图1-5）。新的GB 2762—2012逐项清理了以往食品标准中的所有污染物限量规定，整合修订为铅、镉、汞、砷、苯并[a]芘、N-二甲基亚硝胺等13种污染物在谷物、蔬菜、水果、肉类、水产品、调味品、饮料、酒类等20余大类食品的限量规定，删除了硒、铝、氟3项指标，共设定160余个限量指标，基本满足我国食品污染物控制需求，适应我国食品安全监管需要。

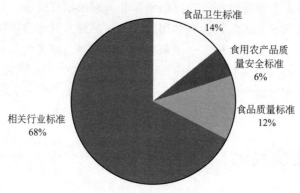

图 1-5　涉及食品污染物限量的食品标准

GB 2762—2012 部分代替 GB 2762—2005《食品中污染物限量》，GB 2762—2012 与 GB 2762—2005 相比，主要变化如下：修改了标准名称；增加了可食用部分的定义；增加了应用原则；取消了硒、铝、氟的限量规定；增加了锡、镍、3-氯-1,2-丙二醇及硝酸盐的限量规定；将 N-亚硝胺限量指标由 N-二甲基亚硝胺和 N-二甲基乙硝胺调整为 N-二甲基亚硝胺，并将 N-亚硝胺限量指标名称修改为 N-二甲基亚硝胺；修改了标准名称；稀土限量指标按原 GB 2762—2005 执行[10,11]。

1.4.2　与国际食品法典标准相比较

国际食品法典委员会（Codex Alimentarius Commission，CAC），是联合国粮食及农业组织（FAO）和世界卫生组织（WHO）为推动食品标准计划而设立的国际政府间机构，其宗旨是推动各国政府和非政府机构间食品标准化领域的合作，保护消费者的健康与安全，促进轨迹贸易的公平进行。自 1961 年第 11 届粮食及农业组织大会和 1963 年第 16 届世界卫生大会分别通过了创建 CAC 的决议已来，已有 173 个成员国和 1 个成员国组织（欧盟）加入该机构，并先后制订了 186 项商品标准、46 个商品相关文本、9 项食品标签标准、5 项食品卫生标准、3 项食品安全风险评估准则、15 项采样分析标准、8 项检查确认程序标准、6 项动物源性食品标准、12 项食品污染物标准、1112 项涵盖 292 种食品添加的限量标准、7 个食品添加剂相关文本、2930 项涵盖 218 种农药残留的最大限量标准、441 项涵盖 49 种兽药残留的最大限量标准以及 3 项地域性指导原则。成员国参照和遵循这些标准，既可以避免重复性工作又可以节省大量人力和财力，而且有效地减少了国际食品贸易摩擦，促进了贸易的公平和公正。《食品法典》已成为全球消费者、食品生产和加工者、各国食品管理机构和国际食品贸易重要的基本参照标准。它对食品生产、加工者的观念以及消费者的意识产生了巨大影响，并对保护公众健康和维护公平食品贸易做出了不可估量的贡献[12-13]。

数量方面比较，主要从标准涉及的污染物种类和食品种类上比较。从标限量值方面比较，分为我国与CAC标准一致的指标，我国较CAC标准严格的指标，我国较CAC标准宽松的指标3大类情况。

(1) 标准涉及污染物种类的比较

CAC的污染物标准由食品污染物分委员会（Codex Committee on Contaminants in Foods，CCCF）制订，CCCF在制订污染物标准时以FAO/WHO食品添加剂专家委员会（Joint FAO/WHO Expert Committee on Food Additives，JECFA）提供的污染物评价资料为依据。CCCF首先根据污染物对人类健康的危害程度及对贸易的影响程度列出JECFA的优先评价名单，JECFA根据污染物的毒理学资料、人群暴露量资料和各国的污染水平等，确定名单中污染物的摄入量限量，对有蓄积毒性的污染物制订出暂定可耐受的每周摄入量（provisional tolerable weekly intake，PTWI）或暂定的每日最大耐受摄入量（provisional maximum tolerable daily intake，PMTDI）。CCCF根据这些资料制订相关标准，并征求各国的意见，通过一定的程序（共8步）最终由CAC大会通过成为法典标准。

Codex Stan 193—1995《国际食品法典食品及饲料中污染物和毒素通用标准》基本包含了CAC所有的污染物限量值，涉的污染物种类共有15种。我国污染物基础标准（GB 2761、GB 2762及GB 14882）中涉及的污染物种类共有20种。其中与CAC的相同污染物种类共有8种，即为黄曲霉毒素 B_1 和黄曲霉毒素 M_1（CAC规定总黄曲霉毒素限量）、展青霉素、砷、镉、铅、汞、甲基汞、放射性核素；我国独有污染物种类有11种，脱氧雪腐镰刀菌烯醇、无机砷、铬、铝、硒、氟、苯并[a]芘、N-亚硝胺、多氯联苯、亚硝酸盐、稀土；而我国缺失污染物种类6种，赭曲霉素A、丙烯腈、二噁英、氯乙烯单体、锡、氯丙醇。

(2) 标准涉及食品种类的比较

我国污染物基础标准与CAC标准食品种类对比见表1-1，我国标准和CAC标准都涉及了主要的食品种类，我国标准中的食品种类略多于CAC标准，共计20种，CAC涉及的食品种类为17种（表1-1）。

表1-1　我国污染物基础标准与CAC标准涉及的食品种类对比

相同食品种类	我国独有食品种类	我国缺失食品种类
豆类、酒类、果汁类、水产品、粮食、坚果、肉类、乳及乳制品、食盐、食用油脂、蔬菜、水果、酱腌菜	茶叶、蛋类、藻类、可可制品、面制品、发酵食品、食糖	天然矿泉水、罐装食品、人造黄油、人造奶油

（3）标准指标限量值的比较

在可比指标范围内，我国基础标准中有 19 个限量指标值与 CAC 相同，1 个限量指标值严于 CAC，6 个限量指标值宽于 CAC。我国污染物限量基础标准与 CAC 标准项目和食品类别都相同的指标值符合率已达到或超过 77%，与 CAC 的一致性程度相对较高。表 1-2 中列出了可比指标范围内我国与 CAC 不一致的 7 个污染物限量指标。除大米中镉限量严于 CAC 标准外，其他 6 个限量指标都较 CAC 宽松（表 1-2）。

表 1-2　可比指标范围内我国与 CAC 不一致的污染物限量指标列表

污染物	食品类别	中国	CAC
镉/(mg/kg)	大米	0.2	0.4
铅/(mg/kg)	鱼类	0.5	0.3
铅/(mg/kg)	鲜乳	0.05	0.02
铅/(mg/kg)	禽畜肉类	0.2	0.1
铅/(mg/kg)	薯类	0.2	0.1
铅/(mg/kg)	球茎蔬菜	0.3	0.1
黄曲霉毒素/(μg/kg)	花生	20（黄曲霉毒素 B_1）	15（总黄曲霉毒素）

经过对比分析我国污染物基础标准和 CAC 污染物通用标准，应参照 CAC 管理体系，尽快整合完善我国污染物限量标准，形成统一的污染物基础标准、真菌毒素基础标准，以解决目前我国食品标准中污染物限量指标交叉、重复、矛盾等问题；食品分类方面，我国尽管食品种类不少，但污染物指标间食品类别分级程度不同，导致食品分类层级不清，建议参照《法典食品与饲料分类》制订出适用于污染物基础标准的食品分类系统，这样既可确保国内基础标准之间分类统一，又可达到分类明晰的目的；污染物限量指标值方面，我国污染物限量标准中已有 77% 的指标限量值达到或超过 CAC 标准的要求，但仍需注意铅限量，我国仍有某些食品中铅限量松于 CAC 要求，在 JECFA 已取消铅 PTWI 值的情况下，我国应尽快开展各种消费人群的铅暴露评估，以便制订出更合理的铅限量标准。

此外，为了构建和完善污染物食品安全基础标准体系，应重视采用过程控制的方式来控制食品的污染物污染，目前国际食品法典中已经包括了预防和控制各种食品污染的几十项生产过程的规范，涵盖了生物污染、生物毒素、外源性化学污染物、加工中生产的污染物等方面。如 CAC/RCP 49—2001《降低食品中化学品污染的源头控制措施操作规范》，CAC/RCP 56—2004《预防和降低食品中铅污染的操作规范》，CAC/RCP 62—2006《预防和降低食品和饲料中二噁英及二噁英样 PCB 的规范》等。实际上，CAC 对于如二噁英及二噁英样多氯联苯等化学污染物就不是首先制订限量标准进行控制，而是首先制订针对污染源控制措施来保证食品安全，对于霉菌毒素等天然毒素也是通过制订从农田到餐桌的全过程防霉的安全操作规范来实施安全控制。建议参照法典标准制订相应污染物的生产规范，从根本上降低食品中污染物含量，确保食品安全。

参 考 文 献

[1] 张全军，玄兆强，张兰．论中国食品安全新形势及《食品安全法》的修订［J］．农产品加工（下），2015（3）：61-63.

[2] 亓振．目前食品安全形势及工作重点［J］．中外食品工业：下，2015（3）：64-64.

[3] 马细兰．我国食品安全面临的新形势及其对策与建议［J］．南方农村，2016，32（3）：45-49.

[4] 杨继远，袁仲．食品污染的危害及其防治措施［J］．农产品加工学刊，2008（7）：239-241.

[5] 孙若玉，任亚妮，张斌．生物性污染对食品安全的影响［J］．食品研究与开发，2015，36（11）：146-149.

[6] 刘凤珠，姚二民．食品生物性污染［J］．食品科技，2004（12）：47-48.

[7] 赵莉．食品中的化学污染因素及其解决方法［J］．科技信息，2010（35）：I0347-I0347.

[8] 郑艳，孙炳新，冯叙桥．我国食品产业链化学性污染分析及其应对措施［J］．沈阳农业大学学报：社会科学版，2013，14（5）：542-545.

[9] 陈彩虹，刘沛，刘向军．食品中的化学污染［J］．食品工程，2007（4）：3-7.

[10] GB 2762—2012.食品中污染物限量［S］.

[11] 杜绿君．GB 2762—2012《食品安全国家标准食品中污染物限量》解读［J］．啤酒科技，2013（3）：1-3.

[12] 樊永祥．国际食品法典标准对建设我国食品安全标准体系的启示［J］．中国食品卫生杂志，2010，22（2）：121-129.

[13] 邵懿，朱丽华，王君．我国的污染物基础标准与国际食品法典的污染物通用标准的比较［J］．中国食品卫生杂志，2011，23（3）：277-281.

第2章
加工过程中产生的危害物

2.1 概 述 》》》

2.1.1 加工过程中产生的危害物的种类

食品加工过程中的危害物种类繁多，大多是外源性的。食品经过高温长时间加热后，蛋白质热解成为致突变的杂环胺类，如从烤鱼、烤肉炭化的表层中提取出的主要致癌物是杂环胺类。脂质会裂解，热聚为稠环芳烃，如油炸食品，食品经高温油炸，其中的油脂经复杂的化学变化成为苯并芘。植物油经高温加热或加氢处理后，其中的不饱和脂肪酸可能会从顺式变为反式构型。高碳水化合物、低蛋白食品在经过高温（>120℃）加热后会产生二类致癌物丙烯酰胺类，如2002年斯德哥尔摩大学研究人员在油炸马铃薯中发现了丙烯酰胺，而且它的含量比饮水中允许最大限量多出500倍。发酵食品（乳酪，酸奶，面包，发酵豆制品）和酒精饮料（白兰地，白酒，黄酒，清酒）中检测出2B类致癌物氨基甲酸乙酯，酒类中含量最高。随着酒类成为全世界人民餐桌上的必备之物，氨基甲酸乙酯的发现有可能引起潜在的消费恐慌。亚硝酸盐能有效地杀灭肉制品中的肉毒杆菌，防止其产生毒性极强的肉毒素；能使肉制品持久的保持鲜艳的红色，无论如何蒸煮都不会变色；还能产生特殊的风味。但亚硝酸盐在酸性环境中容易与体内的氨基酸结合生成亚硝胺，后者是一种强烈的致癌物。

综上所述，食品加工过程中的危害物，一是来源于不当的烹饪习惯（高温长时间加热）使食品中的营养成分发生劣变，如煎炸烧烤烟熏等方式产生一系列危害物：丙烯酰胺，反式脂肪酸，稠环芳烃，呋喃；二是来源于微生物的作用，如发酵食品中的氨基甲酸乙酯形成；三是来源于外来添加物，食品添加剂本身经过严格的毒理学试验，且少量加入，对消费者健康基本无害。但它在人体内经过代谢与其他物质结合后，就有可能转变为致癌物质。为了牟取暴利，过量添加化学配制品，甚至添加违规禁用的试剂以次充好，对消费者身体健康造成了更大的伤害。比如，天然酿造的酱油中不含氯丙醇，加入酸水解蛋白的配制酱油中检出了超标的致癌物氯丙醇。还有用皮革生产的明胶被加进橡皮糖、酸奶、冰激凌；打激素的速生鸭；在生长期注射膨大剂的瓜果等。

科技是一把双刃剑。如果用它来研制消除食品中危害物的方法，创造更为先进的食品加工机械、食品加工工艺，就能使消费者食用到感官性状佳、营养丰富的新型食品。但是，如果用它来研究不利于人体健康的低价的食品原料替代物，生产各类造假食品，也就失去了科技造福人类的意义。

2.1.2　加工过程中产生的危害物的危害

加工过程中产生的危害物大多具有致癌效应。氨基甲酸乙酯具有基因毒性，是一种多位点致癌物。它可以快速，并几乎全部被人体的皮肤、胃肠道黏膜吸收，从而引起相应的皮肤癌、胃癌、肝癌、淋巴癌等。2007 年，国际癌症机构对氨基甲酸乙酯的危害性进行评估，并将其归为 2A 类致癌物（可能令人患癌的物质）。人们在日常生活中，酒精饮料的摄入量较大，即使酒精饮料中氨基甲酸乙酯的含量很低，长期饮用后，仍有患癌风险。欧美国家已针对这一情况制订出酒类饮料中氨基甲酸乙酯限量标准，我国也应加紧步伐完善这方面的规范工作。

经过加热处理过的食品中会生成致癌物质——呋喃。国际癌症机构发现呋喃对鼠类的致癌作用明显，并将呋喃归为或可能使人类患癌的 2B 类。呋喃可使小鼠的多个靶器官病变。美国研究人员每天给大小鼠灌输一定量的呋喃，持续一段时间之后，鼠类体重都有减轻，肝脏肾脏出现病变，生成肿瘤且质量增加，而作为免疫系统组成部分的胸腺有所减轻。呋喃能诱导小鼠骨髓瘤细胞中染色体结构畸变，因而具有遗传毒性。

酸水解蛋白是氯丙醇的一大来源。氯丙醇（特别是 3-氯-1,2-丙二醇，3-MCPD）具有明显的肾脏毒性，它的代谢产物草酸盐结晶是不溶于水的物质，沉积在肾脏中，形成结石，造成肾脏的机械性损伤，并进一步诱发良性甚至恶性肿瘤。氯丙醇还具有生殖毒性，有研究表明，氯丙醇可以结合小鼠的精子，降低其活力；也能造成睾丸的损伤从而降低雄性鼠的生殖能力。体外实验表明，它能阻碍小鼠卵母细胞的体外受精，抑制受精卵的发育等。通过抑制神经元的活性进而具有神经毒性；通过致使小鼠的免疫器官如胸腺的质量减轻，降低免疫细胞如淋巴细胞、巨噬细胞的活力进而具有免疫毒性等。

欧美人由于经常食用汉堡、薯条、炸鸡、蛋糕、冰激凌等各类油炸食品、甜点与零食，致使肥胖症的发病率居高不下。究其原因，罪魁祸首很有可能就是反式脂肪酸。反式脂肪酸是隐藏在"甜蜜"背后的隐形杀手，大多数糕点、披萨、冰激凌等甜食是反式脂肪酸的重灾区。它最容易在腹部堆积，熔点较高，在人体内呈现半固态，且容易黏附于血管壁上，造成血栓，增加血液的黏稠度而引起动脉粥样硬化。由于其不易消化，人们食用过多的反式脂肪酸后，会使其堆积于腹部，而造成肥胖。它会影响婴幼儿的大脑和中枢神经系统发育，造成青少年记忆力下降；老人在青少年时期摄入过多的反式脂肪酸，其年老后患有阿尔兹海默病（老年痴呆）的可能性会更大；孕妇和乳母摄入过多的反式脂肪酸，会通过脐带或乳汁间接地传递给婴幼儿，而他们由于缺乏必须脂肪酸，生长发育会受到影响；另外，反式脂肪酸还可影响人体的生育能力，降低男性荷尔蒙的分泌等，它的有害之处不胜枚举，它对人体的伤害虽是缓慢而长期的过程，但大量长期摄入对人体健康影响极大。

稠环芳烃对人体的危害往往是致命的。它是一种强致癌物，已有实验证实，其与胃癌的发病率密切相关。在目前已知的致癌物中，有2/5属于稠环芳烃类。越来越严重的大气污染、水体污染、土壤污染、植被污染使我们接触稠环芳烃类化合物频率大大增加。它可以通过皮肤、呼吸道、消化道进入人体，并诱发相应的皮肤癌、肺癌、直肠癌等病症。已有研究表明，稠环芳烃的光致毒效应是更为可怕的杀手。稠环芳烃在紫外光直射下热解为破坏性更强的自由基，这些自由基对人体细胞有强烈杀伤力，并会引起基因突变。

2.1.3 加工过程中产生危害物的国内外现状分析

现如今，随着科学技术的迅速发展，食品加工方法不断完善，新型食品层出不穷。食品加工即是把食品原料经过某些程序，某些方法变成更美味，更有益于人体消化的成品。如小麦经过碾磨变成面粉，再加入糖、鸡蛋等其他成分，通过混合、揉捏、烘焙变成蛋糕的过程就是食品加工过程。在此过程中，我们为了使蛋糕的口感更松软、细腻，需要加入各种食品添加剂，比如膨松剂、乳化剂等这些非天然的化学成分。这些物质的剂量如果超标，就有可能对人体健康造成不良影响。更有些不法商家为了降低生产成本，使用不被允许加入食品中的工业原料作为添加剂，其背后的真相更令人触目惊心。食品制作过程中，需要一定的加热措施，使食品由生变熟，更易于人体消化。如蛋糕制作时的焙烤工序，这些加热过程会使食品中的营养成分发生变化，朝着不利于人体健康的方向转变。如加热温度过高、时间过长，高碳水化合物类物质会产生丙烯酰胺，高蛋白食物产生杂环胺类，高脂肪类物质产生反式脂肪酸及多环芳烃等化合物，这些高温过程中产生的物质，大多具有强烈的致癌性。所以，长期食用油炸，熏烤类食物的人群罹患胃癌等可怕疾病的风险性更高。

进入 21 世纪以后，食品安全已经成为全世界普遍关注的热点问题。我国政府也十分重视与人民利益切身相关的食品安全问题，不断完善监管体系，出台相应的法制法规。比如，于 2009 年颁布，2015 年修订的《中华人民共和国食品安全法》就切实在食品安全问题上，给我国人民吃了一剂定心丸。但是与发达国家相比，我国食品安全监督管理体系仍不完善。美国食品安全监管体系建立已有百年之久，其监管过程覆盖广泛，涵盖了全部食品从原料变为成品的过程。其法律法规覆盖了与食品相关的所有方面，并且互为补充，互相配合。在涵盖范围广的大法规下必有数十种分工明确的小法规。并且它们的内容是由政府部门和相关企业共同制订的，这就考虑到了实际的可操作性，可执行性。美国食品安全监管机构很多，且各部门各司其职，分工明确，相对分散又集权统一于联邦政府。美国建立的食品安全监管方式新颖、细腻，如检察官进驻检查制度，产品可追溯制度；产品召回制度；这些制度充分规范了食品生产者，保障了消费者的利益。

欧盟的食品体系中最大亮点也是其可追溯制度，他们要求食品生产商在食品加工的每一个环节对食品信息进行标识，既要将食品原有信息进行标识，又要将自己对食品所做的加工进行标识。这样如果食品出现安全问题，他们就可以追溯到源头，即食品流通中哪一个环节出现了差错。

相比之下，我国的食品安全体系就显得有些不足。近年来我国安全大事件频发，小事件不断。我们的法律法规虽然也有所完善，但仍处于起步阶段。相关法律法规可操作性不强；相互配套性差；缺乏针对食品流通环节的详细法律法规；对违反食品安全规定的行为，处罚力度不够大等这些都反映了我国对食品安全的规范刚刚起步，亟待完善。

2.1.4 加工过程中产生危害物的控制措施

确保国内和出口食品市场的食品安全，对发展中国家来说仍是个艰巨的挑战。在发展中国家增进国内市场食品安全被一系列结构、政策、制度、技术、文化因素所阻碍。食品安全问题的解决离不开完善的法规和坚决的执行力，制订全面的农业、制造业法律法规及食品企业卫生准则，加强共同行动，进行有目标的投资。这些行动的实施需要政府部门和私人企业共同努力。对于未来的挑战，应该采用更有策略性的方法来取代应急管理机制，确保所做的改变的可持续性。因此，我国有必要在注重技术发展的同时，对国民进行食品安全知识的宣传教育。进而以高新技术减少食品中的危害物，同时也使国民懂得如何在生活中保护自己，避免接触过多的食品危害物。

2.2 呋喃 >>>

呋喃是一个五元不饱和环状醚类（C_4H_4O），如图 2-1 所示。它是易挥发的无色液体，沸点是 31.4℃，在水中的溶解度差，但溶于有机溶剂。呋喃在商业上用作化学中间体或溶剂，它作为香烟燃烧后存在于烟气中的一种成分已为人们所熟知。呋喃也是多氯代二苯并呋喃的简称，多氯代二苯并呋喃与环境污染物多氯代二噁英相关。以上这些物质不应该与单环化合物混淆。

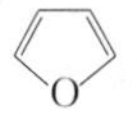

图 2-1　呋喃的结构式

在 20 世纪 60 年代，有报道称呋喃广泛存在于各种食物中，它们包括罐装肉类、咖啡、面包、水解蛋白。因为呋喃的挥发性很大，很多分析食品挥发性成分组成的方法都没有检测到它的存在，并且它在当时不被视为食品污染物，所以这些发现就没有进一步跟进研究。直到 1996 年当人们在辐照贮藏的苹果汁中发现它的存在时，它的重要性才重新被人们认知。

2004 年美国食品药品监督管理局（FDA）进行了世界上第一个食品中的呋喃含量水平的主要调查，并且发布了一系列食品中呋喃含量的检测方法。该调查以瓶罐食品为目标，包括婴儿配方奶粉、婴幼儿食品、罐装蔬菜、包装水果、混合酱料。因为此类食品中的呋喃加工时不会挥发溢出。结果发现，烘干咖啡和淀粉类食品（如在罐、坛中加热过的豆类）中呋喃的含量最高。

美国和欧洲的送检样品中，有三大类食品中呋喃的含量超过了 100mg/kg，它们是咖啡、婴幼儿食品、酱汁调料类。FDA 和欧洲食品安全局报道：在送检的 273 份幼儿食品中有 262 份检测出了呋喃，平均水平在 28mg/kg。婴儿食品概率则是 70/71，平均含量水平和幼儿食品相近[1]。

(1) 呋喃的危害

毒性：呋喃容易被肺和肠道吸收，消化后主要影响人体的肝脏。在肝脏中，它被 P-450 酶系统代谢为顺-2-丁烯-1,4-二醛（图 2-2），这个高反应性化合物被认为有遗传毒性（造成 DNA 的破坏），因为它可以

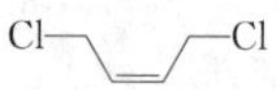

图 2-2　顺-2-丁烯-1,4-二醛的结构式

与细胞内的亲核物质包括蛋白质和核酸结合。在肝脏中，呋喃会不可逆转地耗尽 ATP，造成 DNA 中双键的断裂，最终导致细胞的死亡[2]。

美国国家毒理学计划（NTP）用鼠类进行了一些呋喃毒性和致癌性的研究，

但得到的结果不多，且没有进行人体实验。在 NTP 的研究中，将呋喃加到玉米油中，强行灌喂给小鼠，结果诱发了小鼠肝部长出肿瘤，并使其患上了胆管细胞癌、肝癌和单核细胞白血病。目前，呋喃对啮齿类动物的致癌性机理还未得到充分的研究，但已提出了两种遗传和非遗传机理。

致癌性：呋喃每天以 2～8mg/kg（体重）的量被加入到大鼠的饮食中，并以 8～15mg/kg（体重）的量加入到小鼠的饮食中，其造成了肝部损伤，患肝癌和肝肿瘤的概率增大。在一个为期两年的鼠类致癌性研究中，将呋喃溶于玉米油中，灌喂给小鼠。当每天以 80mg/kg（体重）的量喂养小鼠后，小鼠死亡率明显升高。当以 60mg/kg（体重）的量喂养小鼠后，小鼠的肝脏发生不同程度的损伤。在一个为期三周的试验中，雌鼠被用高达 15mg/kg（体重）的量喂养，实验观察到雌鼠肝细胞发生增殖或凋亡。如果呋喃的摄入量继续降低，达到 1mg/kg（体重）或更大的暴露量，小鼠的肝脏重量、肝脏细胞的毒性略有增加。暴露在 8mg/[kg(体重)·d] 的小鼠，肝细胞增殖速度加剧。

在研究呋喃诱导肿瘤产生的机制中，通过比较突变与未突变的基因，得出肝癌的产生可能是由于呋喃的基因毒性，但目前还没有确凿的证据。

基因毒性：研究表明，不管是否存在 S9 代谢激活效应，呋喃对某些鼠伤寒沙门氏菌都没有诱变效应，但是呋喃对菌株 TA100 显示出了诱变效应。呋喃对鼠淋巴瘤细胞的诱变效应，不受 S9 代谢激活效应的影响。另外，高剂量的呋喃 [250mg/kg（体重）] 都会诱导小鼠骨髓瘤细胞染色体的畸变，而不是姐妹染色单体的交换。单次口服剂量达 200mg/kg 或 100mg/kg（体重）的呋喃并不会诱导大、小鼠肝细胞 DNA 的不定期合成。

顺-2-丁烯-1,4-二醛与 α-、β-不饱和化合物相似，它们可以与 DNA 反应，是已知的诱变剂。它在非致毒浓度下会对 S-鼠伤寒杆菌（TA104）有直接的诱变效应。这种菌株对醛类化合物敏感，其他几种菌株对它没有作用。呋喃或顺-2-丁烯-1,4-二醛在靶细胞中与 DNA 反应，并诱导肿瘤的产生。

呋喃的生物代谢需要消耗 ATP，产生的代谢产物会导致不可逆转的解偶联作用——肝细胞线粒体氧化磷酸化。结果，细胞内包括 DNA 内切酶在内的酶系被激活，DNA 双键断裂，细胞最终死亡。

（2）呋喃的形成

在研究加热时食品中挥发成分时，人们首次发现了呋喃。它是食品加热的特殊香气成分。1938 年，人类首次提出了咖啡的香气成分中有呋喃的存在，这个想法在十多年之后即被证实。后来，人们发现呋喃存在于许多食品当中，如罐头牛肉、焙烤食品、炸鸡。这使得呋喃的形成与热加工中碳水化合物的降解联系起来[3]。

近来，FDA 提出，呋喃可能存在于多种热加工食品中，包括瓶罐类包装食品、婴儿食品、酱汁、汤料、蔬菜等。现在，人们普遍认为呋喃是热处理和高能辐射食品的副产物。

目前，已经证实食品中呋喃形成的几种途径，其中主要的途径是抗坏血酸和不饱和脂肪酸的热氧化降解，碳水化合物和类胡萝卜素的降解也占据重要的地位。这些反应十分复杂，但是其中有些反应细节已经被食品模型试验所证实。虽然反应机理已经很清晰了，但是由于食品模型试验仅有几种有限的反应物参与，未能考虑到真正食品组成的复杂性，因此，得出结果的代表性不强。

Becalski 和 Seaman 实验证实亚麻酸（图 2-3）和亚油酸（图 2-4）在加热的条件下产生了呋喃，并且呋喃的形成与油脂不饱和度呈正相关。研究表明，单不饱和脂肪酸并不形成呋喃，亚麻酸产生的呋喃量是亚油酸的四倍多，催化剂氯化铁增加了呋喃的产量。此过程的一个重要的中间体是 4-羟基-2-丁烯醛（图 2-5），它经过一个脱水过程即可产生呋喃。Mark 等研究得出亚麻酸形成呋喃所需的温度比抗坏血酸和美拉德反应所需的温度要低得多。这些都表明不饱和脂肪酸形成呋喃的机理与自由基的自动氧化有关。

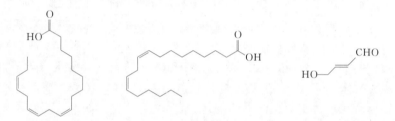

图 2-3　亚麻酸的结构式　　　图 2-4　亚油酸的结构式　　　图 2-5　4-羟基-2-丁烯醛
　　　　　　　　　　　　　　　　　　　　　　　　　　　　　　　的结构式

模型研究也显示，碳水化合物热解能提供反应活性中间体。Perez Locas 和 Yaylayan 用 ^{13}C 标记了己糖，显示了形成呋喃的主要途径是中间体 3-呋喃酮的脱水。而 3-呋喃酮可由己糖与氨基酸反应得到 1-deoxysone，或通过反醛醇裂解获得。这两种途径都可以产生丁醛糖，并进一步脱水产生 3-呋喃酮。

抗坏血酸作为呋喃的前体物质也得到了广泛的研究，氧化和水解反应可以生成一些呋喃的中间体。在主要路径中，丁醛糖和 2-脱氧丁醛糖是关键的前体物质。其他的路径则涉及取代呋喃，如 2-呋喃甲醛，2-呋喃甲酸，但最终都依赖于环境和反应条件。

（3）呋喃的控制与预防

既然呋喃的致癌性与其遗传毒性有关，我们就需要尽可能降低食物中呋喃的含量水平。要减少热加工食品中存在的毒素，一个显而易见的方法是改善加工方式，减少对食品原料的热处理。

减少食品中的呋喃含量，相比其他污染物而言，更难于进行。原因有两个，第一，加热可以杀灭食品中有害的微生物，保障了食品安全。减少加热时间，降低加热温度，食品中耐热微生物仍然可以生存，食品的安全性就得不到有效的保障。第二，食品原料中许多的营养成分在加热条件下都可以产生呋喃，其中抗坏血酸最易形成呋喃，其次是多不饱和脂肪酸，最后是碳水化合物。而抗坏血酸和多不饱和脂肪酸，因其对人体大有裨益，被视为食品中的需、宜营养成分。

减少食品中呋喃含量的另一个办法是利用呋喃的易挥发性。但是，这种方法的应用范围有限。因为，我们为了防止微生物污染食品，需要将食品装瓶封罐，隔绝空气。这就阻碍了呋喃的挥发。对于咖啡制品，当咖啡中的呋喃挥发时，我们也很难保证咖啡的其他特征香气成分仍保留在成品中。

所以，迄今为止，人们能想到的最好的方法是干预呋喃的形成机制。比如，在橘汁模型中，由抗坏血酸形成的呋喃甲醛，在乙醇和甘露醇存在的条件下形成量会有所减少[4]。因为，乙醇和甘露醇是有效的自由基猝灭剂。环境中氧气的减少降低了不饱和脂肪酸自动氧化的程度，进而降低了呋喃的形成。同样，抗坏血酸由于亚硫酸盐的添加，其氧化程度降低，呋喃生成量减少。因此，加入食品添加剂，加热时降低环境中的氧气含量（气调）都是有效减少食品中呋喃的方法。

2.3 氯丙醇 ▶▶▶

氯丙醇是甘油上的一个或两个羟基被氯原子取代的产物。起初，它们与作为食品风味增强剂的酸水解植物蛋白（HVP 或 acid-HVP）有联系。因为，酸水解植物蛋白在加工过程中加入了浓盐酸，浓盐酸能与蛋白质原料中剩余的甘油和脂类反应生成一系列氯丙醇及其异构体。通常，3-氯-1,2-丙二醇（3-MCPD）在酸水解植物蛋白中存在最为广泛；其次是 2-氯-1,3-丙二醇（2-MCPD）、1,3-二氯-1,2,3-丙三醇（1,3-DCP）、2,3-二氯-1,3-丙二醇（2,3-DCP）和 1-氯-1,2,3-丙三醇[5]（图 2-6）。

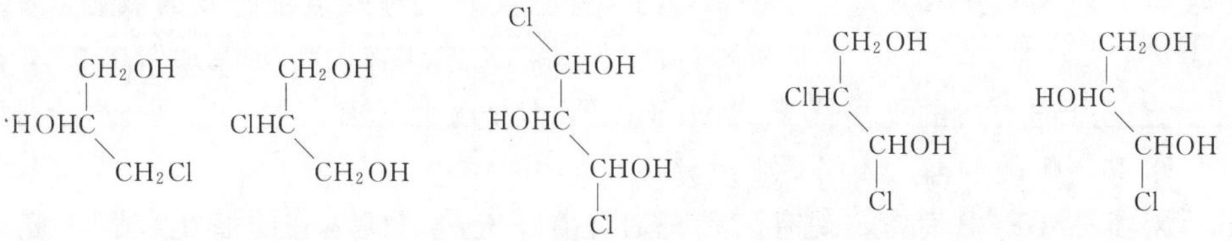

3-氯-1,2-丙二醇　2-氯-1,3-丙二醇　1,3-二氯-1,2,3-丙三醇　2,3-二氯-1,3-丙二醇　1-氯-1,2,3-丙三醇

图 2-6　氯丙醇异构体

一些研究显示，传统加工方法生产的酸水解植物蛋白主要氯丙醇（3-MCPD、2-MCPD、1,3-DCP和2,3-DCP）的相对比例大约是1000∶100∶10∶1。HVP中氯丙醇的浓度与原材料中脂类的含量，盐酸的浓度和添加量，水解过程的温度、压力和时间有关。这些发现使人类开始广泛研究氯丙醇潜在的毒性及其对人体健康的可能影响。1994年和1997年欧洲食品科学委员会将氯丙醇归为遗传毒性致癌物。

然而在2001年，WHO和FAO食品添加剂委员会专家结合了最新得到的毒物学、诱变学、致癌性资料得出，氯丙醇在体外所表现出的致癌性在人体内并不表达。因此，3-氯-1,2-丙二醇也被归为非遗传性致癌物质，其安全界限就被确定下来。欧洲食品科学委员会限定了一个暂时的3-MCPD每日最大摄入量为2mg/kg。欧盟还对HVP和大豆酱汁中氯丙醇的限量进行了规定即制品中允许检出量不超过0.02mg/kg。由于起初人们对氯丙醇的担忧来源于酸水解植物蛋白，因此现代食品工业对生产技术做了重大改变，以期降低上述制品中氯丙醇的含量。

最近几年，人们发现3-MCPD也存在于其他食品中，比如面包、谷类制品和肉制品。使得人们对热加工食品中氯丙醇形成路径和控制方法进行了更深入的研究。同样，人们在几种食用油中也发现了3-MCPD和2-MCPD脂肪酸酯，精炼棕榈油中的含量最高。试验中，3-MCPD脂肪酸酯在脂肪水解酶的作用下会释放出3-MCPD。最近的毒理学研究证实，人体内即可发生此反应。因此，我们有必要对人体每日摄入的游离3-MCPD制订最高限量标准。

（1）氯丙醇的危害

食品中氯丙醇类化合物以3-氯-1,2-丙二醇（3-MCPD）的数量最多。研究表明，它对实验小鼠的多个器官有致癌作用，它能降低实验猴子血液中白细胞和血小板数量；降低大鼠精子的活力和数量；抑制雄性激素的产生，从而严重影响其生殖能力。有人甚至提议将3-氯丙醇当作男性避孕药来使用[5]。

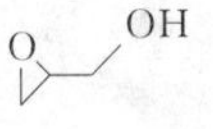

除了3-MCPD和缩水甘油（图2-7），食品中（尤其是大豆酱汁制品）仍存在其他氯丙醇类化合物（2-MCPD，1,3-DCP和2,3-DCP）。这些化合物中1,3-DCP的毒性最大，它对鼠类有明显的致癌效果，其机理可能是1,3-DCP具有遗传毒性，但1,3-DCP的膳食暴露量相当的低。高摄入者每天的摄入量也只有几微克。所以，对于1,3-DCP产生的危害，人们不必过分担心。

图2-7 缩水甘油的结构式

对于2,3-DCP而言，现有的毒理研究并不充分。但是它的潜在毒性，尤其是肝毒性，并没有1,3-DCP的大。基于2,3-DCP的亚慢性毒理学实验，美国环境保护局给出了它的每日最高摄入量即3μg/kg体重。食品中2,3-DCP的检出量比 1,3-DCP 还要低。所以由于其低毒性和低含量，2,3-DCP 也不需要引起人们对食品安全的过度担忧。

对 2-MCDP 而言，并没有充足的毒理学资料可供研究。现有的资料显示了 2-MCPD 的毒性与 3-MCPD 相比有差异。食品中 2-MCPD 的含量比 3-MCPD 低，因此对 2-MCPD 的膳食摄入量似乎也更少。但是由于资料有限，还无法准确地对 2-MCPD 进行危险性评估。

（2）氯丙醇的形成

氯丙醇的形成不仅受到甘油酯前体、氯离子浓度的影响，也受到温度和水含量的影响。氯丙醇的主要前体是甘油三酯，但也可以来源于食品中微量存在的甘油、磷脂类物质。甘油比酰基甘油更易形成氯丙醇类物质，如在水分活度低的焙烤类食品中。形成氯丙醇的最优氯化钠浓度为 5%～10%，单甘油酯是比甘油二酯和甘油三酯更优的前体物质。160℃以上，3-MCPD 的生成量随着温度的升高而增加[6]。

MCPD 酯是形成食品中游离 MCPD 的中间体。精炼植物油中，MCPD 更多地以酯类的形式存在。油脂精炼除臭需要在高温下进行，而高温可促使许多化学反应发生，产生各种副产物。如氯离子与甘油三酯在高温下会发生置换反应形成 MCPD 酯。油中的氯离子有很多来源，最主要的来源便是生长过程中的油料作物吸收环境中的氯，并在体内将其转变成油溶性的有机氯化物。这些氯化物在随后的除臭高温处理中降解释放出氯离子，便可与甘油三酯反应。

油脂精炼过程中，2-MCPD 酯和 3-MCPD 酯的形成明显与食用油的组成（类型和油脂来源）和除臭处理的方法有关。部分酰基甘油的活性比三酰甘油更高。它们的含量水平与热处理过程中 2-MCPD 酯和 3-MCPD 酯的形成量呈线性相关。极性氯代化合物比非极性氯化物更易成为氯原子的给体。在模拟油脂精炼除臭的实验中，3-MCPD 二酯、3-MCPD 棕榈酸酯和 3-MCPD 月桂酸酯，在第一阶段（0～2h）180～260℃，显示出了良好的热稳定性。然而，在处理 24h 之后，3-MCPD 二酯有很大程度（30%～70%不等）的降解，降解程度与处理温度有关。二者的降解机理相似，都是脱氯和异构化之后，进行脱酰。研究表明，在此种条件下的第一阶段中，脱氯是先于脱酰作用的。

（3）氯丙醇的控制与预防

最近研究显示，降低热负荷，限制氯离子浓度可以减少饼干中 3-MCPD 和 2-MCPD 的形成[7]。减少食品配方中食盐的浓度，可以将饼干中 3-MCPD 和 2-MCPD 的形成速率分别降低到 57.5% 和 84.5%。此外，饼干配方中不含食盐的制品，在烘烤过程中并不形成氯丙醇脂肪酸酯。与饼干相似，NaCl 的添加、加热温度、加热时间，尤其是水含量对棕榈油深度油炸过程中 3-MCPD 酯的形成有重要影响。研究显示，水含量从 7% 增加到 10%，油中 3-MCPD 酯的含量从 1260mg/kg 增加到 2950mg/kg。

实验室选择了几种有限的烹饪原料来进行家庭烹饪实验，结果表明食物中 3-MCDP 的含量与烹饪方法紧密相关。烘焙增加了面包中 3-MCPD 的含量，其含量达到 0.3mg/kg。奶酪中 3-MCPD 的含量也由于制作方式的不当而增加，其含量约为 0.1mg/kg。微波烹饪也稍稍增加了一些奶酪中 3-MCPD 的量。现在还没有关于烹饪方式对 MCPD 酯的影响研究。因此，为了减少食物中 3-MCPD 的含量，我们需要改善家庭烹饪方式，采取更温和的手段制作日常饮食。

2.4 反式脂肪酸 ▶▶▶

我国人民正在经历一场"饮食革命"，我们的饮食结构正在从传统食物过渡到商业包装食品和家庭速制食品。这些如今被人们啧啧称叹的美食，制作快捷，便于商业大规模生产。其中就包括热量高、脂肪含量高，营养素少的油炸食品。能量密集型食物摄入的增加，体育锻炼活动的减少导致现代人肥胖的发病率居高不下，另有一些由不当的生活方式引起的疾病如糖尿病、高血压、冠心病，代谢综合征等也十分普遍。大部分超市售商业包装食品中含有反式脂肪酸，它主要来源于不完全氢化植物油（人造奶油/氢化植物油），用这种饱和度增加的植物油能延长货架期，降低成本。同样，有些商家为节省花费，重复多次使用同一种油，导致自由基与反式脂肪酸的产生。反式脂肪酸是一种至少包含一个反式构型非共轭双键的不饱和脂肪酸，空间构象呈线型，与顺式脂肪酸相比它的熔点更高，流动性更差[8]。

(1) 反式脂肪酸的危害

与顺式脂肪酸相比，反式脂肪酸的化学结构除了更呈直线性之外，其余都很相似。机体因此将反式脂肪识别为顺式结构来使用。然而，反式脂肪酸如饱和脂肪一样易在人体内堆积，妨碍了人体的灵活性和血管的渗透性。代谢研究同样显示了摄入过多反式脂肪酸对健康的不利影响，具体表现如下几点。

① 反式脂肪酸的摄入提高了机体内超低密度脂蛋白和低密度脂蛋白的含量水平，同时降低了机体内高密度脂蛋白的含量，造成心脏疾病。它也导致了甘三酯摄入减少，必需脂肪酸产量下降造成营养不良等疾病。

② 反式脂肪酸增加机体内脂蛋白的含量水平，减小了低密度脂蛋白颗粒大小，这就相应提高了人体患冠心病的概率。部分氢化植物油的摄入增加了人体患心肌梗塞的风险，反式脂肪酸可以通过其他代谢机制影响与心脑血管疾病有关的

脂类和非脂类的危害因子。

③ 反式脂肪酸通过增加身体内 C-反应蛋白的含量水平，提高身体炎症的发生率，从而导致动脉粥样硬化、糖尿病以及由心脏衰竭而引起的突然死亡。

④ 反式脂肪酸通过增加可溶性细胞内黏附分子，血管细胞间黏附分子，E-选择蛋白的循环量导致了血管内皮功能障碍，而血管内皮功能障碍也正是动脉粥样硬化形成的关键一步[9]。

⑤ 反式脂肪酸显现出了越来越大的胰岛素抗性，并似乎与一种心脏代谢疾病紧密相关。这种心脏代谢疾病是由胰岛素抗性和代谢综合征引起。

⑥ 反式脂肪酸过多摄入也使女性患排卵障碍不孕症的可能性增加。

⑦ 反式脂肪酸危害胎儿发育。胚胎发育早期，孕妇体内血细胞磷脂中反式脂肪酸的浓度与胎儿出生时的体重呈现明显的负相关。通过对必需脂肪酸代谢的干扰，对膜结构或代谢的直接影响，对减少母体和幼儿中顺式必需脂肪酸摄入的间接作用，反式脂肪酸对青少年生长发育很不利。

⑧ 预防流行病学研究显示，中年以后对饱和脂肪酸和反式脂肪酸的更高摄入和膳食中多不饱和脂肪酸与饱和脂肪酸更低的比率与人们认知能力的降低有很大关系。它也与神经组织退化疾病有关。

（2）反式脂肪酸的膳食来源

存在于我们的膳食中的反式脂肪酸分为两类：天然/反刍动物反式脂肪酸和工业生产反式脂肪酸。

① 在反刍动物及其相应制品中（如肉制品和奶制品），人们发现了少量天然反式脂肪酸。反刍动物瘤胃中的微生物能使多不饱和脂肪酸（来源于牧草等饲料）发生异构化，如亚油酸（18：2，9c，12c）变为共轭亚油酸（18：2，9c，11t 和 18：2，10t，12c）。此过程中，顺式双键会有一部分转变为反式。α-,γ-亚油酸也能经同样的途径转变为部分反式共轭亚油酸。而后，这种部分反式共轭亚油酸可以被动物体吸收，也可能进一步被微生物氢化为硬脂酸。科学家观察在动物瘤胃中生成的这种反式脂肪酸与其他反式脂肪酸相比有其特殊性，即在动物实验中，表明它在生理上能作为抗氧化剂并且抑制动物体中肿瘤的形成。18：2，10t，12c 型脂肪酸参与动物体脂质的代谢，并且在某些情况下能将机体成分向有利于健康的方向改变[9]。

② 工业产生的反式脂肪酸来源于氢化或热加工的工业过程，比如植物油的精炼过程或油炸过程。

氢化：化学氢化过程是将室温下呈液态的脂肪转变为固体脂。这个过程使脂质从液态变为固态/半固态，同时产生反式脂肪酸。在焙烤，油炸食品，甜点和商业油炸过程中，部分氢化植物油脂能取代天然状态下呈固态的饱和脂肪酸（如猪油和黄油）。商业食品加工更倾向于使用氢化植物油，因其价格低廉，保质期长，能赋予食品期望的味道、质构和外形。

植物油的精炼：食用油的生产要经过精炼过程，以除去杂质/天然存在非必需物质（如游离氨基酸、碳水化合物、磷脂、蛋白质及其降解副产物）。它们会改变食用油的颜色、味道与气味。在精炼过程中植物油通常被加热到60～100℃，然后为了提高油脂的感官品质，将温度提高到180～270℃进行油脂的除臭，在除臭过程中，植物油里会有反式脂肪酸的形成[9]。

油炸：在油浴油炸时，热油（150～190℃或更高）作为热传导介质，有益于油炸食品的质构和风味的形成。在这个过程中，食用油/脂经历了各种化学变化，包括氧化、水解、异构化、聚合、环化。结果形成很多产物如游离脂肪酸、甘油单酯、甘油二酯、氧化单体、二聚物和多聚物，这些物质包含在油炸食物之中，形成了油炸食品特有的外形、气味、味道。油炸食物后，对油脂质量的研究显示：油脂中顺式双键减少，反式双键增多。这证实了油炸过程有反式不饱和脂肪酸生成。

在发达国家，各种食物的反式脂肪酸含量都有质量指标，但是中国在这方面还没有充分的监管与规范措施。

（3）反式脂肪酸的控制与预防

为了降低反式脂肪酸造成的危害，需要想尽办法减少它在食品中的含量。平时，少食油炸食品和松软香甜的含油食品如蛋糕、冰激凌、曲奇饼干、油炸薯条和巧克力等；少吃西式快餐；家庭烹饪时，尽量采用煮炖蒸等方式，如若需要煎炒也应尽量避免油温过高，加热时间过长，避免油出现发烟现象，做到猛火快炒。食品加工中，为了提高植物油脂的熔点，增加其塑性，延长保存时间，防止油脂酸败，常常对植物油进行氢化处理。产品有人造奶油、植脂末、奶精、代可可脂、精炼植物油和起酥油等。它们具有独特的感官性质，广泛用于蛋糕、饼干、速冻西式馅饼等的制作中，而赋予制品光滑细腻的外观，酥香的口感和一定的塑性[9]。因此，香甜诱人的糕点里藏有隐形的"杀手"。

家庭烹饪中，如果食用植物油脂加热温度过高，时间过长，会出现发烟现象。这时，油脂中的反式脂肪酸的含量会大大增加。反复使用的煎炸油脂，发烟点会大大降低，烹饪温度很容易超过其发烟点，而使其中反式脂肪酸的含量也不断上升。蔬菜，肉蛋类如果采用煎炸、烧烤等方式，也会使其中的不饱和脂肪酸转变为反式脂肪酸。

鉴于反式脂肪酸的危害，各国政府都在想方设法消除膳食中的反式脂肪酸，在商业制备包装食品中，各国政府都在强制要求将食品中反式脂肪酸的含量与其他营养素一样明确地标示在营养标签中。然而，在中国，几种高反式脂肪酸的食品仍然被食品生产公司/街边小摊售卖，这是一个严重的事件，迫切需要引起我们的关注。

2.5 稠环芳烃 >>>

　　直接或间接的工业及城市垃圾和污水的排放导致了我们的环境被各种各样的有毒化学物质污染，比如稠环芳烃（PAHs）。这些化合物是由芳香环以线性呈一定角度或堆积形成。它们是疏水性化合物，随着分子质量的增加，疏水性不断增大（图 2-8）。它们的化学稳定性很高，一般是半挥发或不挥发性化合物，不能被生物降解，在环境中持久存在。这些性质都使它们容易在环境和生物体内积聚。

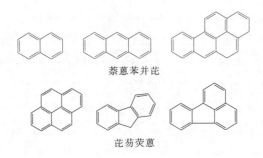

萘蒽苯并芘

芘芴荧蒽

图 2-8　稠环芳烃

　　自然过程和人为活动都可以产生 PAHs。在 PAHs 的所有来源中，高热燃烧（煤、油、气、木材、垃圾以及其他有机物的不完全燃烧）和地壳运动是两大主要来源[10]。某些不当的家庭烹饪方法也会形成 PAHs，如烧制、烤制食品（肥肉或肉制品长时间高温加热）；传统烟熏方法所制作的食物（尤其是熏鱼）；来自污染海域的海产品制作的食物。

　　当 PAHs 被排放到空气中后，这些化合物与氮氧化物（NO_x）、氧气（O_2）、硫氧化物（SO_2）、羟基自由基（·OH）发生光化学氧化和化学氧化反应，产生毒性更大的化合物。人类通常是生活在混合、非均一的 PAHs 环境中，所以，不是某一种稠环芳烃而是一大类物质存在于我们身边，造成了潜在危害。从大气中吸入稠环芳烃约占人类总吸入量的 $2\%\sim12\%$。而膳食摄入量占比最大，约为 $88\%\sim98\%$，尤其是对于非吸烟人群，PAHs 的膳食摄入量占比更大[10]。

　　欧洲食品安全局 2008 年发布的一份报告中指出，PAHs 经口进入人体所产生的危害比其他途径要大。尤其是苯并芘，用它作的小鼠喂养试验表明，它可引发小鼠胃肠道、肝部、肺部及乳腺处产生肿瘤。根据 No1881/2006 欧洲委员会条例，苯并芘应该作为食品中 PAHs 含量的标识物。2012 年欧委会又出台了一项修改后的，更适合于标示食品中 PAHs 含量的法规。法规规定，人们应该用苯并芘、苯并［b］荧蒽、Chr 和苯并［a］蒽四种化合物共同作为食品中 PAHs 含量的代表物（图 2-9）。

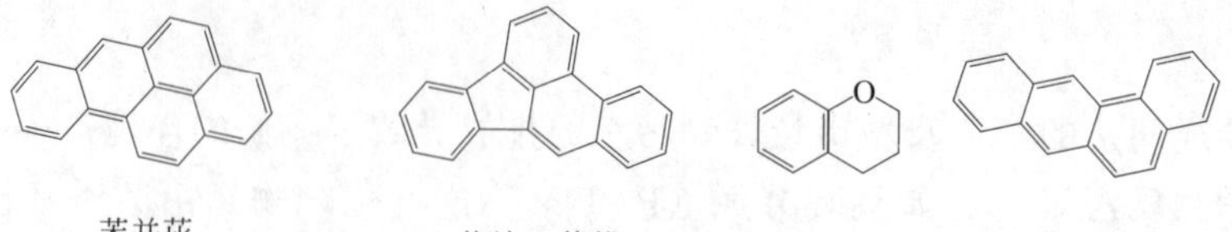

苯并芘　　　　　苯并[b]荧蒽　　　　　Chr　　　　　苯并[a]蒽

图 2-9　食品中 PAHs 含量的四种代表物

（1）稠环芳烃的危害

由于其致癌性及诱变性，国际癌症研究机构，有毒物质与疾病署，环境保护署和欧盟已将 PAHs 列入首要污染物名单。食品的结构法典委员会宣称，PAHs 独特的结构，使其具有高反应性。这些化合物本身能转化为二醇化合物，进一步与细胞内生物大分子如 DNA 以共价键的方式结合，干扰其复制过程，导致 DNA 突变、肿瘤形成，最终发展为癌症。PAHs 中环的数量与其毒性水平呈正相关。通过相关的生物化学和细胞遗传学标记方法，可以确定 PAHs 的大量摄入与肺癌、胃癌的发生密切相关。Daniel 等通过组织学研究，显示了烤肉的食用与肾脏肿瘤的形成有关。苯并芘也呈现了对动物繁殖，生长，免疫系统及组织细胞的毒性作用[11]。

很多 PAHs 已经被证实具有遗传性和致癌性。即使有些 PAHs 不具有直接的致癌性，但亦可作为癌症发生的促进因子。研究发现，PAHs 本身并无致癌作用，但它进入生物体后，生物体对外来物质的排斥响应，导致 PAHs 的结构变化，极性增加，从而激活了它的致癌效应。如 PAHs 在肝脏中芳香烃羟化酶的作用下，会代谢为二氢二醇类化合物。二氢二醇类及其环氧衍生物可以结合到 DNA 和蛋白质上，从而诱使细胞突变。另外，苯并芘的代谢产物苯并芘-7,8-二醇-9,10-环氧化合物也能与生物体内的蛋白质和 DNA 结合，所以其对生物的致癌活力非常大。PAHs 在生物体内也会发生烷基化反应，此反应决定了稠环芳烃的环中取代基的位置，而 PAHs 的甲基取代化合物比非取代化合物毒性更强。

除了具有强烈致癌性外，PAHs 还是一类重要的环境污染物。研究指出：单环，双环，三环稠环芳烃化合物具有急性毒性，而更多环数的重质稠环芳烃一般具有基因毒性。

（2）稠环芳烃的形成

虽然，自然资源的不完全燃烧（如火山喷发，森林火灾）会使环境中 PAHs

的含量增加，但是PAHs的主要来源还是人类活动。人类活动导致有机物质的热解和不完全燃烧使环境中产生大量PAHs。据报道。当加热温度为400～1000℃时，随着温度的增加，燃烧产生PAHs的量也线性增长。人类活动产生PAHs的路径包括：矿物燃料的燃烧（供能，交通运输）、木材燃烧（如炉火）、城市垃圾焚化和烟草燃烧的烟雾。一些专门从事环境污染研究的机构开展了检测环境中PAHs含量的研究。它们的样品取自于空气、土壤、水资源、地质沉积物和鱼类。用这些资料评价食品中PAHs的污染量要注意取样地的选择，要尽量使其具有代表性。

  PAHs在食品中的存在主要是由于环境污染、加工技术、包装污染以及与非食品级矿物油接触。鉴于如此多的释放进大气的PAHs，大气辐射是农田里庄稼植被吸收PAHs的主要路径。尤其需要注意的是，只有轻质的PAHs才会存在于气相中，重质和部分轻质PAHs主要吸附在空气中的悬浮粒子上。这些环境中的PAHs可以聚集在蔬菜和水果的蜡质表面，事实上，已有研究证实，在未烹饪的食物如蔬菜、种子和谷类中确实有PAHs的存在。它们所含的大部分PAHs不是从土壤里吸收，而是来源于大气颗粒物上沉积的污染物质。然而也有研究结果显示，蔬菜从土壤和水源中吸收了PAHs并在体内进行了代谢。食品中PAHs的另一个可能污染途径是交通，如接近城市道路的牲畜和庄稼可能被PAHs及其硝基衍生物污染。其他食品，如海产品可能被水体或水中沉积物所含的PAHs污染。其污染量与水生生物对PAHs的代谢能力有关（如贝壳类生物含有的PAHs的量比鱼类要多，因为鱼类代谢PAHs的速度很快）。

  另一方面，某些工艺加工方式如烟熏，加热（烤，烧）、干制是将食品与明火的直接接触。它们是种子类、食用油、肉和奶制品中PAHs的主要来源，在制作食用油时，油籽干燥过程中燃料的污染是各种植物油污染的重要来源之一。

  如今，我们能在市面上看到越来越多种类各异的烟熏食品。烟熏食品利用熏烟来赋予食品独特的感官风味，但也因熏烟带来了大量的污染物PAHs。熏烟中的颗粒物上吸附有大量的PAHs，通过与食物的接触传递给食物，并在其表层富集，随着时间的延长，逐渐渗透进食物内部。与其相似，烧、烤、烘等加工方式也由于与燃烧物或其产生的烟雾直接接触而含有较高含量的PAHs。这些加工方式的污染水平主要取决于：加工的温度和时间（时间越长，温度越高，产生的PAHs就越多）；与热源的距离（距离越远，PAHs污染越小）；加工种类（烧，烤，烟熏，烘干，特别是直接与燃烧物接触的加工方式会产生大量的PAHs）；使用燃料的类型（单质碳的燃烧产生的PAHs比木材要少）；加工食品中脂肪的含量（脂肪是PAHs的主要前体）。烧烤时，高温条件下，食品燃烧过程中产生的自由基先重组形成轻质PAHs，随后再形成重PAHs。由于重质PAHs很强的疏水性，它会逐渐迁移到食品的疏水链端，最终堆积在食品富脂部分。非食品级矿物油的污染也会使食品中PAHs的含量增高，主要涉及润滑油，印刷用油墨，可回收纸质包装[11]。

膳食摄入的 PAHs 的最大来源是植物油脂，它可以作为调味品或食品配方原料加入到食品中。PAHs 含量高的食品还有干制水果（干制过程中燃料有可能直接与食品接触或者运输过程中受到污染），熏鱼或熏肉制品（与烟熏方式有关）。在鱼制品中，比如金枪鱼、马鲛鱼、沙丁鱼（即使来源于污染海域）通常比软体动物的污染水平要低。其实，相比于无脊椎动物，鱼类可使 PAHs 氧化代谢成为水溶性物质，并最终排出体外。

(3) 稠环芳烃的控制与预防

为了减少不同食物中 PAHs 的含量，政府和企业都对油炸、加热和烟熏等食品加工方法设置了严格标准。这包括欧盟植物油工业联盟对新型加热材料在实际应用前所含污染物的测试和国际食品法典委员会对烟熏和直接加热食品中 PAHs 污染所制订的规范。此规范内容包括改明火直接加热操作为间接加热，尽可能加热降低温度，选择适合的加热材料（避免使用橡胶类、油漆过的木材及其他不适宜的燃料）。

通常情况下，我们能使用活性炭或者蒸馏操作如除臭操作来降低油中 PAHs 的含量。精炼植物油过程的除臭操作能将油中 PAHs 的含量降低至原来的十分之一。加入活性炭也可以去除油中的苯并芘。而精炼是否可以去除油中所有影响人体健康的 PAHs 物质，我们尚不清楚。

一种有效减少 PAHs 摄入的方法是在食用可能含有污染物的食品之前，改进食用方式和方法。有研究表明，在其他操作之前，去除可可豆的壳层可以将 BaP（苯并芘）的含量从 $5 \sim 12 \mu g/kg$（整豆）降低至 $0.81 \mu g/kg$。肉制品在烟熏和其他加热操作之前，应该去除外包装，否则在加热处理过程中将会产生更多的 PAHs 污染。但对熏香肠而言，我们在制作之前，可以在其表面包裹一层胶原蛋白膜，以其为壁垒，阻止更多 PAHs 的进入。在与之相似的另一个实验中，面包、奶酪、香肠和红辣椒中 PAHs 的浓度分别测得为 $3.4 \mu g/kg$、$88 \mu g/kg$、$1779 \mu g/kg$ 和 $9937 \mu g/kg$。因此，在食用面包、香肠之前，我们最好去除外层部分，以减少 PAHs 的摄入。同时，尽管红辣椒中 PAHs 的含量居高，但是少量食用红辣椒粉也不会对身体健康构成威胁。

对于一些需要高温加热的食品如烤、烧、烟熏等，可以采用相应的替代方法，来设法降低食品 PAHs 污染量。富含蛋白质的食品经过热处理如木炭烤肉，容易发生热解（导致 PAHs 的产生）和吸收（导致 PAHs 的沉积）过程，造成 PAHs 的污染。而用蒸汽和微波进行热处理，或用铝箔或香蕉皮包裹食品进行烤制处理都可以有效降低肉品中 PAHs 的含量。在用这种方法处理的烤肉制品中并未发现 BaP 和其他 PAHs，并且鸡肉和牛肉中原先含有的芘（一种污染物）的水平分别降低了 81% 和 46%。薄膜包装和真空包装肉类中 PAHs 的吸收或用新型糖熏技术代替传统熏制技术制作的熏肉中 PAHs 含量是原来的一半。与之相似，商业液体熏烟方法的使用也可以降低传统熏制方法带来的 PAHs 污染[12]。

一些创新的食品制作与处理方法总能给我们意想不到的惊喜。通过活性炭吸附器的处理，熏鱼过程中形成的 PAHs 可以减少 21%～69% 甚至完全去除。一种制作烟熏食品的新颖方法，使用高低温循环电路加热盘状的热熏烟交换器，盘子对食物的热辐射使食物加热至熟。这种方式阻止了食品直接暴露在熏烟的 PAHs 下，利用熏烟室内部的热空气烘干加热鱼类制品，同时可以降低污染量。因此，我们需要积极探索新型食品加工方法，不断改进原有的加工方法来降低食品中 PAHs 的污染。当然，烟熏方法的完善和改进不能完全去除有害物质。这就需要在创新方面更进一步，研究出更新颖健康的烹饪加工技艺。

食品工业中，常用聚乙烯作为食品包装材料。它能有效降低食品中 PAHs 的含量水平。但当可回收聚乙烯薄膜用作油类的包装时，却增加了油中 PAHs 的含量。有研究发现，脂类食物可以促进小鼠中 PAHs 的吸收，而高纤维食物则抑制了它的吸收。所以，平时吃全谷类食品补充膳食纤维，可以帮助我们排出身体内的积聚的 PAHs 毒素。

在其他食品如干制食品和保健品中也发现存在苯并芘。但是仅凭现有的研究，我们还无法估计传统生产过程产生 PAHs 的水平高低。要想探究这些食物中 PAHs 的含量，我们还需要进一步的研究。

2.6 氨基甲酸乙酯 ▶▶▶

19 世纪 70 年代，酒类中氨基甲酸乙酯（简称 EC，具有潜在的致癌性）的可能来源成为人们关注的热点。氨基甲酸乙酯又称为尿烷（图 2-10），化学式为 $NH_2COOCH_2CH_3$，是一种天然存在于发酵食品、饮料、酒类等中的化合物。最近，作为微生物防腐剂用于微甜或甜酒类食品的焦碳酸二乙酯（图 2-11）引起了人们的广泛关注。因为人们发现它能缓慢地与酒类中的氨类物质起反应，主要生成 EC，同时也产生乙醇和二氧化碳。19 世纪 70 年代中期，酒类中 EC 的其他天然来源也被证实。几种 EC 前体可以在酒类发酵（如图 2-12 尿素）和乳酸发酵（如瓜氨酸磷酸盐和氨基酸磷酸盐）过程中产生。这有助于揭示酵母和乳酸菌产生 EC 的生化机制[13]。

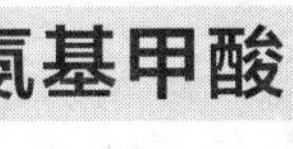

图 2-10　尿烷的结构式　图 2-11　焦碳酸二乙酯的结构式　图 2-12　尿素的结构式

如今，人们已经在很多酒精饮料中检出 EC，一些国家如加拿大、巴西、美国和其他的一些国家已经设立了明确的 EC 限量标准，来提高酒类饮料的质量安全。1985 年，加拿大率先对饮料中 EC 的最大允许含量进行了规定即酒类不超过 $30\mu g/L$，加强葡萄酒不超过 $100\mu g/L$，蒸馏酒、白兰地、威士忌不超过 $150\mu g/L$，水果白兰地、香甜酒、利口酒不超过 $400\mu g/L$。捷克共和国对酒类生产规定与加拿大政府相似。在法国，EC 在蒸馏酒中的最大值被设定为 $150\mu g/L$，水果白兰地中的最大值为 $1000\mu g/L$。在德国，水果白兰地限值为 $800\mu g/L$。韩国只规定了葡萄酒中 EC 的最大允许残留水平：即 $<30\mu g/kg$[13]。

1988 年美国食品药品监督管理局接受了由美国葡萄酒商会支持，由该国最大的酒类生产商提议的一项减少酒类中 EC 含量的规定：即 1988 年之后的餐酒（占总酒类的比例不到 14%）中 EC 含量的平均值不超过 $15\mu g/L$。1989 年之后的餐后甜酒（占比超过 14%）中 EC 的浓度的平均值不得超过 $60\mu g/L$。

我们每天所摄入的食物中有很多都含有 EC。如面包、酸奶、豆汁、醋、酒精饮料、奶酪等。而先前的对发酵食品，酒精饮料中 EC 含量水平及危险性评估主要聚焦于西方食品。对东方的发酵食品和酒精饮料中 EC 的含量，我们却知之甚少。然而东方人口其实占世界人口的绝大多数，而中国每年都会生产消费大量的发酵食品和饮料。例如，2009 年，中国生产了大约 706 万吨白酒和 96 万吨葡萄酒。而来自中国浙江的酒精饮料中 EC 的浓度范围为 $2\sim515\mu g/kg$。其中，米酒中含量水平约为 $160\mu g/kg$，白酒为 $72\mu g/kg$，葡萄酒为 $16\mu g/kg$，啤酒为 $2\mu g/kg$。由于我们每天摄入大量酒类饮品，所以酒类是中国人膳食中 EC 的主要来源。因此，需要进一步详细调查每日中国人从酒类饮料中摄入的 EC 水平，并采取措施减少 EC 的含量。

(1) 氨基甲酸乙酯的危害

EC 对实验动物（如大鼠、小鼠、仓鼠及猴子）具有基因毒性和致癌性。世界卫生组织国际癌症研究机构，已经将 EC 划归为 2A 类致癌物质，预示其对人体有潜在的致癌风险。最近有越来越多的研究证实，EC 对生物的毒性与其对细胞造成的氧化伤害有关。例如，Chun 等指出人类过于频繁的接触 EC，可能导致细胞内活性氧 ROS 的过度增殖，从而打破细胞内的氧化还原平衡，造成细胞的过度氧化。EC 的致癌性与其环氧化代谢后生成乙烯基氨基甲酸酯有关。其代谢产物可以与 DNA 结合，并进一步诱发肺部、肝部、乳腺部位突变。

联合国粮农组织和世界卫生组织下的食品添加剂专家委员会预测，基准剂量下的 EC 引发小鼠肺肿瘤的关键节点是每天摄入 0.3mg/kg（体重）的 EC。而人们日常由食物摄入的 EC 平均值（不包含酒类饮料）约为每天 15ng/kg（体重）。如果包含酒精饮料，每天的摄入值将达到大约 80ng/kg（体重）[14]。由此可见，

EC 对我们的潜在危害不容忽视。

（2）氨基甲酸乙酯的形成

酒精饮料中氨基甲酸乙酯的形成与乙醇，氮化合物（如尿素，图 2-13 氨甲酰磷酸）和氰化物有关。在之前的研究中，人们已经提出酒类中氨基甲酸乙酯的形成主要是由于乙醇、含氮化合物（如氨甲酰磷酸）和氰化物的反应。这些主要的 EC 前体是酿酒酵母精氨酸代谢或发酵过程中乳酸菌代谢的产物。然而，也有研究者发现了氨基甲酸乙酯的其他形成途径。而究竟是哪一种反应占主要地位取决于原材料中存在的前体物质的类型。后来的一些研究，将 EC 的形成与酒中高浓度的尿素联系起来。这个发现是由于葡萄酒中精氨酸的存在，精氨酸（图 2-14）可以在酒类发酵过程中被微生物代谢为尿素，已有研究证实，在朗姆酒的生产中，EC 的形成是乙醇与尿素反应的结果。Andrade-Sobrinho 等做了一项相关的研究，测得朗姆酒样品中的尿素以微克级存在。但长期储存以后，酒中尿素水平依然保持在此级别左右，说明酒中尿素与乙醇的反应速率应该是极其缓慢的。此外，乳酸菌也可以将精氨酸代谢为瓜氨酸（图 2-15）。瓜氨酸不是构成人体蛋白的必需氨基酸，但它可以和乙醇反应生成污染物 EC。

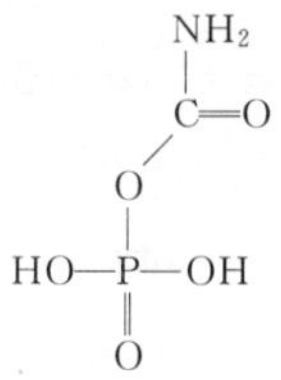

图 2-13　氨甲酰磷酸的结构式 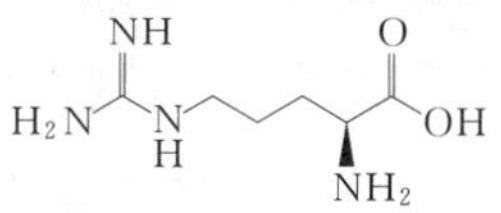　　图 2-14　精氨酸的结构式 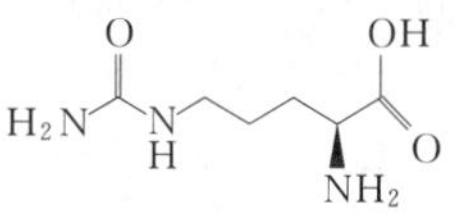　　图 2-15　瓜氨酸的结构式

EC 来源的另一个可能途径是在酒精饮料的生产中，酿酒酵母通过生化反应合成氨甲酰磷酸，氨甲酰磷酸再与乙醇反应。此外，农业生产上用的大多数化肥含有氮元素，它们可以增加酒精饮料中尿素的浓度。甘蔗汁发酵过程中，EC 的形成可能与酒类中 EC 的形成途径相同。然而，此过程形成的 EC 几乎全部聚集于酒渣中，因为 EC 的沸点（182～185℃）高于蒸馏时所用的温度。

其他蒸馏酒中 EC 的形成途径也被提出：如在铜离子催化下，乙醇与蛋白质的反应和尿素热降解后释放的氰酸。但这些路径还没有被实验证实。另一方面，氰酸盐（NCO⁻）及其异构体（OCN⁻）也是甘蔗酒中的主要前体物质。这些前体物质是由酶促反应和氰苷的热分裂形成，比如，果核中的苦杏仁苷。甘蔗被归类为生氰作物，但是其氰化物的来源仍然未知。有研究者提出氰化物参与 EC 形成的两个途径，第一个途径是基于氰化物与 Cu^{2+} 的络合反应，接着被氧化为乙二氰（CN）₂，第二条途径是基于紫外灯下不饱和化合物的自动氧化，其导致了自由基的形成，也催化了氰化物的氧化反应[15]。

（3）氨基甲酸乙酯的控制与预防

如今降低酒类饮料中 EC 浓度的有效方法可以分为物理、化学、酶促、代谢途径。代谢工程科学技术已经提出了抑制尿素形成，提高酵母尿素代谢能力的新方法，因此 EC 浓度可以得到有效降低。酿酒酵母 CAR1 基因编码的精氨酸酶成为代谢工程学第一个要进行修饰改进的目标以减少尿素形成，近期研究已经围绕构建不含 CAR1 基因的酿酒酵母展开，用它进行发酵可以降低两种目标酒类——日本清酒和樱桃酒中 EC 的浓度。研究人员已经构建了一种用于清酒生产的二倍体酵母菌株，用它发酵的清酒可以完全去除 EC 和尿素的污染。甚至在之后的储藏条件下（30℃，5 个月）也未发现 EC 的存在。另一个实验室构建的二倍体酵母菌株能够将樱桃酒中 EC 的含量有效降低约 60%。这种菌株与前一种都是通过代谢工程技术构建，但是所构建的不含 CAR1 的酵母菌株引入了其他外源基因，如抗生素基因，它们可能引起食品安全问题。并且实验室构建的菌株发酵能力低，限制了其在食品工业上的应用[15]。

要想进一步降低 EC 对人体的伤害，我们还可以采取食疗的办法。最近流行病学研究显示，摄入植物化学成分含量丰富的食物，比如蔬菜水果，有助于增强人体健康，减少人类患癌的风险。比如，一项体外实验结果显示，具有多种生物活性的黑莓提取物能诱导人体癌细胞凋亡，能通过调控含有 Nrf2 的抗氧化酶系，减轻小鼠细胞的过氧化态。如前所述，EC 通过使细胞过氧化而对人体健康造成伤害。因此，我们要寻找可以降低细胞氧化伤害程度的物质来降低 EC 的危害。在所有的供选项中，食品来源的天然抗氧化剂作为药物的替代品，已经引起了人们广泛的注意。如黑莓具有清除细胞内自由基的能力，它对细胞的这种保护效用可以应用到探索缓解 EC 诱导毒性的试验中。不仅是黑莓，食用其他富含植物成分的食品也可以降低 EC 对人体造成的伤害。

2.7 亚硝基类化合物 》》》

氮循环被认为是维持陆地生态系统可持续性的关键营养素循环之一。生物体需要简化型的氮来参与蛋白质和核酸的形成。在氮循环中，氮元素形成了错综复杂的相互关系，植物的氮吸收是以氮酸盐的形式进行的。植物是维生素、矿物质和生物活性物质的特殊储备库，在维持人类营养中发挥了重要作用。然而人类活动将一些额外的氮元素引入了全球氮循环系统中，这使得植被中的氮污染高达 10000mg/kg。在正常成人的日常饮食中，87% 的氮摄入是来源于蔬菜，婴儿膳食中也包含有能促进他们生长发育的蔬菜，由于随着婴儿体重的不断增加，它们对食物的消化能力也不断提高，因此婴儿的饮食搭配需要监护人的悉心指导。

亚硝酸盐是通过蔬菜和饮水摄入的，它也可以被用于腌肉制品中，作为食品添加剂，帮助形成和稳定腌肉制品的粉颜色，提高腌制品的风味，作为肉类食品抗氧化剂。最常使用的亚硝酸盐类是亚硝酸钠，它也是一种防腐剂，抑制肉毒杆菌的生长和腌肉制品中肉毒素的产生[16]。

硝酸盐也可以被用于肉类腌制过程中，帮助形成和稳定腌肉制品诱人的红色外观。然而，它只有通过化学反应降解为亚硝酸盐之后才能有效地参与到腌肉制品的品质形成过程中。硝酸盐对食品风味有影响，也可以用作食品防腐剂。硝酸盐可以降解为亚硝酸盐，而亚硝酸盐对人体有急性毒性。亚硝酸盐在酸性条件下能与二级和三级有机胺类反应（图 2-16），形成亚硝胺（图 2-17）。亚硝胺被认为是动物潜在致癌物。

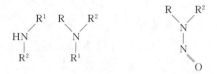

图 2-16　二级和三级有机胺　　图 2-17　亚硝胺的结构式

由于现代食品工业亚硝酸盐作为食品添加剂的使用量越来越多大，引起政府和公众的广泛关注。但由于亚硝酸盐对肉毒杆菌极为有效的杀灭作用，对肉毒素形成的抑制作用，大大保证了肉制品的食用安全。所以，它的添加有利有弊，并且利大于弊。在食品体系和细菌细胞中亚硝酸盐及其衍生物的化学结构十分复杂。并且，食品中的抗菌物质并不只是亚硝酸盐，腌制食品制备过程中亚硝酸盐的衍生物也具有杀菌作用。在一系列受试的亚硝酰基化合物中，带有 $[Fe_4S_3(NO)_7]^-$ 的盐类对肉毒杆菌的孢子形成抑制作用最大。此化合物对食品中的需氧及厌氧腐败菌均有杀灭作用。而亚硝酸盐其他的衍生物对细菌的杀灭作用则是选择性的，标志着它们在细菌细胞中有不同的抑制作用位点。包括呼吸链，蛋白质里的铁-硫化学键及其他的金属蛋白、生物膜和遗传物质[16]。

（1）亚硝基类化合物的危害

19 世纪 70 年代开始，人们认为亚硝酸盐与癌症之间有一定联系。但始终没有得到决定性的结论证明它与癌症之间有直接联系。然而高剂量的亚硝酸盐确实是致癌助剂。有研究显示，亚硝酸盐能诱导某些细菌菌株的突变，如诱导用作碱基对替换检测的鼠伤寒沙门氏菌的突变。相关流行病学研究显示了膳食摄入硝酸盐、亚硝酸盐与癌症患病率之间有一定的关系。在中国河南，食管癌的发生率极高，这与河南地区普遍食用含有高硝酸盐与亚硝酸盐的卤水腌制蔬菜有关。

长期以来，人们对通过饮水和食物摄入硝酸盐离子的安全性持有怀疑态度。

硝酸盐进入人体后的代谢产物对健康的利弊效应仍处于争议中。现在的腌制食品都要求标明其中硝酸盐和亚硝酸盐的含量。而人们对亚硝酸盐类化合物日益增加的谨慎态度主要是由于它有害于人体的健康，硝酸盐和亚硝酸盐对人体的危害主要有以下两个方面：首先，硝酸盐与胃癌的发生有关，因为它能形成致癌物质亚硝胺。而硝酸盐的化学性质虽然不活泼，但是它在微生物的还原作用下能形成不稳定的亚硝酸盐离子，这就促使了生物体内亚硝化反应的进行。国际癌症研究机构已经将由食品和饮水摄入的硝酸盐和亚硝酸盐归类为可能使人致癌的物质。有报道称，胃癌死亡率居世界癌症致死率的第二位。因此，不同食品中硝酸盐和亚硝酸盐含量的探测和确定是极其重要的。亚硝酸盐引起的第二大健康危害是会导致婴儿高铁血红蛋白症，如蓝婴综合征，又被称为"后天获得性"或临床高铁血红蛋白综合征。有研究人员已经观测到误食亚硝酸盐（比如饮水污染、汤汁和药品的污染）引起的急性毒性危害。其急性毒性危害的机理主要是氧合血红蛋白被氧化为高铁血红蛋白，从而导致高铁血红蛋白症的发生。这有可能是致命的疾病，尤其是对新生儿而言，高铁血红蛋白的还原能力弱，会导致所谓的"蓝婴综合征"的发生。其他报道的有关亚硝酸盐的危害是对小鼠肠吸收的抑制作用。因此，1985年欧盟对饮水中亚硝酸盐的限定标准设为50mg/L[17]。

（2）亚硝基类化合物的形成

在正常成人的日常饮食中，87%的氮摄入是来源于蔬菜。现代农业生产不可避免地要使用氮肥，而氮肥的过多施加会使植被内氮元素的含量大幅上升，相关化合物经过植物体的代谢会成为硝酸盐，硝酸盐经微生物或放置时间过长的蔬果的还原作用变为亚硝酸盐。所以，隔夜的剩菜，腌制蔬菜以及未烹饪但过久放置的蔬菜中亚硝酸盐的含量都会大幅提高。

亚硝酸盐，一氧化氮和氮化合物复杂的结构式使研究人员很难将其与相关的危害水平联系起来。众所周知，N-亚硝胺化合物能由亚硝酸盐形成。化合物如N-亚硝基二甲胺（图2-18）对一系列受试动物都显示有致癌性。烹饪过后的腌制肉类可以检测出N-亚硝基化合物。例如，研究人员测得油炸烟熏肉类表面总的N-亚硝基化合物的含量为2.9μg/kg。其中，已知的挥发或不挥发的亚硝基化合物仅占10%～20%。在胃内的酸性条件下，亚硝基化合物与肽类或其他胺基化合物反应也能产生亚硝胺。一直以来，亚硝酸盐都作为肉类食品的添加剂，原因是它能保护肉类食品不受耐热细菌肉毒杆菌孢子的污染，并阻止其产生毒素。

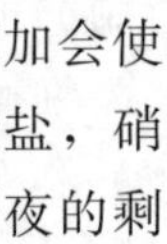

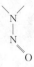

图2-18 N-亚硝基二甲胺的结构式

(3) 亚硝基类化合物的控制与预防

人们在不断争议低水平的亚硝酸盐是否存在潜在的毒性和致癌性时，并没发现一氧化氮和亚硝酸盐其实也是人体代谢产物，精氨酸在人体内能代谢为一氧化氮。一氧化氮不仅是异型生物质，而且还对人体有特殊的生理作用，其中最重要的是对细菌入侵的炎症免疫反应。这种方式中，人体产生的亚硝酸盐的量和通过膳食摄入的量相当，因此，人体对亚硝酸盐和一氧化氮的毒性效应有一定抵抗作用，这是一些细菌如肉毒杆菌所不具备的。

鉴于亚硝酸盐可能的毒性与致癌性，其作为食品添加剂的添加量是有限制的。相比硝酸盐，亚硝酸盐在肉类食品中的添加量更多，但是其量保持在食品安全范围以内。它抑制细菌生长的机制是相当重要的，相关研究已经开展了 50 多年，但是仍未在分子水平上理解其作用机制。但现有研究已经清楚亚硝酸盐与其他物质如氨基酸、肽类、金属卟啉及含氮-硫键化合物之间的反应。如果我们能在分子水平和化学路径上理解亚硝酸盐抑制细菌细胞生长的机制，那么模拟其抑菌机制的亚硝酸盐替代物就能被合理地设计、选择出来。届时，这种化合物将作为重要的食品添加剂、防腐剂、广谱抑菌剂应用到食品工业中[17]。

如今肉类食品中部分亚硝酸盐能用红曲红色素代替，这种色素在保持肉制品表观红色同时，也具有一定的广谱抗菌性。但是更好的亚硝酸盐的完全替代品没有被人们发现，但我们相信在不久的将来，随着科技的发展，研究者一定能找到一种新型食品添加剂，很好地解决亚硝酸盐带来的危害问题。

参 考 文 献

[1] 谢明勇，黄军根，聂少平．热加工食品中呋喃的研究进展 [J]．食品与生物技术学报，2010，10 (1)：1673 -1689.

[2] Kim J S，Her J Y，Lee K G. Formation and reduction of carcinogenic furan in various model systems-containing food additives [J]．Food Chemistry，2014 (10)：265-273.

[3] 张颖，梁宇航，张健，吕晓玲．热加工食品中呋喃的生成机制 [J]．天津科技大学学报，2015，23 (2)：154-163.

[4] Peterson L A，Cummings M，Vu C C，Matter B. Identification of the urinary metabolites of furan [J]．Chemical Research in Toxicology，2004，17 (12)：17-64.

[5] 张烨，丁晓婴．食品中氯丙醇污染及其毒性 [J]．粮食与油脂，2005，16 (7)：44-48.

[6] 邢朝宏，张华燕，张丹妮，雷涛．食品中氯丙醇类物质污染的研究进展 [J]．食品工程，2006，15 (8)：165-168.

[7] 罗贵伦．氯丙醇产生的原因及清楚办法 [J]．食品科学，2002，23 (5)：142-145.

[8] 苏德森，陈涵贞，林虬．食用油加热过程中反式脂肪酸的形成和变化 [J]．中国粮油学报，2011，26 (1)：154-160.

[9] 熊立文，李江华，杨烨．国内外反式脂肪酸安全管理现状及对策分析 [J]．食品科学，2012，33 (7)：187-192.

[10] Mo W Y, Cheng Z, Choi W M, et al. Application of foodwaste based diets in polyculture of low trophic level fish: effects on fish growth, water quality and plankton density [J] . Mar Pollut Bull, 2014, 85: 803-809.

[11] Man Y B, Chow K L, Wang H S, et al. Health risk assessment of organochlorine pesticides with emphasis on DDTs and HCHs in abandoned agricultural soils [J] . J. Environ Monit, 2011, 13: 2250-2259.

[12] Bake G G, Endo M, Akimoto A, Takeuchi T. Evaluation of recycled food waste as apartial replacement of fishmeal in diets for the initial feeding of Nile tilapiaOreochromis niloticus [J] . Fish Sci, 2009, 75: 1275-1283.

[13] Terada H, Sakabe Y. High-performance liquid chromatographicdetermination of amygdalin in ume extract [J] . Eisei Kanaku-Japanese Journal of Toxicology and Environmental, 1988, 34: 36-40.

[14] Zimmerli B, Schlatter J. Ethyl carbamate: analytical methodology, occurrence, formation, biological activity and risk assessment [J] . Mutation Research, 1991, 259: 325-350.

[15] Donald G B. Cyanogenic foods (cassava, fruit kernels, and cycad seeds) [J] . Medical Toxicology of Natural Substances, 2009, 55: 336-352.

[16] Chetty A A, Prasad S. Flow injection analysis of nitrate-N-determinationin root vegetables: Study of the effects of cooking [J] . Food Chemistry, 2009, 116: 61-566.

[17] Cross A J, Freedman N D, Ren J, et al. Meat consumption and risk of esophageal and gastric cancerin a large prospective study [J] . The American Journal of Gastroenterology, 2011, 106: 432-444.

第3章

包装材料中的危害物

3.1 概述 >>>

随着人们对食品安全越来越重视，民众对食品安全关注的焦点不再仅仅是食品本身的质量，也开始关注其他可能影响食品安全的因素，如食品包装材料。近年来，由食品包装材料引起的安全事件时有发生，如双酚 A 奶瓶事件、白酒塑化剂事件、保鲜膜塑化剂超标等。这些事件的发生伤害了消费者的身心健康，影响了食品行业的健康发展，同时也使得食品包装材料的安全性问题成为大众关注的焦点。

包装是食品加工生产中不可或缺的一个环节。在食品流通的每个阶段，包装是保护食品最基本的手段，可以阻隔环境中的污染物对食品的污染，保持食品品质，延长食品保存期。但是在加工、运输、储藏过程中使用的包装材料及盛装容器由于与食品直接接触，其所含的一些危害物可能迁移到食品中，破坏食品品质，经膳食摄入后危害人体健康，引起食品安全问题[1]。这也使食品包装材料本身成为主要食品污染源之一。因而很有必要对食品包装材料中的危害物进行研究，了解其向食品中迁移的过程及危害，针对不同的包装内容物，选用不同的包装材料，减少危害物的迁移，最大限度保障食品安全。

3.1.1 不同包装材料及其危害物

食品包装材料指包装、盛放食品或者食品添加剂用的纸、竹、木、金属、搪瓷、陶瓷、塑料、橡胶、天然纤维、化学纤维、玻璃等制品和直接接触食品或者食品添加剂的涂料。其中最常见的食品包装材料有塑料、纸、玻璃、陶瓷、金属等。

（1）塑料

塑料食品包装材料在我们日常生活中随处可见，是最常见的食品包装材料，给我们的生活带来很大的便利。这是因为塑料具有许多优点，如价格低廉、加工简单、质轻、化学性质稳定、阻隔性好、耐冲击等[2]。目前，可用于生产包装材料的塑料材质有：聚乙烯（PE）、聚丙烯（PP）、聚苯乙烯（PS）、聚氯乙烯（PVC）、聚偏二氯乙烯（PVDC）、聚对苯二甲酸乙二醇酯（PET）、聚碳酸酯（PC）、聚乳酸（PLA）等[3]。

塑料包装材料中的危害物主要有未反应的单体、二聚体及塑料加工过程中添加的助剂，如抗氧化剂、稳定剂、润滑剂、塑化剂、着色剂等，还有在使用过程中聚合物分解产生的有害物。这些化学危害物通过迁移作用转移到食品中，影响食品安全。如 PC 材质的奶瓶在使用过程中会释放出残留的双酚 A，对人体有毒害作用；PVC 塑料保鲜膜等生产过程中添加的塑化剂——具有内分泌干扰作用的邻苯二甲酸酯类化合物主要的暴露途径就是食物摄入，人长期暴露在邻苯二甲酸酯类化合物中会引起诸多不良反应。

（2）纸

纸作为食品包装材料有很悠久的历史，是传统的包装材料。目前市场常见的纸质包装材料有方便面桶、奶茶杯、牛奶盒等。由于纸制品包装材料制作原料来自于无毒无害的天然植物，如木材、竹子、秸秆等，来源广泛，又易自然降解，天然环保。而且随着人们对绿色环保的追求，食品包装行业也将朝着绿色环保方向发展，纸质包装材料将会再次成为重要的食品包装材料。法国、日本等发达国家绝大多数奶制品、果汁和液体食品都采用无菌纸盒包装，使用后可回收做成其他产品。

一般认为纸是无毒无害的，但是纸质食品包装材料在实际的纸品加工过程中会添加多种助剂，如增白剂、抗氧化剂、杀菌剂、防油防水剂等，这些助剂可能会迁移到食品中，摄入后会引起人体的不良反应。如含氟类防水防油剂会抑制雄性荷尔蒙的分泌。其次，纸品上的印刷油墨中的溶剂、染料等一些化学危害物会迁移到食品中。回收再利用的纸制品中重金属含量会增加，迁移到食品中会危害健康。还有就是造纸原料中残留的农药也会影响食品安全[4]。

（3）玻璃、陶瓷及金属材质

以玻璃、陶瓷及金属材质作为包装材料或容器的食品也很常见，如酒、罐头、罐装饮料等。其中玻璃、陶瓷材质具有硬度高、耐高温、耐腐蚀等优点，一般认为是安全无毒的，但是研究发现，玻璃、陶瓷包装材料容器在使用过程中会有重金属溶出并迁移到食品中。这是因为这些材料在加工过程中为增加材料的美观度，会加入一些含有重金属的物质，如陶瓷的釉中会添加铅、铬、镉、钴、镍等的氧化物，以达到釉呈现令人满意的色彩[5]。而金属材料具有可回收、机械强度好、易加工、高阻隔性等优点，也越来越受到食品包装行业的关注。但是金属材料的化学稳定性不佳，易腐蚀，在使用过程中会有重金属溶出。而为改善这种情况，需在金属内壁上涂覆有机保护层，如环氧树脂，这不仅会增加加工难度及成本，还可能会引入有机涂层上的危害物向食品迁移，影响食品安全[6]。

（4）纳米材料

纳米包装材料是一种新兴的食品包装材料，发展迅猛。这是因为纳米包装材料具有高阻隔性、能抗菌、力学性能好等优点，在食品保鲜包装方面较其他包装材料优势明显。目前研究最多的纳米包装材料主要是由聚合物与纳米颗粒复合而成，纳米颗粒分散在聚合物中或附着在聚合物的表面。常用的聚合物有：聚乙烯（PE）、尼龙（PA）、聚丙烯（PP）、聚氯乙烯（PVC）、聚对苯二甲酸乙二醇酯（PET）、聚乙烯醇（PVA）、环氧树脂及液晶聚合物（LCP）等。常见的纳米材料有金属、金属氧化物、无机聚合物等，如纳米银、氧化银、二氧化钛、蒙脱土等。已面市的食品纳米包装材料有：纳米 Ag/PP 类、纳米 Ag/PE 类、纳米 Ag_2O/PE 类、纳米 TiO_2/PP 类、纳米蒙脱石/PA 类等[7]。

纳米包装材料中的危害物不仅包括聚合物中的单体和助剂，还包括纳米颗粒本身。纳米颗粒由于其电子的量子限制效应和大比表面积，具有独特的物化性质，如反应活性高、催化活性高等，因而其迁移到食品中可能与食品中的成分发生反应，影响食品品质，或膳食摄入后对人体细胞有毒害作用。

3.1.2 国内外关注的包装材料危害物

由于食品包装材料所用的材质非常多，有无机的、有机的及有机无机复合的材料，而且每种包装材料的原料、生产工艺不同，添加的助剂也不同，各种包装材料所含的危害物也不同，这就造成了包装材料中的危害物种类多，来源广泛，往往一种包装材料中含有多种危害物。表 3-1 列举了目前国内外关注的包装材料中的危害物[8]。随着国内外对包装材料中危害物向食品中的迁移越来越关注和重视，通过对不同危害物的深入研究，为政府机构完善食品包装材料标准体系和相关政策法规提供依据，促使食品包装行业在包装材料的选择和生产工艺等方面不断完善，以期达到预防包装材料对食品的污染的目的。

表 3-1　食品包装材料中的危害物

危害物种类	危害物	来源
单体	双酚A、氯乙烯、丙烯腈等	塑料中残留或分解产生
塑化剂	邻苯二甲酸酯类、脂肪族二元酸酯类	塑料、纸制品添加
重金属	铜、铅、锌、锡、镍、钴、锑、汞、银等	生产过程中添加的助剂
纳米颗粒	纳米物质	纳米包装材料
挥发性有机物	甲醛、苯乙烯、甲苯等	聚合物及添加剂降解、单体及低聚体残留
溴系阻燃剂	十溴二苯醚、四溴双酚、六溴环十二烷等	塑料及纸制品中添加
抗氧化剂	叔丁基对羟基茴香醚、2,6-二叔丁基对甲酚等	塑料中添加
烷基酚类表面活性剂	烷基壬基酚、烷基辛基酚等	塑料及纸制品生产过程添加
全氟化合物	全氟辛酸、全氟辛烷璜酰基化合物等	塑料及纸制品中添加
油墨光引发剂	甲基二苯甲酮、4,4′-二(N,N-二甲氨基)二苯甲酮等	各种包装材料印刷油墨残留

3.2 双酚 A ▶▶▶

　　双酚 A（bisphenol A）即 4,4′-二羟基二苯基丙烷，简称 BPA，其化学结构及理化性质如图 3-1、表 3-2 所示。Dianin 于 1891 年首次报道了双酚 A。1905 年 Zincke 用苯酚和丙酮合成出了双酚 A[9]。在过去三十年，双酚 A 的使用量呈指数性增长。2015 年，仅我国的双酚 A 的消费量就达到 130 万吨，图 3-2 为我国近年来双酚 A 的需求量。双酚 A 最大的用途是作为单体制备聚碳酸酯（PC）及环氧树脂，也有用作一些高分子材料的添加剂来提高材料的耐久性。

　　聚碳酸酯具有质轻、抗冲击和透明性好、热稳定性好等优点，广泛用于制造奶瓶、饭盒及饮料、桶装水的包装材料，在一些领域 PC 瓶已经取代了玻璃瓶。聚碳酸酯包装材料中会残留少量的未反应单体，同时在包装材料与包装内容物接触过程中也会产生双酚 A，会迁移到食品中，影响食品安全。金属材质的包装材料由于耐腐蚀性差，一般需在金属包装材料的内表面涂覆一层有机保护层，通常是使用环氧树脂，残留的双酚 A 及双酚 A 衍生物会迁移到食品中去。以双酚 A 为原料或添加剂合成的高分子材料还用于制造玩具、输水管、医疗器材等物品，这些物品在使用过程中双酚 A 会释放出来，迁移到食品、水、空气、土壤中，而由于双酚 A 是一种烷基酚类环境激素，长期的摄入和接触会对身体造成不利影响。

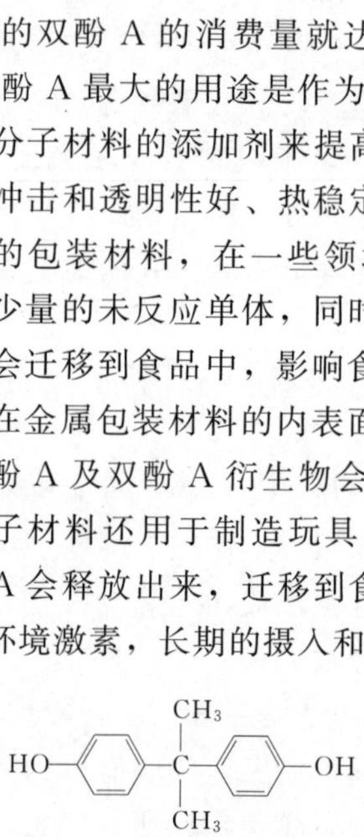

图 3-1　双酚 A 的化学结构

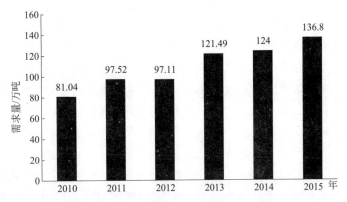

图 3-2 我国双酚 A 的需求量（数据来源智研数据中心）

表 3-2 双酚 A 的理化性质

类型	性质
分子式	$C_{15}H_{16}O_2$
性状	白色针晶或片状粉末
密度	$1.195g/cm^3$
熔点	$155\sim158℃$
沸点	$250\sim252℃(1.733kPa)$
闪点	$79.4℃$
溶解性	溶于甲醇、乙醇、丙醇、乙醚、苯等,微溶于四氯化碳,难溶于水

(1) 双酚 A 的危害

双酚 A 是一种烷基酚类环境雌激素，长期的双酚 A 暴露会干扰人体内分泌及代谢活动，从而导致代谢紊乱，对生殖系统造成危害，对婴儿行为发育、免疫也会有很大的影响。同时，心血管疾病、糖尿病、肥胖症以及一些癌症也被认为与双酚 A 有关。目前，中国、美国、欧盟、日本、加拿大等主要国家都已经禁止了双酚 A 用于婴儿奶瓶的生产。我国国家标准GB 9685—2008《食品容器、包装材料用添加剂使用卫生标准》规定，双酚 A 用于食品接触塑料、涂料、黏合剂时，其特定迁移量应不超过 0.6mg/kg。

对生殖系统的影响：双酚 A 伤害生殖系统，造成不孕不育等的发生。双酚 A 的雌激素样活性和抗雄激素样作用，可以模拟或抑制内源性雌激素，拮抗内源性雌激素，干扰内源性激素与雌激素受体的代谢与合成，从而改变内分泌与生殖系统的正常功能，对生殖系统产生影响。动物实验研究表明，经口摄入双酚 A 会损害大鼠生殖系统，摄入的双酚 A 达到一定浓度会影响大鼠体重和睾丸重量，抑制相关酶的表达从而抑制睾丸产生睾酮[10]。在人体内，双酚 A 会导致男性激素水平改变，精子质量下降，从而导致男性不育症的发生。

越来越多的研究表明，双酚 A 暴露与女性生殖系统畸形存在关联。如通过病例对照研究发现，女性的多囊卵巢综合征与血清中双酚A的含量呈正相关性。而且，在女性体外受精中，尿液中双酚A的含量越高，失败率越高[11]。

对脑及行为发育影响：在人类和啮齿动物中，脑对环境雌激素的浓度非常敏感，在发育过程和整个生命过程中脑对雌激素的暴露也是相当敏感。双酚A作为一种典型的环境雌激素，在发育的围产期，可以通过调节轴突的发育、神经营养因子的表达和凋亡等来发挥作用，对脑发育也能产生影响[12]。双酚A可以改变不同脑区雌激素受体的表达，并因此放大或干扰雌激素对脑发育的调节作用。许多脑区特别是与行为相关的如下丘脑、脑干蓝斑、皮层和海马等脑区的结构、递质系统等发育受双酚A的影响，干扰其发育的性别分化，并因此影响生殖行为、探究、焦虑和学习记忆等多种神经行为的性别分化。双酚A影响脑发育的细胞、脑区和时间特异性以及对脑发育过程影响的动态变化，使双酚A对脑发育的影响非常复杂。发育中的脑对双酚A非常敏感，低于环境排放安全标准剂量的双酚A已可以影响脑和行为的发育。双酚A可通过对母体接触对子代的行为发育造成一定的影响，如自发活动、探究、焦虑行为和被动回避等。大鼠围生期暴露于双酚A会导致其子代行为发育行为明显迟延。研究表明，妊娠期间双酚A暴露会影响子代行为及情绪调节脑区，尤其对女孩影响更加明显[13]。雌激素不仅影响脑的发育，同时也参与成年脑的可塑性和认知功能。

对人体的其他不良影响：双酚A还被认为与糖尿病、肥胖症、心血管疾病以及癌症存在一定的联系。双酚A会影响葡萄糖代谢，是导致糖尿病的一个因素。双酚A能模拟雌激素的作用机制，影响胰岛B细胞及相关组织，导致受体效应、信号通路改变，造成血糖调节稳态破坏及胰岛素抵抗，促进糖尿病的发生和发展[14]。啮齿类动物子宫双酚A暴露会导致体重增加。而对美国健康调查发现，成年人普通型肥胖和向心型肥胖与高剂量的双酚A暴露有关。流行病学调查显示，双酚A是诱发和促进心血管疾病的一项危险因素，其在人体尿液和血液中的含量和冠状动脉疾病之间存在一定的剂量-效应关系，与高血压也有一定的相关性。越来越多的实验表明，双酚A暴露与内分泌相关的癌症的发生存在联系，如乳腺癌、子宫癌、前列腺癌等。在老鼠妊娠期及哺乳期时使其暴露在双酚A中，会影响老鼠的乳腺发育，从而导致肿瘤的产生[15]。

（2）食品包装材料中双酚A的迁移

食品包装材料向食品的迁移是指食品包装材料中的物质在使用过程中不断渗出，并且渗入或影响所接触的食品。迁移物从食品包装材料进入食品的过程可分为三个不同但内部相关的阶段：在聚合物中的扩散，在聚合物-食品界面上的溶解和在食品内的分散。

① 迁移机理。双酚A从包装材料向食品中迁移包括聚合物残留的双酚A及包装材料降解的产生释放的双酚A向内容物的扩散迁移。

包装材料中残留的双酚 A 单体向内容物扩散是物理性迁移过程。在包装材料内部，双酚 A 的扩散是由包装材料聚合物的聚集状态决定的，主要是通过聚合物链段间的空隙来进行迁移。通常研究小分子的迁移只考虑其在分子链排列无规则、结构松散的非结晶区的扩散。但是当温度等外界条件发生变化，聚合物分子的链段形态、结晶区和非结晶区的聚集形态都会发生变化，对小分子的迁移也会有较大的影响[16]。

而包装材料在清洗、消毒、与食品接触过程中会发生水解、胺解，释放出双酚 A。Biles 等[17]将塑料包装材料分别放入装有模拟物水、乙醇/水混合物、辛酸癸酸甘油酯的小瓶中，在 65℃条件下密封放置 10d。实验结果显示，在 50％和 95％的乙醇水溶液模拟物中，双酚 A 的含量远超 PC 包装材料初始残留的双酚 A 的量，这说明 PC 材料在此过程中发生了降解，释放出双酚 A。

② 影响迁移的因素，包括温度、食品模拟物、接触时间和重复使用。温度会影响双酚 A 向内容物的迁移。随着温度的升高，双酚 A 的迁移速率及迁移量都会增加。这是因为温度的上升会使得分子运动加快，迁移过程中的扩散系数增加，有利于双酚 A 分子的扩散。同时，较高的温度也会加速包装材料的降解，释放出更多的双酚 A。Xia 等[18]研究双酚 A 从低密度聚乙烯膜向食品模拟物，研究发现温度、初始双酚 A 浓度、模拟物类型会显著影响双酚 A 迁移的扩散系数，其中温度对扩散系数的影响可以用阿伦尼乌斯方程来描述。而且除了温度与模拟物间的相互作用对扩散系数的影响显著外，其他因素之间的相互作用对双酚 A 的扩散系数影响不明显。

食品模拟物是指能够模拟食品在真实条件下与包装制品在接触过程中所表现的迁移特性的物质，可以是一种溶剂也可以是几种溶剂的混合物。欧盟将食品模拟物分为四种：纯水用来模拟 pH＞4.5 的水性食品；3％的乙酸溶液用来模拟 pH≤4.5 的水性食品；10％的乙醇溶液用来模拟酒精类食品（当食品的酒精含量超过 10％，则需调整乙醇溶液的浓度）；精炼橄榄油或其他油脂用来模拟迁移物在油脂类食品的迁移状况。研究发现，PC 材质及涂有环氧树脂的食品包装材料在四类模拟物中，双酚 A 的迁移量都在酒精类食品模拟物（10％乙醇水溶液）中出现最大值，这可能是因为双酚 A 可溶于酒精。Kang 等[19]研究发现，当内容物中含有氯化钠、植物油或葡萄糖时，双酚 A 的迁移量会极大增加。

一般来说，在一定时间范围内双酚 A 的迁移量随包装材料与内容物接触时间延长而增加。长期与包装内容物接触会使得包装材料中的单体逐步释放出来，而且接触时间越长，聚合物表面产生的双酚 A 越多。Cao 等[20]对加拿大市售的 PC 材质的奶瓶及可重复使用的水瓶在 70℃的使用条件下双酚 A 的迁移进行了研究，发现迁移量随着时间的增加而增加，并可以用二次方程表示。姚卫蓉等[21]的研究发现，随着存放时间的延长，PC 桶装水及罐装饮料中的双酚 A 含量都会有增加。

很大一部分的聚碳酸材料容器会重复使用，如婴儿奶瓶、水桶及厨房用具等。多次重复使用会使得容器老化，聚碳酸酯材料降解释放双酚A，从而对双酚A的迁移造成影响。Nam 等[22]研究了 PC 婴儿奶瓶重复使用过程中的双酚A迁移。研究发现，在各个使用温度条件下，使用六个月后的奶瓶双酚A迁移量相较于新买的奶瓶的迁移量增加非常大。

(3) 双酚 A 的检测方法

随着社会各界对食品安全越来越关注，对食品中的危害物进行快速有效的检测至关重要。对双酚A的检测目前有色谱法、免疫分析法、光谱分析法、传感器分析法等。

① 色谱法。色谱法是目前测定双酚A最常用的方法，包括气相色谱法和液相色谱法，其主要是通过色谱分离出双酚A或其衍生物，再通过检测器对其进行定性定量分析检测，或与其他仪器联用，如质谱。

气相色谱法（GC）具有灵敏度高、效能高、分析速度快等优点，常与质谱（MS）联用。但是由于双酚A的沸点较高，挥发性差，用气相色谱法分析双酚A前需将其进行衍生化处理，常用衍生方法有苄基化反应和硅烷化反应等。Imanaka 等[23]用 GC-MS 检测罐装食品及蔬菜中双酚A的含量，其中双酚A是用七氟丁酸酐进行衍生化，双酚A的检测限为 1ng/g。

液相色谱法可以用于分析高沸点的有机化合物，因而分析双酚A不需要进行衍生化处理，相较于气相色谱法更为简便，可以与质谱联用，是目前检测食品中双酚A迁移最常用的方法，我国一些国家标准及行业标准中双酚A的测定就是使用高效液相色谱法。Grumetto 等[24]用反相高效液相色谱检测意大利市售的不同品牌番茄罐头中双酚A和双酚B含量，可以在罐头中检出远低于欧盟标准的双酚A含量。

② 免疫分析法。免疫分析法利用抗原与抗体特异性结合反应检测各种物质的分析方法，具有特异性强、操作简单、检测速度快等优点。Sasaki 等[25]用竞争性酶联免疫法检测了唾液中双酚A的含量，发现使用复合树脂修复牙齿后唾液中双酚A的含量在几十到 100ng/mL 之间，但是充分的漱口后可以从口腔中去除。Kim 等[26]用 BHPVA-BSA 来得到多克隆抗体，建立竞争性酶联免疫法定量测定分析双酚A，检测范围为 2～1000ng/mL，添加回收率为 96.3％～107.2％，组间和组内变异系数范围分别为 10.1％～12.6％和 6.2％～9.8％，且无干扰，可有效检测双酚A。

③ 光谱分析法。各种结构的物质都具有自己的特征光谱，光谱分析法分析检测双酚A就是利用其特征光谱如紫外、荧光等对双酚A建立分析方法。紫外分光光度法是常见的定量分析方法，也可以用来检测双酚A。任霁晴等[27]在双酚A的最大吸收波长 278nm 为测定波长，建立了双酚A浓度与吸光度的线性回

归方程，并测定了饮料瓶浸泡液中双酚 A 的含量，实验结果显示该方法可行。余宇燕等[28]用 β-环糊精包被双酚 A 增强其荧光强度，建立荧光光谱法测定双酚 A 的方法。王广军等[29]利用双酚 A 在盐酸介质中可以抑制溴酸钾氧化丁基罗丹明 B 荧光猝灭，建立了动力学荧光法测定痕量双酚 A 的方法。

④ 传感器分析法。传感器分析法分析检测双酚 A 是传感器捕捉到双酚 A 的信息，并将捕捉到的信息转化为容易检测的电信号或其他信号输出，从而达到分析检测目的的方法。Kim 等[30]研制了一种双酚 A 场效应晶体管传感器，该传感器对双酚 A 表现出很高的灵敏性和专一性。且该传感器很稳定，可以重复使用。王炜祺[31]以石墨烯为载体，研制出三种双酚 A 纳米传感器，具有较好的稳定性、重现性和抗干扰性。周玲[32]构建了直接电化学传感方法和电化学适配体传感方法，用于农产品及食品中双酚 A 快速、灵敏的检测。

(4) 双酚 A 的降解

双酚 A 的降解与去除方法主要有化学降解法、生物降解法和物理吸附法，目前研究主要集中在环境中双酚 A 的降解，迁移到食品中的双酚 A 的降解研究很少。

① 环境中双酚 A 的降解。随着双酚 A 使用量的不断增加，双酚 A 扩散至环境中，在水、大气、土壤中均可以发现，且容易被芬顿试剂、二氧化锰及臭氧氧化降解。还有较多的研究通过光催化降解双酚 A。Wang[33]以 Bi_2WO_6 为催化剂，光催化降解酚 A，可以有效去除水体中的双酚 A。Toledo[34]用物理吸附法去除双酚 A，对三种活性炭去除水中双酚 A 进行了研究，发现影响双酚 A 的吸附最主要的因素是活性炭表面的化学性质及溶液的 pH 值。Lobos 等[35]分离了一株革兰氏阴性好氧菌能以双酚 A 作为碳源和能量来源，可以代谢降解双酚 A。双酚 A 降解后的总碳量分析显示，60% 的碳降解成 CO_2，20% 的碳转化成细菌细胞的一部分，剩余 20% 降解为可溶性有机化合物。

② 食品中双酚 A 的降解。包装材料中的双酚 A 迁移到食品后降解比较困难，因为一般的化学方法反应条件、添加的反应试剂及降解产物都可能影响食品品质和安全，而物理吸附食品特别是固态食品中的双酚 A 在实际生产中难以实现，生物法降解则需要采用食品级的微生物。因而，食品中双酚 A 的降解研究相对较少。Xuan 等[36]从马铃薯中得到了一种粗酶液用来降解双酚 A，在 40～45℃、pH 为 8.0 的条件下处理 60min，95% 的双酚 A 被氧化降解，氧化产物失去了类雌性激素活性。该马铃薯粗酶液安全可食用，且降解双酚 A 不需要辅酶，可用于受双酚 A 污染的罐装食品中。沈丽金[37]从有益菌中筛选出 6 种可以降解双酚 A 的食品级菌株，并对其中的罗伊氏乳杆菌进行进一步研究，发现双酚 A 的降解率可以达到 69.9%。随后，用罗伊氏乳杆菌胞内粗酶提取液制备了缓释酶制剂，应用在罐装饮料中，可有效控制双酚 A 的含量。

双酚 A 虽然可以降解，但是最有效控制双酚 A 的方法还是从源头减少双酚 A 的使用量，开发不含双酚 A 的产品作为替代品。同时，消费者正确使用含双酚 A 包装材料及容器也可以减少双酚 A 的暴露，如不长时间加热 PC 材质的容器，不将一次性使用的塑料包装材料重复使用。

3.3 塑化剂

塑化剂，又称增塑剂，是一种广泛使用的高分子材料加工助剂，添加后可使高分子材料柔韧性得到增强，一方面有利于高分子材料的加工，另一方面也会使得产品更富有韧性和弹性，更加柔软。塑化剂种类繁多，表 3-3 是塑化剂分类及其代表性的塑化剂[38,39]。其中应用最多最普遍的是邻苯二甲酸酯类的塑化剂，占总塑化剂使用量的 80% 以上。

表 3-3　塑化剂种类

塑化剂种类	塑化剂名称
苯二甲酸酯类	邻苯二甲酸酯类、对苯二甲酸酯类、间苯二甲酸酯类
脂肪族二元酸酯类	己二酸酯类、壬二酸酯类、癸二酸酯类
磷酸酯类	磷酸酚酯类、含氯磷酸酯类、磷酸脂肪醇酯类
多元醇酯类	甘油三乙酸酯、一缩二(1,2-丙二醇)二甲苯甲酸酯
环氧类	环氧大豆油、环氧亚麻子油、环氧油酸丁酯、环氧硬脂酸辛酯
柠檬酸酯类	柠檬酸三乙酯、乙酰柠檬酸三乙酯、乙酰柠檬酸三正己酯
苯多酸酯类	偏苯三酸三辛酯、均苯四酸四酯、偏苯三酸三己酯
含氯类	五氯硬脂酸甲酯、氯化石蜡
聚酯类	邻苯二甲酸聚酯、己二酸丙二醇聚酯、癸二酸丙二醇聚酯
反应性类	顺丁烯二酸二丁酯、马来酸二辛酯、丙烯酸酯、不饱和聚酯树脂

邻苯二甲酸酯，又称酞酸酯，简称 PAEs，通常是由邻苯二甲酸酐与醇在酸催化下酯化而成，其化学结构通式如图 3-3 所示。邻苯二甲酸酯类塑化剂有很多种，主要是邻苯二甲酸与 4～15 个碳的醇形成的酯。常见的邻苯二甲酸酯塑化剂有：邻苯二甲酸二甲酯（DMP）、邻苯二甲酸二乙酯（DEP）、邻苯二甲酸二异丁酯（DIBP）、邻苯二甲酸二丁酯（DBP）、邻苯二甲酸二（2-甲氧基）乙酯（DMEP）、邻苯二甲酸二（4-甲基-2-戊基）酯（BMPP）、邻苯二甲酸二（2-乙氧基）乙酯（DEEP）、邻苯二甲酸二戊酯（DPP）、邻苯二甲酸二己酯（DHXP）、邻苯二甲酸丁基苄基酯（BBP）、邻苯二甲酸二（2-丁氧基）乙酯（DBEP）、邻苯二甲酸二环己酯（DCHP）、邻苯二甲酸二（2-乙基）己酯（DEHP）、邻苯二甲酸二苯酯（DPhP）、邻苯二甲酸二正辛酯（DNOP）、邻苯二甲酸二壬酯（DNP），表 3-4 是用量较大的邻苯二甲酸酯类塑化剂[40]。

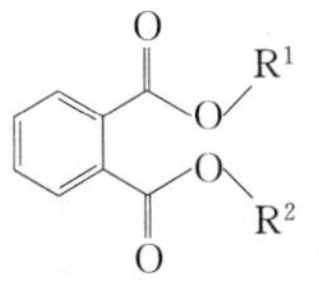

图 3-3　邻苯二甲酸酯化学结构通式

表 3-4　使用量较大的邻苯二甲酸酯类塑化剂

名称及缩写	CAS 号	用途及产品
邻苯二甲酸二乙酯（DEP）	84-66-2	溶剂:香精、香皂、洗涤剂、胶黏剂、塑封剂 塑化剂:橡胶和塑料(玩具、食品包装材料)
邻苯二甲酸二丁酯（DBP）	84-74-2	溶剂:胶黏剂、结合剂、涂料 塑化剂:塑料和乙烯基产品(浴帘、雨衣)
邻苯二甲酸二异丁酯（DiBP）	84-69-5	溶剂:胶黏剂、结合剂、涂料 塑化剂:塑料和乙烯基产品(浴帘、雨衣)
邻苯二甲酸甲苯基丁酯（BBzP）	85-68-7	溶剂:胶黏剂和胶水 塑化剂:塑料、乙烯基地板
邻苯二甲酸二(2-乙基)己酯（DEHP）	117-81-7	塑化剂:乙烯基地板、墙纸、玩具、 电子器件、鞋子、食品包装材料
邻苯二甲酸二异壬酯（DINP）	68515-48-0	塑化剂:橡胶、PVC 塑料、 玩具、食品包装材料等

　　邻苯二甲酸酯被用作各种塑料产品的塑化剂,如聚氯乙烯、医用器具、食品包装材料、玩具、日用商品,以及用作个人护理用品及一些日用品的溶剂。邻苯二甲酸酯类化合物用于食品包装材料的塑化剂时要执行《食品容器、包装材料用添加剂使用卫生标准》（GB 9685—2008）,我国卫生部规定,塑化剂 DEHP、DINP 及 DBP 的最大残留量分别为 1.5mg/kg、9.0mg/kg 及 0.3mg/kg。邻苯二甲酸酯是环境雌激素,研究表明,动物及人暴露在邻苯二甲酸酯中会影响生殖系统的发育,尤其是男性。对大多数人而言,暴露剂量最高的是邻苯二甲酸二（2-乙基己基）酯（DEHP）和邻苯二甲酸二异壬酯（DINP）,其主要的暴露途径为饮食,其主要来源是食品包装材料中塑化剂 DEHP 和 DINP 在生产、运输、储存、使用过程中迁移到食品中的。

（1）塑化剂的危害

　　邻苯二甲酸酯类塑化剂的广泛使用使其成为全球性最普遍的一类污染物,对人类的食品安全和生态环境构成了严重的威胁,世界卫生组织已将其列为必须控制的污染物之一。在我们日常生活中使用塑料制品时,邻苯二甲酸酯类物质会通过皮肤接触、吸入及直接摄入等方式进入人体,对健康造成很大的危害。

　　生殖毒性:动物实验研究表明,某些邻苯二甲酸酯会对雄性生殖系统的发育造成不良影响,在动物实验中称为邻苯二甲酸酯综合征。相对应的,在男性生殖系统这一系列症状被称为睾丸发育不良综合征。睾丸发育不良综合征和邻苯二甲酸酯综合征由睾丸素分泌不足所引起的症状有：睾丸未降、阴茎畸形、肛门与生殖器之间的距离减小、精子活性降低、不孕症、睾丸癌等。不同的邻苯二甲酸酯影响雄性激素能力有差异，有的表现出抗雄性激素作用，有的则没有。如邻苯二甲酸二乙酯（DEP）、邻苯二甲酸二丁酯（DBP）、邻苯二甲酸二异丁酯（DiBP）、邻苯二甲酸甲苯基丁酯（BBzP）、邻苯二甲酸二（2-乙基己基）酯（DEHP）、邻苯二甲酸二异壬酯（DINP）会对动物和成年男性造成上述的危害[41]。邻苯二甲酸酯通过扰乱睾丸素和insl3的分泌而对雄性生殖系统造成毒害作用。啮齿动物研究表明，DEHP和DiBP通过下调关键基因抑制睾丸间质细胞产生睾丸素，如StAR、HMC-CoA合成酶和SRB1（涉及胆固醇吸收），以及酶CYP11A、3B-Hsd和CYP17（涉及类固醇生物合成）。这是因为胆固醇是合成睾丸素的第一个平台化合物，下调其关键吸收和传递基因可能会导致睾丸素分泌减少[42]。

DEHP、MEHP对雌性动物生殖系统也会有危害，一定剂量的暴露会导致雌性动物出现循环雌二醇降低、发情周期延长、停止排卵等症状。对女性的研究发现，在怀孕的时候，尿液中的MEHP含量越高，相应的流产的概率就会越大[43]。

表观遗传变异：有证据表明邻苯二甲酸酯会引起表观遗传变异。表观遗传变异是基因表达的变化，可通过DNA修饰来实现，如组蛋白修饰和甲基化模式。基因表达的改变可能会产生不良的影响，可遗传的表观遗传变异会在几代中改变DNA的表达。Kang等[44]研究发现，人乳腺细胞株MCF10A和人乳腺癌细胞株MCF7暴露在BBzP中会导致雌激素受体（ERα）的启动子区域去甲基化，从而影响雌性激素的正常功能。老鼠DEHP产前暴露会诱使发生邻苯二甲酸酯综合征，睾丸DNA甲基化增多，甲基转移酶的表达也增多。

致癌性和基因毒性：动物实验表明，一些邻苯二甲酸酯具有致癌性，被列为致癌物，如DEHP、DINP。给老鼠喂养DEHP和DINP发现，老鼠出现睾丸癌、子宫肿瘤、肝癌、胰腺肿瘤等的概率大幅增加[45]。

邻苯二甲酸酯同时还具有基因毒性，如DNA损伤、染色体畸变、诱发肿瘤等。DEHP和MEHP的单酯代谢物会激活肝脏中过氧化酶体增殖激活受体PPARα，从而导致肝癌的发生。然而也有研究发现，对肝脏的影响不完全是由PPARα决定的，因为在对缺失PPARα的老鼠喂养DEHP后也发现老鼠的恶性肝肿瘤发生的概率也大幅增加。这可能是因为DEHP暴露会导致活性氧的形成，引起肝组织DNA的损伤，再通过其他的途径作用出现肿瘤。

神经毒性：流行病学研究发现，邻苯二甲酸酯暴露也会对神经系统造成影响。虽然作用机理还未明确，但有假说认为母体甲状腺水平的破坏会导致子代出现甲状腺功能异常的现象。检测晚期妊娠期母体的尿液邻苯二甲酸酯含量发现，其与子代4～9岁期间的注意力缺陷多动障碍有关。

其他影响：邻苯二甲酸酯还被认为对代谢、免疫及呼吸系统有影响。邻苯二甲酸酯是通过 PPAR（核受体蛋白，对代谢、细胞分化及发育有影响）途径和甲状腺激素内分泌干扰来实现对代谢的影响。一些呼吸道症状和邻苯二甲酸酯暴露存在关系。PVC 材质的地板、墙纸中的 BBzP 或 BEHP 暴露会导致儿童哮喘症状出现。

（2）塑化剂的迁移

邻苯二甲酸酯类塑化剂与高分子材料的结合较弱，且分子量较小容易迁移，因而容易从塑料包装材料中溶出，迁移到食品当中。邻苯二甲酸酯类化合物迁移到食品中分为两步，首先是在聚合物中的迁移，遵循菲克第二定律；第二步是在食品或食品模拟物中的运输，取决于食品的物化性质。

① 邻苯二甲酸酯类化合物的迁移与包装内容物的关系。邻苯二甲酸酯的迁移与包装内容物的物化性质（如物理性状、pH、极性等）有很大关系。邻苯二甲酸酯类塑化剂是亲油脂类化合物，因而其更容易迁移到油脂类食品或脂溶性模拟溶液中。在实际情况下，食品中油脂含量、物理性状及蛋白含量等也对邻苯二甲酸酯类塑化剂的迁移有影响。王君等[46]通过蒸发残渣方法对食品包装用 PVC 中的物质在 5 种介质中总迁移规律进行了研究，结果表明，PVC 产品中含有较高含量的邻苯（脂肪族）二甲酸酯类增塑剂等非挥发性化学物，在高温下极易迁移到脂类食品模拟液中。迁移量最大的模拟液为 95% 乙醇和正己烷，在水性模拟液中的迁移量较少。李荔群等[47]研究了影响塑料瓶中塑化剂迁移的因素，结果表明在饮料种类和存储时间固定的条件下，饮料中 DEHP 含量水平随着 pH 值变小而增大。

② 邻苯二甲酸酯类化合物的迁移与使用条件的关系。邻苯二甲酸酯的迁移与使用条件（如使用温度、接触时间等）也有很大关系。研究表明在室温时，塑化剂与聚合物以氢键、范德华力等结合，结合较为紧密。温度升高，分子运动加快，聚合物中的分子链段活动能力增强，链段进行自由旋转，构象数变多，使分子链形态发生变化，聚合物内部形成空穴，利于小分子的运动迁移。同时，小分子塑化剂物质通过温度升高获得额外自由能，使其摆脱与聚合物分子间的相互作用力，最终从聚合物中迁移出来。

郑睿行等[48]研究塑料包装的油茶籽油中塑化剂的迁移情况，研究结果表明，温度越高，储藏时间越长，DEHP 的迁移量越大。李楠等[49]研究了白酒中塑化剂的来源，证明塑料容器和塑料管道是白酒中塑化剂产生的根源。而且在白酒贮存和运输过程中温度和贮存时间对塑化剂的产生均有明显的影响。温度越高，塑料桶中的塑化剂越容易溶进白酒中，塑化剂含量上升；塑化剂的含量会随着存放时间的推移逐步溶解到白酒中。

③ 其他影响邻苯二甲酸酯类化合物迁移的因素。其他影响因素还有塑化剂

的分子量大小、分子结构、油水分配系数等以及聚合物表面修饰也会影响塑化剂的迁移。

（3）塑化剂的检测

目前，邻苯二甲酸酯类塑化剂的检测最常用的是气相色谱-质谱联用法，我国邻苯二甲酸酯类塑化剂测定的国家标准、行业标准都是用的此法。其他的检测方法还有液相色谱法、免疫法等。

① 气相色谱法与气相色谱-质谱法。气相色谱法（GC）是一种高效的分离方法，可分离性能相近的物质或多组分混合物，与一些检测器联用，如火焰离子化检测器（FID）、电子捕获检测器（ECD）等，可进行邻苯二甲酸酯的快速高效的检测。Yan 等[50]用超声辅助分散液液微萃取联用 GC-FID 法同时检测了瓶装水样品中四种邻苯二甲酸酯类化合物 DBP、BBP、DIOP、DNOP，该法峰面积与浓度间有良好的线性关系，添加回收率为 84.8%～104.7%，测得的样品浓度为 6.9～444μg/L，是一种可靠的分析方法。杜丹[51]建立了 GC-ECD 毛细管色谱柱检测复杂食品中的邻苯二甲酸酯的方法，该方法可以同时分离测定食品中 15 种邻苯二甲酸酯，相对标准偏差＜10%，回收率为 85%～105%。

气相色谱-质谱法是最常见的邻苯二甲酸酯分析检测方法，具有准确度高、灵敏度好、检测限低等特点。国家标准 GB/T 21911—2008《食品塑料包装材料中邻苯二甲酸酯的测定》使用的方法为 GC-MS 法，可用来测定 16 种邻苯二甲酸酯的残留量。该法含油脂样品中邻苯二甲酸酯的检出限为 1.5mg/kg，不含油脂样品检出限为 0.05mg/kg。应全红等[52]参照国家标准 GB/T 21911—2008《食品中邻苯二甲酸酯的测定》中 GC-MS 法，建立了适合白酒中塑化剂检测的方法，并应用到具体样品的检测当中。Jiao 等[53]用磁固相萃取联用 GC-MS/MS 法测定了饮用水中的邻苯二甲酸酯含量。该法相对标准偏差小于 10%，回收率为 86.6%～100.2%，线性相关系数大于 0.9993，各种邻苯二甲酸酯的检测限为 0.009～0.032μg/kg，可用于监测饮用水中痕量塑化剂的含量。Wu 等[54]建立了硅胶/N-丙基乙二胺（PSA）混合固相萃取联用 GC-MS 法测定食用植物油中 17 种邻苯二甲酸酯的方法。该方法添加回收率为 78.3%～108.9%，线性相关系数为 0.994～1，检测限为 0.1～0.2mg/kg。在应用到实际检测时发现，30 个食用植物油样本中都检测到了 DEHP，且有的样品中 DBP 和 DEHP 的迁移量超标。

② 液相色谱法与液相色谱-质谱法。高效液相色谱法（HPLC）能有效对混合物进行分离，分析邻苯二甲酸酯一般使用的是 C_8 或 C_{18} 反相柱，常用的流动相为甲醇-水、乙腈-水或甲醇-乙腈-水。Li 等[55]通过 HPLC-UV 法测定了 4 组环境水样中 5 种邻苯二甲酸酯类化合物的含量。该方法对各种邻苯二甲酸酯的检测限在 0.12～0.17μg/L 之间，添加回收率在 85%～107%，相对标准偏差小于 6%。Ranjbari 等[56]用磁力搅拌辅助分散液-液微萃取联用 HPLC-UV 法有效的

测定了饮用水及环境水样中邻苯二甲酸酯的含量。该方法的线性范围为 2～1000μg/L，检出限和检测限分别为 0.13～0.38mg/mL 和 0.43～1.27mg/mL。

液相色谱-质谱法也较常用于邻苯二甲酸酯类化合物的定性定量分析检测。Sendón 等[57]用 HPLC-MS/MS 法分析检测了酒水瓶软木塞中邻苯二甲酸酯迁移情况。实验以 12％酒精溶液为酒精饮料的模拟液，选用 C18 柱，甲醇-水为流动相，测定了模拟液中 DBP、DINP、DIDP 和 BBP 的含量。实验结果为：添加回收率为 95％～112％，相对标准偏差为 5％～14％，最低定量限为 0.15mg/kg。李拥军等[58]对罗非鱼中 9 种邻苯二甲酸酯进行了测定，9 种邻苯二甲酸酯在 1～200μg/L 范围内均具有良好的线性关系，相关系数大于 0.9918，平均添加回收率为 75％～107％，批内、批间相对标准偏差分别为 1.9％～11.8％和 3.6％～13.1％，能满足残留分析的要求。

③ 免疫检测法。免疫检测法是一种快速检测方法，具有特异性强、简单、快速、灵敏度高、成本低、可高通量检测等优点。周军[59]制备了两种邻苯二甲酸酯抗体，建立了酶联免疫分析方法，并对环境及食品中的 DBP 和 DEP 进行了检测。DBP 残留检测的间接竞争 ELISA 法线性范围为 70～1600ng/mL，相关系数为 0.9918，检测限为 66.6ng/mL，加标回收率为 79.9％～105.4％；DEP 残留检测的间接竞争 ELISA 法线性范围为 20～320ng/mL，相关系数为 0.9916，检测限为 11.9ng/mL，加标回收率为 76.3％～103.6％。用该方法检测食品中 DBP 和 DEP 的结果显示，浓度都低于国家食品安全标准限定值。曹必溥[60]、彭维等[61]用基于酶联免疫反应的 ELISA 试剂盒对红酒中的邻苯二甲酸酯类塑化剂进行了检测，结果表明 ELISA 试剂盒法检测结果较 GC-MS 法前处理简便，但是准确性差，不过还是可以用于邻苯二甲酸酯类塑化剂进行快速的初步定量分析。

④ 其他方法。除了上述几种检测方法外，邻苯二甲酸酯的检测方法还有荧光光度法、荧光探针法、分子印迹荧光传感器法、紫外分光光度法、空气动力辅助电喷雾萃取串联质谱、电化学阻抗谱法、离子迁移谱等方法。塑化剂的分析检测是近些年来的研究热点之一，在科研工作者的不断努力下，食品中邻苯二甲酸酯类物质现有的检测技术必将不断完善，灵敏的、方便快速的、成本低的检测方法也将会不断地被开发出来，应用于实际检测当中。

（4）食品中塑化剂的控制

目前，邻苯二甲酸酯降解与去除的主要研究对象为环境中邻苯二甲酸酯，方法有如氧化、吸附、微生物降解等。但是对迁移到食品中的邻苯二甲酸酯的降解研究很少。这是由于食品非常复杂，各种降解去除的方法在食品中应用时，本身就会造成食物品质的破坏，影响食品安全。因而，从食品中除去邻苯二甲酸酯的道路行不通，只能从源头控制，减少塑化剂出现在食品中的概率及民众接触到塑化剂的概率，可以从政府、企业和个人三方面着手。

政府方面应该不断完善国内相关标准和法规，制订出更加完善的标准体系和检测方法；加强监管和执法，严厉打击厂家的非法添加和超量添加，规范企业的生产；加大科研投入，研发无毒害的塑化剂。

食品包装生产企业方面应该依照相关标准生产，不超量添加；升级技术，减少塑化剂的添加量；研发生产新型塑化剂。

对个人而言，要认识到塑化剂的危害，减少塑料包装袋的使用；了解塑料制品的标识，购买正规厂家的食品及食品包装袋；不用塑料制品盛放包装油脂含量较高的食品。

3.4 纳米颗粒 ▶▶▶

纳米技术是研究结构尺寸在 $1\sim100nm$ 范围内物质的性质和应用的一种技术，兴起于 20 世纪 80 年代末 90 年代初。经过近 30 年的快速发展，纳米技术已广泛地应用于材料、化工、医药、通讯、能源等各个行业，被认为将推动新一轮的工业革命。在食品科学领域，纳米技术对于改善食品、添加剂等的质地风味、提高营养成分的吸收以及延长食品保质期等方面具有重要的作用，广泛应用在食品加工、食品添加剂、食品包装及食品安全检测上，推动了食品行业的发展。

食品纳米包装材料是一种新兴的食品包装材料，发展迅猛。纳米包装材料是一种纳米复合材料，是以树脂、橡胶、陶瓷和金属等基体为连续相，以纳米尺寸的金属、刚性粒子和其他无机粒子、纤维、纳米碳管等改性剂为分散相，通过适当的制备方法将改性剂均匀性地分散于基体材料中，形成一相含有纳米尺寸材料的复合体系。物质到纳米尺度以后，物质的性能就会发生突变，出现特殊的性能，而纳米复合材料中由于一相中含有纳米颗粒，所以其性能较基体有很大的差异，如力学性能、热稳定性、阻隔性能等都会得到极大提高，而其他性能，如韧性和透明度等，都不会有明显的降低。由于塑料聚合物较金属、玻璃、纸等具有便宜、质轻、加工方便等优点，因而目前国内外研究最为关注的纳米包装材料是聚合物基纳米复合材料[62]。现已商业化应用的纳米包装材料有纳米 Ag/PP 类、纳米 Ag/PE 类、纳米 Ag_2O/PE 类、纳米 TiO_2/PP 类、纳米蒙脱石/PA 类等。

目前，纳米技术在食品包装领域的应用可分为三类：一是纳米增强包装材料，主要是利用纳米颗粒比表面积大的特点，可极大地提高聚合物材料基体的力学性能、水、气体的阻隔性能、对温度和水的稳定性以及抗紫外性能和阻燃性能等。如苹果片放在纳米 $CaCO_3$/PP 复合材料中，可阻绝氧气对苹果片的氧化，这是由于纳米颗粒在聚合物基体中会形成"弯曲通道"效应，使得氧气及水汽不能通过包装材料,从而达到保鲜的目的。一些纳米包装材料还具有抗菌作用,如纳米 Ag/PP、纳米 ZnO/PVA、纳米 TiO$_2$/PP 等复合材料,其中纳米颗粒的 Ag 被认为具有广谱杀菌作用,能杀死细菌、真菌、病毒及其他微生物。二是活性包装和智能包装材料。活性包装材料是指包装材料可以除去不想要的味道和风味,使食品的色泽鲜艳,气味更好闻。如炭黑和碳纳米管与聚合物复合可以吸收食物散发出来的气味。智能包装材料是指包装材料能够监控食品的质量信息,如包装材料与纳米传感器或纳米胶囊相结合,可在食品发生腐败或被污染时通过颜色变化告知消费者食物已变质,或者在变质之前自行释放防腐剂预防变质[63]。三是可生物降解纳米复合包装材料。可降解包装材料是未来的发展方向,可以替代部分不可降解塑料的使用,减少白色污染。可微生物降解的聚合物由于其力学性能及阻隔性能等较差,限制了其大量使用,但是通过填充纳米颗粒的复合材料可有效地提高力学及阻隔等性能,为可降解聚合物在食品包装行业上的大规模应用提供了可能。常用的可降解聚合物有纤维素、淀粉、壳聚糖等天然聚合物以及聚乳酸(PLA)、聚羟基脂肪酸酯(PHA)、聚乙烯醇(PVA)等合成聚合物,常见的纳米颗粒有纳米 Ag、蒙脱土(MMT)、Cu、TiO$_2$、ZnO、Ag$_2$O 等[64]。

(1) 纳米颗粒的危害

随着纳米包装材料应用越来越广,其安全性也引起了公众的关注。纳米包装材料是复合材料,其迁移到食品中的有害物质不仅包含基体材料中的一些危害物,如残留单体和各种添加助剂等,纳米尺度的颗粒也会迁移到食品中,可能会影响人体健康。虽然纳米包装材料在食品中应用是否会对人的健康造成不良影响并没有得到确切的证明,但是有动物实验和体外细胞实验证实纳米颗粒具有毒害作用,主要的危害有:进入并沉积到肝细胞、神经细胞等内;功能蛋白表达受影响,蛋白质变性及酶活性降低;DNA 突变和基因毒性;细胞膜及线粒体等受损等[65]。

① 纳米颗粒致毒机理。目前,纳米颗粒对生物体的毒害作用机理主要有三种。一种是与纳米颗粒种类无关,其毒性由纳米尺寸体现出来。纳米尺度的颗粒会很容易穿过细胞膜进入细胞内,且颗粒越小越容易产生细胞毒性。同时,由于纳米颗粒的比表面积大,容易与细胞结合,导致细胞凋亡。如在相同剂量下,纳米银颗粒的毒性显著高于微米银颗粒,这是因为只有纳米银颗粒能够通过细胞吞噬进入细胞内部,而微米银颗粒不能进入细胞内部,推断纳米银颗粒进入细胞内部使其产生细胞毒性是纳米银颗粒细胞毒性的作用机理[66]。

第二种是纳米颗粒在细胞内会产生活性氧(ROS),可直接作用于生物体造成自由基氧化损伤,使蛋白质变性、损伤 DNA、干扰基因转录等;另一方面,产生的活性氧能导致细胞内氧化应激效应而引起细胞凋亡。纳米颗粒粒径较小,颗粒中的大部分原子位于表面,而表面的原子由于大量悬键的存在,其能量较高，发生化学反应的活性较强。同时，纳米颗粒量子化效应产生的离散能级容易处于激发态，产生带电原子团簇（存在过剩电子或空穴）。悬键及空穴成为反应位点，在反应位点氧分子发生电子俘获，产生过氧化物自由基，再通过歧化作用或芬顿反应产生活性氧。活性氧的大量产生会使体内氧化与抗氧化作用失衡，倾向于氧化，产生大量氧化中间产物，导致细胞发炎或者死亡。氧化应激是由自由基在体内产生的一种负面作用，并被认为是导致衰老和疾病的一个重要因素。Shukla 等[67]的研究结果表明，纳米 TiO_2 颗粒会诱导产生活性氧和氧化应激反应，从而导致 DNA 损伤和微核形成，显出基因毒性。

第三种是毒性与纳米颗粒的化学组成有很大关系，比如一些纳米金属或金属氧化物会对蛋白质的二级和三级结构进行修饰，进而影响其正常表达，而另外一些类型的纳米颗粒，如单壁碳纳米管或多壁碳纳米管会直接或间接的产生基因毒性。还有就是纳米包装材料中的纳米金属及金属氧化物会溶出金属离子，本身会对细胞有毒害作用，而且纳米材料溶出的金属离子更容易透过被纳米颗粒破坏的细胞膜或者细胞壁，进入到细胞内，从而增强纳米材料的毒性。如能溶出金属离子的纳米颗粒氧化铜的毒性比碳纳米管的强很多[68]。

② 影响纳米颗粒毒性的因素。主要有：纳米颗粒的尺寸、形状、比表面积、化学组成、表面电荷以及聚集态。纳米颗粒的毒性表现出一定的尺寸效应，尺寸越小，表面积越大，越容易进入细胞，也更容易与细胞结合，毒性越大。Park 等[69]研究了纳米颗粒大小与毒性之间的关系，用 22nm、42nm、71nm 和 323nm 的纳米 Ag 颗粒喂养老鼠 14d 发现，暴露在 323nm 的 Ag 颗粒下的老鼠其大脑、肺、肝、肾以及睾丸中都未发现 Ag 的存在，而其他暴露在更小尺寸 Ag 颗粒中的小鼠中这几个部位都检测到了纳米 Ag 颗粒，而且尺寸越小，沉积越多，这说明尺寸越小，纳米 Ag 颗粒的生物相容性越好，毒性越大。纳米颗粒的结构和几何形状也会对其生物毒性产生影响。如肺泡巨噬细胞具有清除吸入的异物的功能，但是却不能清除纤维状的纳米颗粒，从而引起炎症反应。纳米颗粒物的表面积增大，相应的毒性会逐渐增强[70]。纳米颗粒表面电荷也会影响其毒性。如纳米镍颗粒被认为具有致癌性，小于 200nm 的颗粒可以进入上皮细胞，而颗粒更大的会被巨噬细胞吞噬。纳米颗粒的表面电荷决定其是否能够进入细胞，非结晶的、表面带正电荷的纳米颗粒不进入细胞。相反，结晶的、表面带负电荷的 NiS、Ni_3S_2 纳米颗粒通过吞噬作用进入细胞，然后被酸性细胞液溶解出 Ni^{2+}，对细胞核造成损伤[71]。

（2）纳米颗粒的迁移

目前，食品纳米包装材料中纳米颗粒迁移的研究较少，主要的原因是复合材料中纳米颗粒表征比较困难，以及缺乏定性定量的分析方法。我国、美国、欧盟及日本等国家和地区都有相关的法规和标准，对食品包装用的高分子材料的卫生检测都有明确规定，但是纳米包装材料的卫生检测尚无相关规定出台。

Avella 等[72]最先对纳米颗粒的迁移进行了研究。用马铃薯淀粉、马铃薯与可生物降解的聚酯混合物与纳米蒙脱土（MMT）进行复合，得到了一种可降解的纳米 MMT/淀粉复合薄膜。用该薄膜包装生菜和菠菜，在 40℃ 条件下进行 10d 的迁移实验，之后温度缓慢降至室温。生菜和菠菜样品加热到 105℃ 至恒重，然后在马弗炉中 550℃ 煅烧数小时，再在干燥器中降至室温。得到的灰分用盐水溶解，并用热水浴加热，之后过滤。用原子吸收光谱测滤液中的 Si、Mg、Fe，结果表明蔬菜样品中 Mg 和 Fe 的含量增加不明显，而纳米 MMT 中含有的 Si 的含量大幅增加，这说明包装材料中的纳米颗粒已向蔬菜中迁移。

影响纳米颗粒迁移的因素有纳米颗粒尺寸大小、纳米颗粒种类、使用温度、接触时间以及模拟液或包装内容物种类等。黄延敏等[73]对市售的纳米 Ag/PP 保鲜盒和纳米 Ag/HDPE 保鲜袋为研究对象，进行了不同食品模拟液浸泡处理。采用蒸馏水、4％乙酸溶液、65％乙醇溶液和正己烷，分别模拟水类、酸类、酒精类和油类等 4 种不同类型的食品模拟液，选择不同的温度条件和浸泡时间对样品进行测试。实验结果表明，纳米银会从保鲜盒中迁移出来，纳米银颗粒的迁移量随着浸泡时间的延长而增加，随着温度的升高而增加；而且由于聚乙烯保鲜袋中的纳米 Ag 颗粒较聚丙烯保鲜盒中的小，其迁移量更大；在相同的温度条件和时间条件下，4 种食品模拟液中纳米银的迁移量的大小依次为：正己烷＞4％乙酸＞水＞65％乙醇，这说明纳米银颗粒更容易从包装材料中迁移到油类食品中。

Cushen 等[74]研究了纳米颗粒从纳米 Ag/PE 和纳米 Cu/PE 包装材料中向鸡肉的迁移。在不同的模拟液及时间、温度条件下，纳米铜颗粒的迁移量范围为 $0.02 \sim 0.049 mg/dm^2$，纳米银颗粒的迁移量范围 $0.003 \sim 0.005 mg/dm^2$，这说明纳米铜颗粒较纳米银颗粒更易迁移；在相同的模拟液中，时间和温度对纳米颗粒的迁移影响不明显。Cushen 等[75]还研究了纳米 Ag 颗粒从 Ag/PVC 复合膜中向鸡肉迁移，考察了不同迁移条件如纳米尺寸（平均粒径 10nm 和 50nm）、纳米 Ag 颗粒在复合膜中的含量（0.5％和 5％）、接触时间及温度对迁移量的影响。结果为纳米 Ag 的迁移量范围为 $0.03 \sim 8.4 mg/kg$，纳米 Ag 颗粒在复合膜中的含量、接触时间与纳米 Ag 颗粒迁移量呈显著正相关性；纳米颗粒大小对迁移量没有显著影响；温度与迁移量呈负相关性，这可能是因为纳米银颗粒与 PVC 聚合物链发生了交联。

（3）纳米颗粒的检测表征

由于纳米颗粒的理化性质参数众多，如聚集态、化学组成、形貌、粒径、表面积、表面电荷等，都会对纳米颗粒的性质有很大的影响，所以迁移到食品样品的中纳米颗粒的检测表征较其他有机小分子及无机物的复杂，不仅需要定性定量分析，还需对纳米颗粒的粒径、聚集态、表面化学性质等进行表征，需要运用多种技术手段来分析表征。

① 成像技术。成像技术检测纳米颗粒主要有光学显微镜、电子显微镜及原子力显微镜，可直观表征纳米颗粒形貌和粒径，其中常用的有透射电子显微镜（TEM）、扫描电子显微镜（SEM）、环境扫描电子显微镜（ESEM）、原子力显微镜（AFM）等。TEM 和 SEM 可对纳米颗粒成像，能直接观察到纳米颗粒的聚集态、粒径大小、形貌、结构以及在聚合物中的分散情况。而 AMF 的分辨率可到 0.5nm，可以得到纳米颗粒的三维表面图，并且能在常压下甚至在液体环境下良好工作。表 3-5 为常见的几种成像技术可测得粒径范围及参数[76]。

表 3-5　常见的纳米颗粒成像技术

方法	尺寸范围/nm	可测参数
TEM	1～1000	粒径,形貌
SEM	5～1000	粒径,形貌,结构
ESEM	40～1000	粒径,形貌,结构
AFM	0.5～＞1000	粒径,形貌,结构

Vermogen 等[77]用透射电镜对纳米 MMT/PP 复合材料测定纳米 MMT 的厚度、长度及颗粒间的距离等，分析结果表明纳米颗粒的类晶团聚体的尺寸与材料的剪切应力强度有关。Yalcin 等[78]合成了纳米 MMT/PVC 复合材料，邻苯二甲酸二辛酯为塑化剂，用 TEM 和 AFM 进行表征。结果表明，层状纳米 MMT 会优先分布于基体表面；当塑化剂用量较高时，纳米 MMT 颗粒穿过 PVC 聚合物基体的能力会下降，这主要是基体的黏度大幅下降。

② 分离技术。由于食品成分比较复杂，会干扰样品的分析，因而需要在分析前对其进行分离。目前分离方法主要有色谱法、场流分级（FFF）以及电泳（CE）等方法。表 3-6 是几种常用分离方法及可分离的粒径范围和可测参数。

表 3-6　常用的纳米颗粒分离方法

方法	粒径范围/nm	可测参数
SEC	0.5～10	粒径
HPLC	＜10	粒径,物化性质
HDC	10～2000	粒径
FFF	1～1000	粒径
CE	5～1000	粒径,电荷

色谱及相关技术可用于样品中纳米颗粒的分离，具有快速、灵敏、无损等优点，与一些分析仪器联用，如 ICP-MS、动态光散射仪（DLS），不仅可以实现包装材料迁移实验模拟液、食品、水等样品中纳米颗粒的分离，还能对分离的纳米颗粒进行元素及量化分析。常用的纳米颗粒分离表征的色谱及相关技术有：尺寸排阻色谱（SEC）、高效液相色谱（HPLC）和流体动力色谱（HDC）。

SEC 其固定相为化学惰性的多孔凝胶，凝胶具有一定大小的孔穴，体积大的分子不能渗透到孔穴中去而被排阻，较早的被流动相淋洗出来；中等体积的分子部分渗透；小分子可完全渗透入内，最后淋洗出色谱柱。这样，样品分子基本按其分子大小先后排阻，从柱中流出，实现高效分离。Huang[79]等用 SEC 法分离纯化了 DNA 包覆的碳纳米管，SEC 能有效地将影响分析结果的石墨杂质去除。

FFF 是分离复杂样品中的纳米颗粒非常有潜力的方法，可以分离 1nm～1μm 范围内的颗粒。其原理是在施加场的作用下，不同粒径的颗粒所受的场作用力不同，使其在流层中的位置不同，从而流动速度出现差异，实现分离。小颗粒受到的作用力小，处在流层中间，速度快，首先分离出来。FFF 技术可与紫外吸收、ICP-MS、激光多角度光散射（MALLS）、动态光散射（DLS）等联用，对纳米颗粒进行分离检测。Schmidt 等[80]用 FFF 技术与 DLS、MALS 及 ICP-MS 联用，定量测定样品中的三种粒径纳米 Au 颗粒的混合物。实验结果为：纳米 Au 的添加回收率为 50%～95%，各种粒径的纳米 Au 检测值为 8～80ng，检测限为 0.02ng～0.04ng，添加回收率较低的主要原因是纳米 Au 颗粒会附着在分离通道的膜上。静脉注射 10nm 和 60nm 或两种粒径混合的纳米 Au 颗粒至老鼠中，然后用该法测定老鼠肝脏中总的纳米 Au 含量，其添加回收率为 86%～123%。

③ 分析表征方法。纳米颗粒的分析表征的方法主要有质谱法和光谱法。其中质谱法又可以分为电感耦合等离子体质谱（ICP-MS）、电喷雾质谱（ESI-MS）和基质辅助激光解吸质谱（MALDI-MS），光谱法有紫外可见光光谱法（UV-vis）、X 射线光谱法（X-ray）、静态光散射技术（SLS）、动态光散射技术（DLS）、中子小角度散射技术（SANS）等。

质谱仪由离子源、质量分析器及检测系统组成，通过将纳米颗粒转化为运动的气态离子，并通过对其质荷比的分析而实现样品定性和定量。ICP-MS 主要是用来分析金属纳米颗粒，其检测限可达 ng/L 级，广泛用于纳米材料的元素测定及准确定量。ESI-MS 和 MALDI-MS 常用于液态和固态的生物样品的分析检测。

ICP-MS 由于不能直接注射进样到离子源，一般会与高效液相色谱（HPLC）、场流分级法（FFF）及非对称场流分级法（AF4）联用。Loeschner 等[81]首次建立了 AF4-ICP-MS 法分离检测了食品中的纳米银颗粒。该法是通过酶解鸡肉，将其中的纳米银颗粒释放到悬浮液中，再经 AF4 分离，然后用 ICP-MS 进行检测。Artiaga 等[82]用 AF4-ICP-MS 法分析了食品容器纳米 Ag 颗粒的迁移情况。结果显示，在正常的使用条件下，纳米 Ag 颗粒从容器中迁移到食品模拟液的量较低，为 17ng/g，该法纳米 Ag 的检测限为 0.4μg/L。

纳米颗粒的光学性质对其粒径、形貌、聚集态及浓度变化等非常敏感，这些条件一变化就会影响纳米颗粒表面的折射率。紫外可见光吸收光谱（UV-vis）正是利用这一性质实现对纳米颗粒的分析检测。Haiss 等[83]通过多级散射得到了理论结果，然后合成了 5~100nm 的 Au 颗粒，并用 TEM 和 UV-vis 光谱表征测定。结果显示理论值和实验结果一致，这说明 UV-vis 光谱可以直接用来测定纳米 Au 的尺寸及浓度。XRF 是利用元素内层电子跃迁产生的荧光光谱，可用于元素的定性定量分析以及固体表面薄膜成分分析。黄延敏[84]研究了纳米 Ag/PP 和纳米 Ag/HDPE 材料中纳米 Ag 颗粒向食品中的迁移，采用煅烧法处理包装材料，通过 XRF 确定灰分中各种物质的组成。XPS 是利用元素受激发射的内层电子或价电子的能量分布进行元素的定性、定量分析，也可用于固体表面薄层成分分析。XRD 是利用 X 射线对不同晶体产生不同的衍射效应来进行定性、定量分析，可获得纳米颗粒的化学组成及晶相结构信息。

DLS 又称光子相关光谱（PCS），是纳米科技中比较常规的一种表征方法，可用来测定纳米颗粒的水合粒径及团聚状态，还具有测量 Zeta 电位的功能，测量粒径范围为 1~1000nm，但是易受干扰。刘俊莉等[85]用 DLS 分别测定了纳米 TiO_2/聚丙烯酸酯乳液和纯聚丙烯酸酯乳液粒径。庄欠粉等[86]通过 DLS 测量了 SiO_2 纳米粒子的 Zeta 电位，而且将两条与目标 DNA 两端完全互补的探针 DNA 修饰到纳米 SiO_2 上，然后加入目标 DNA，使其与修饰后的纳米 SiO_2 杂交，导致纳米 SiO_2 颗粒团聚，水合粒径增大。加入 DNA 浓度不同，团聚程度不同，用 DLS 检测到粒径的不同，从而实现对目标 DNA 的检测。

（4）食品纳米包装材料面临的问题

纳米包装材料已经走出实验室，逐渐走进人们的生活当中，给我们带来了便利，推动了食品包装行业的发展。但是纳米包装材料是否会对人的健康造成不良影响尚无定论。迄今为止，世界范围内还未有任何机构对纳米包装材料安全性进行过全面和系统的评价；分析检测尚无标准和相关文件可引用；纳米颗粒向食品的迁移、暴露性危害、摄入后对人体的危害等科学数据相对缺乏。因而在纳米包装材料还未普遍进入人们生活之前，相关科研人员要继续深入研究纳米颗粒的迁移和毒性，开发出适合的分析检测方法；政府部门要根据评估结果制订相关的标准和政策法规，明确纳米颗粒在包装材料中的添加限量及最大迁移量，指导和规范食品纳米包装材料的生产。

参 考 文 献

[1] Arvanitoyannis I S, Kotsanopoulos K V. Migration phenomenon in food packaging. Food-package interactions, mechanisms, types of migrants, testing and relative legislation—a review [J]. Food and Bioprocess Technology, 2014, 7 (1): 21-36.

[2] Xie L, Yu J, Pei L, et al. Organic Compounds in Paper and Plastic Food Packaging [C] // International Conference on Material Science and Applications. 2015.

[3] 吴晓红. 食品接触材料安全监管与高关注有害物质检测技术 [M]. 杭州：浙江大学出版社, 2013.

[4] Rosenmai A K, Nielsen F K, Pedersen M, et al. Fluorochemicals used in food packaging inhibit male

sex hormone synthesis [J]. Toxicology and applied pharmacology, 2013, 266 (1): 132-142.

[5] de Fátima Pocas M, Hogg T. Exposure assessment of chemicals from packaging materials in foods: a review [J]. Trends in Food Science & Technology, 2007, 18 (4): 219-230.

[6] 李婷, 柏建国, 刘志刚, 等. 食品金属包装材料中化学物的迁移研究进展 [J]. 食品工业科技, 2013, 34 (15): 380-383.

[7] 孙新, 黄俊彦, 吴双岭, 等. 纳米复合包装材料的研究与应用进展 [J]. 塑料科技, 2012, 40 (12): 100-103.

[8] Snedeker S M. Toxicants in Food Packaging and Household Plastics [M]. Springer London, 2014.

[9] Huang Y Q, Wong C K C, Zheng J S, et al. Bisphenol A (BPA) in China: a review of sources, environmental levels, and potential human health impacts [J]. Environment international, 2012, 42: 91-99.

[10] 贾江华. 环境激素双酚A对成年SD大鼠睾丸内P450scc和3β-HSD蛋白表达的影响 [D]. 河北医科大学, 2012.

[11] Ehrlich S, Williams P L, Missmer S A, et al. Urinary bisphenol A concentrations and implantation failure among women undergoing in vitro fertilization [J]. Environmental health perspectives, 2012, 120 (7): 978-983.

[12] 董芳妮. 长期双酚A暴露对成年小鼠焦虑和抑郁行为的影响及其神经机制 [D]. 浙江师范大学, 2014.

[13] Braun J M, Kalkbrenner A E, Calafat A M, et al. Impact of early-life bisphenol A exposure on behavior and executive function in children [J]. Pediatrics, 2011, 128 (5): 873-882.

[14] 孙婉婉, 毕宇芳. 双酚A与胰岛素抵抗及2型糖尿病关系的研究进展 [J]. 上海交通大学学报 (医学版), 2012, 32 (05).

[15] Acevedo N, Davis B, Schaeberle C M, et al. Perinatally administered bisphenol a as a potential mammary gland carcinogen in rats [J]. Environmental Health Perspectives, 2013, 121 (9): 1040-1046.

[16] 王平利. 塑料包装材料中迁移物扩散系数的分子动力学研究 [D]. 暨南大学, 2010.

[17] Biles J E, McNeal T P, Begley T H, et al. Determination of bisphenol-A in reusable polycarbonate food-contact plastics and migration to food-simulating liquids [J]. Journal of Agricultural and Food Chemistry, 1997, 45 (9): 3541-3544.

[18] Xia Y, Rubino M. Kinetic study of bisphenol A migration from low-density polyethylene films into food simulants [J]. Industrial & Engineering Chemistry Research, 2015, 54 (14): 3711-3716.

[19] Kang J H, Kito K, Kondo F. Factors influencing the migration of bisphenol A from cans [J]. Journal of Food Protection®, 2003, 66 (8): 1444-1447.

[20] Cao X L, Corriveau J. Migration of bisphenol A from polycarbonate baby and water bottles into water under severe conditions [J]. Journal of agricultural and food chemistry, 2008, 56 (15): 6378-6381.

[21] 姚卫蓉, 俞晔. 食品包装容器中双酚A含量的调查和迁移研究 [C] // 国际食品安全高峰论坛. 2009.

[22] Nam S H, Seo Y M, Kim M G. Bisphenol A migration from polycarbonate baby bottle with repeated use [J]. Chemosphere, 2010, 79 (9): 949-952.

[23] Imanaka M, Sasaki K, Nemoto S, et al. Determination of bisphenol A in foods using GC/MS [J]. Shokuhin eiseigaku zasshi. Journal of the Food Hygienic Society of Japan, 2001, 42 (2): 71-78.

[24] Grumetto L, Montesano D, Seccia S, et al. Determination of bisphenol A and bisphenol B residues in canned peeled tomatoes by reversed-phase liquid chromatography [J]. Journal of agricultural and food chemistry, 2008, 56 (22): 10633-10637.

[25] Sasaki N, Okuda K, Kato T, et al. Salivary bisphenol-A levels detected by ELISA after restoration with composite resin [J]. Journal of Materials Science: Materials in Medicine, 2005, 16 (4): 297-300.

[26] Kim A, Li C R, Jin C F, et al. A sensitive and reliable quantification method for Bisphenol A based

on modified competitive ELISA method [J]. Chemosphere, 2007, 68 (7): 1204-1209.

[27] 任霁晴, 贾大兵, 壮亚峰. 紫外分光光度法测定塑料制品中双酚 A [J]. 吉林化工学院学报, 2007, 24 (4): 40-42.

[28] 余宇燕, 庄惠生, 沙玫, 等. 荧光法测定食品包装材料中的双酚 A [J]. 分析测试学报, 2006, 25 (05): 99-101.

[29] 王广军, 樊静, 刘国光. 用溴酸钾-丁基罗丹明 B 体系动力学荧光法测定双酚 A [J]. 分析科学学报, 2007, 23 (04): 478-480.

[30] Kim S G, Lee J S, Jun J, et al. Ultrasensitive Bisphenol A Field-Effect Transistor Sensor Using an Aptamer-Modified Multichannel Carbon Nanofiber Transducer [J]. ACS applied materials & interfaces, 2016, 8 (10): 6602-6610.

[31] 王炜祺. 基于石墨烯纳米材料双酚 A 传感器的研究 [D]. 上海师范大学, 2012.

[32] 周玲. 食品中双酚 A 检测用新型电化学传感器的研究 [D]. 浙江大学, 2014.

[33] Wang C, Zhang H, Li F, et al. Degradation and mineralization of bisphenol A by mesoporous Bi_2WO_6 under simulated solar light irradiation [J]. Environmental science & technology, 2010, 44 (17): 6843-6848.

[34] Bautistatoledo I, Ferrogarcía M A, Riverautrilla J, et al. Bisphenol A removal from water by activated carbon. Effects of carbon characteristics and solution chemistry. [J]. Environmental Science & Technology, 2005, 39 (39): 6246-6250.

[35] Lobos J H, Leib T K, Su T M. Biodegradation of bisphenol A and other bisphenols by a gram-negative aerobic bacterium. [J]. Applied & Environmental Microbiology, 1992, 58 (6): 1823-1831.

[36] Xuan Y J, Yasushi Endo A, Fujimoto K. Oxidative Degradation of Bisphenol A by Crude Enzyme Prepared from Potato [J]. Journal of Agricultural & Food Chemistry, 2002, 50 (22): 6575-6578.

[37] 沈丽金. 双酚 A 的微生物降解研究 [D]. 江南大学, 2012.

[38] 赵静, 徐方旭, 孟实, 等. 食品中"塑化剂"检测技术与应对策略 [J]. 食品与发酵工业, 2013, 39 (6): 141-145.

[39] 钟锋, 刘浩, 代丽宏, 等. 食品接触材料中的增塑剂简介 [J]. 食品安全导刊, 2015 (11): 48-49.

[40] Meeker J D, Ferguson K K. Phthalates: human exposure and related health effects [J]. Dioxins and Health: Including Other Persistent Organic Pollutants and Endocrine Disruptors. 3rd ed. Hoboken, NJ: John Wiley and Sons, Inc, 2012: 415-443.

[41] Hannas B R, Lambright C S, Furr J, et al. Dose-response assessment of fetal testosterone production and gene expression levels in rat testes following in utero exposure to diethylhexyl phthalate, diisobutyl phthalate, diisoheptyl phthalate and diisononyl phthalate [J]. Toxicological Sciences, 2011: 206-216.

[42] Scott H M, Mason J I, Sharpe R M. Steroidogenesis in the fetal testis and its susceptibility to disruption by exogenous compounds [J]. Endocrine reviews, 2009, 30 (7): 883-925.

[43] Toft G, Jönsson B A G, Lindh C H, et al. Association between pregnancy loss and urinary phthalate levels around the time of conception [J]. Environmental health perspectives, 2012, 120 (3): 458-463.

[44] Chan Kang S, Mu Lee B. DNA methylation of estrogen receptor α gene by phthalates [J]. Journal of Toxicology and Environmental Health, Part A, 2005, 68 (23-24): 1995-2003.

[45] Caldwell J C. DEHP: Genotoxicity and potential carcinogenic mechanisms-A review [J]. Mutation Research/Reviews in Mutation Research, 2012, 751 (2): 82-157.

[46] 王君, 许超, 杨学军, 等. 食品包装用 PVC 中的物质在 5 种介质中总迁移规律的研究 [J]. 包装工程, 2012 (19): 79-84.

[47] 李荔群, 陈蓉芳, 高强, 等. 塑料瓶装饮料中邻苯二甲酸酯的含量分析 [J]. 环境与职业医学, 2011, 28 (10): 585-588.

[48] 郑睿行，祝华明，黄立超，等．油茶籽油中邻苯二甲酸酯类塑化剂的检测方法及迁移规律的研究 [J]．粮食与油脂，2015（2）：66-69．

[49] 李楠，李秀萍，郑平，等．白酒中塑化剂产生时空关系的研究 [J]．轻工科技，2014（4）：1-2．

[50] Yan H, Liu B, Du J, et al. Simultaneous determination of four phthalate esters in bottled water using ultrasound-assisted dispersive liquid-liquid microextraction followed by GC-FID detection [J]. Analyst, 2010, 135 (10): 2585-2590.

[51] 杜丹．食品中邻苯二甲酸酯含量检测方法的研究 [J]．中国卫生产业，2012（13）：125-125．

[52] 应全红，王霓，白德奎，等．白酒中塑化剂 GC-MS 检测方法的研究 [J]．中国酿造，2013，32（11）：136-138．

[53] Jiao Y, Fu S, Ding L, et al. Determination of trace leaching phthalate esters in water by magnetic solid phase extraction based on magnetic multi-walled carbon nanotubes followed by GC-MS/MS [J]. Analytical Methods，2012，4（9）：2729-2734.

[54] Wu P G, Yang D J, Zhang L, et al. Simultaneous determination of 17 phthalate esters in edible vegetable oils by GC－MS with silica/PSA-mixed solid-phase extraction [J]. Journal of separation science，2012，35（21）：2932-2939.

[55] Li J, Cai Y, Shi Y, et al. Analysis of phthalates via HPLC-UV in environmental water samples after concentration by solid-phase extraction using ionic liquid mixed hemimicelles [J]. Talanta, 2008, 74 (4): 498-504.

[56] Ranjbari E, Hadjmohammadi M R. Magnetic stirring-assisted dispersive liquid－liquid microextraction followed by high performance liquid chromatography for determination of phthalate esters in drinking and environmental water samples [J]. Talanta, 2012, 100: 447-453.

[57] Sendón R, Sanches－Silva A, Bustos J, et al. Detection of migration of phthalates from agglomerated cork stoppers using HPLC-MS/MS [J]. Journal of separation science, 2012, 35 (10-11): 1319-1326.

[58] 李拥军，熊文明，陈坚文，等．固相萃取/高效液相色谱-串联质谱法测定罗非鱼中 9 种邻苯二甲酸酯 [J]．分析测试学报，2012，31（3）：278-283．

[59] 周军．两种邻苯二甲酸酯抗体的制备、酶联免疫分析方法的建立及应用 [D]．江苏大学，2016．

[60] 曹必溥，曹庸，苗建银，等．ELISA 试剂盒法与 GC-MS 法检测红酒中塑化剂的比较研究 [J]．食品与机械，2015（1）：82-85．

[61] 彭维，李双祁，刘飞，等．采用 GC-MS 和 ELISA 试剂盒法对比分析白酒中的塑化剂 [J]．酿酒科技，2015（7）：90-93．

[62] Mihindukulasuriya S D F, Lim L T. Nanotechnology development in food packaging: A review [J]. Trends in Food Science & Technology, 2014, 40 (2): 149-167.

[63] Cushen M, Kerry J, Morris M, et al. Nanotechnologies in the food industry-Recent developments, risks and regulation [J]. Trends in Food Science & Technology, 2012, 24 (1): 30-46.

[64] Othman S H. Bio-nanocomposite materials for food packaging applications: types of biopolymer and nano-sized filler [J]. Agriculture and Agricultural Science Procedia, 2014, 2: 296-303.

[65] 蒋国翔，沈珍瑶，牛军峰，等．环境中典型人工纳米颗粒物毒性效应 [J]．化学进展，2011（8）：1769-1781．

[66] 汤京龙，周国凤，王硕，等．纳米银颗粒对神经元的细胞毒性研究 [J]．药物分析杂志，2013（7）：1104-1108．

[67] Shukla R K, Sharma V, Pandey A K, et al. ROS-mediated genotoxity induced by titanium dioxide nanoparticles in human epidermal cells [J]. Toxicology in Vitro, 2011, 25 (1): 231-241.

[68] Karlsson H L, Cronholm P, Gustafsson J, et al. Copper oxide nanoparticles are highly toxic: a comparison between metal oxide nanoparticles and carbon nanotubes [J]. Chemical research in toxicology, 2008, 21 (9): 1726-1732.

[69] Park E J, Bae E, Yi J, et al. Repeated-dose toxicity and inflammatory responses in mice by oral administration of silver nanoparticles [J]. Environmental toxicology and pharmacology, 2010, 30 (2): 162-168.

[70] Rabolli V, Thomassen L C J, Princen C, et al. Influence of size, surface area and microporosity on the in vitro cytotoxic activity of amorphous silica nanoparticles in different cell types [J]. Nanotoxicology, 2010, 4 (3): 307-318.

[71] Heck J D, Costa M. Influence of surface charge and dissolution on the selective phagocytosis of potentially carcinogenic particulate metal compounds. [J]. Cancer Research, 1984, 43: 5652-5656.

[72] Avella M, De Vlieger J J, Errico M E, et al. Biodegradable starch/clay nanocomposite films for food packaging applications [J]. Food chemistry, 2005, 93 (3): 467-474.

[73] 黄延敏, 主沉浮, 陈淑祥, 等. 微纳米聚丙烯保鲜盒中微纳米银向食品模拟液中的迁移研究 [J]. 山东大学学报 (工学版), 2010, 40 (2): 110-112.

[74] Cushen M, Kerry J, Morris M, et al. Evaluation and simulation of silver and copper nanoparticle migration from polyethylene nanocomposites to food and an associated exposure assessment [J]. Journal of agricultural and food chemistry, 2014, 62 (6): 1403-1411.

[75] Cushen M, Kerry J, Morris M, et al. Migration and exposure assessment of silver from a PVC nanocomposite [J]. Food chemistry, 2013, 139 (1): 389-397.

[76] Peters R, Dam G T, Bouwmeester H, et al. Identification and characterization of organic nanoparticles in food [J]. Trac Trends in Analytical Chemistry, 2011, 30 (1): 100-112.

[77] Vermogen A, Masenelli-Varlot K, Séguéla R, et al. Evaluation of the structure and dispersion in polymer-layered silicate nanocomposites [J]. Macromolecules, 2005, 38 (23): 9661-9669.

[78] Yalcin B, Cakmak M. The role of plasticizer on the exfoliation and dispersion and fracture behavior of clay particles in PVC matrix: a comprehensive morphological study [J]. Polymer, 2004, 45 (19): 6623-6638.

[79] Huang X, McLean R S, Zheng M. High-resolution length sorting and purification of DNA-wrapped carbon nanotubes by size-exclusion chromatography [J]. Analytical Chemistry, 2005, 77 (19): 6225-6228.

[80] Schmidt B, Loeschner K, Hadrup N, et al. Quantitative characterization of gold nanoparticles by field-flow fractionation coupled online with light scattering detection and inductively coupled plasma mass spectrometry [J]. Analytical chemistry, 2011, 83 (7): 2461-2468.

[81] Loeschner K, Navratilova J, Købler C, et al. Detection and characterization of silver nanoparticles in chicken meat by asymmetric flow field flow fractionation with detection by conventional or single particle ICP-MS [J]. Analytical and bioanalytical chemistry, 2013, 405 (25): 8185-8195.

[82] Artiaga G, Ramos K, Ramos L, et al. Migration and characterisation of nanosilver from food containers by AF4-ICP-MS [J]. Food chemistry, 2015, 166: 76-85.

[83] Haiss W, Thanh N T K, Aveyard J, et al. Determination of size and concentration of gold nanoparticles from UV-vis spectra [J]. Analytical chemistry, 2007, 79 (11): 4215-4221.

[84] 黄延敏. 食品接触用纳米材料的迁移研究 [D]. 山东大学, 2010.

[85] 刘俊莉, 马建中, 鲍艳, 等. 聚丙烯酸酯/纳米 TiO_2 复合材料的制备与性能 [J]. 功能材料, 2012 (2): 209-212.

[86] 庄欠粉. 二氧化硅纳米粒子的合成及其在生物分析中的应用 [D]. 青岛科技大学, 2011.

第4章

环境污染物

4.1 概 述 >>>

　　环境安全和食品安全，是非传统安全中的两大因素。这两个看似不相关的领域，实则紧密相连，食物当中的化学元素归根到底来自于它的生长环境和养殖环境。所以，一旦环境被破坏、被污染，食品安全又从何谈起？没有环境的有效治理，食品安全也难以独善其身。现如今，随着环境的恶化，食品安全受到的深层影响正在日益显现，而这些污染物直接或间接地对食品安全方面产生不容忽视的危害，从而对人体健康产生影响。我国的食品安全问题不容忽视，所以有效控制环境污染应成为解决食品安全问题的有效手段之一。

4.1.1 环境污染物进入食品的途径

　　进入环境后使环境的正常组成和性质发生直接或间接有害于人类的变化的物质称为环境污染物（图4-1）。环境污染物按受污染物影响的环境要素可分为大气污染物、水体污染物、土壤污染物。这些污染物可通过多种途径进入食物链，进而影响食品的质量与安全，对人体健康产生不同程度的危害。

　　人类活动（包括生产活动、生活活动）及自然界都不断向大气中排放各种物质，这些物质在大气中会存在一定的时间。当大气中某种物质的含量超过了正常水平而对人类和生态环境产生不良影响时，即构成了大气污染物。环境中的大气污染物种类很多，按化学组成可以分为含硫化合物、含氮化合物、含碳化合物和含卤素化合物等，最常见的化合物是 SO_2、NO_x、CO、氟化物和汽车尾气、粉尘等大气颗粒物。这些污染物可以直接被人和动植物吸收，也可通过沉降和降水而污染水体与土壤，从而直接或间接的影响食品安全[1]。如受沥青烟雾污染过的作物一般不能直接食用；工业排放的氟化物污染大气，再沉降而污染水和土壤，使农作物含氟量增高。氟化物还可通过食用牧草进入食物链，使动物性食品遭受氟污染。人如果长期食入高氟食品，就可能发生氟中毒，得氟斑牙或氟骨症；SO_2在大气溶胶的存在下经过光化学氧化或催化氧化作用转化成硫酸或硫酸盐，从而形成酸雨，酸雨可使淡水湖泊、河流酸化，影响鱼类养殖，而且酸雨地区的鱼含汞量增高，人食入含汞高的鱼类食品，健康会受到损害[2]。

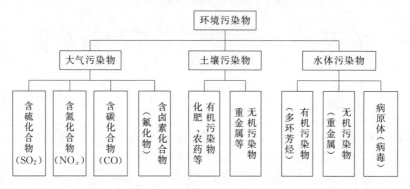

图 4-1　环境污染物的分类

随着工业生产的发展和城市人口的增加，工业废水和生活污水的排放量日益增加，大量污染物进入江河湖海等水体，导致水体的理化性质或生物群落发生变化，造成水体污染。水体的污染不仅使渔业资源遭受到严重破坏，而且直接或间接地影响农作物的生长发育，造成作物减产，同时也给食品的安全性带来严重的影响。影响食品安全性的水体污染物主要有三类：有机污染物（苯酚类、有机氯、多环芳烃）、无机污染物（重金属、氰化物、氟化物）和病原体（病毒、病菌、寄生虫），它们对人体的危害主要是由饮用受污染的水资源和食用受水污染的鱼类、粮食、蔬菜等引起[3]。低浓度的水体污染物影响鱼类的生长繁殖，使其产生异味，从而降低食用价值。重金属等有害物质也可直接进入到水生动物体内，在体内不断蓄积，如1971年，日本"水俣病"事件，就是食用了被甲基汞污染的鱼虾；对农作物的影响主要是通过污水灌溉的方式造成。污灌可以使污染物通过植物的根系吸收，向地上部分以及果实中转移，使有害物质在作物中累积，影响农作物产品的品质，甚至会引起作物死亡。

造成土壤污染的主要原因是向土壤施肥、施用农药、用污水灌溉、在地面上堆放废物以及大气中的污染物沉降到土壤中。当进入土壤的污染物不断增加，超过土壤的自净能力，就会引起土壤的组成、结构和功能发生变化，造成土壤污染，而这些污染物通过"土壤→植物→人体"间接被人体吸收，达到危害人体健康的程度。如氮肥的大量不合理使用带来了土壤硝酸盐污染的危害。硝酸盐是强致癌物亚硝胺类物质的前体，即土壤硝酸盐残留导致粮食、蔬菜中硝酸盐残留，硝酸盐在适宜条件下可转变为亚硝胺类，使人体患癌症危险性增加；日本某生产砒霜（即 As_2O_3）的工厂周围地区遭受污染，土壤表层含砷量超标，该地生产的稻谷中含砷量高达 729 mg/kg，导致当地居民慢性砷中毒；此外，农药、污泥、垃圾等物质也产生土壤污染，使生长在土壤中的农作物籽粒中有害物质含量超过食品卫生标准，这些因素也都成为影响食品安全的重要隐患[4]。本节将从环境中的重金属、持久性环境污染物多氯联苯和二噁英这三方面来进行描述。

4.1.2 环境污染物对食品安全的危害

人与环境的关系密切，人体通过新陈代谢不断和周围环境进行物质和能量交换。由于人体在与环境进行物质和能量交换时，大部分是通过人与环境之间的复杂食物链或食物网而获得的，因此，在一定程度上，人与环境的这种平衡关系主要靠食物来维持。环境污染使得环境中物质组成改变，通过食物网、食物链或其他途径，造成人体与环境之间的关系平衡被破坏，导致人体对生存的不适应，甚至产生了由环境污染而引起的食品安全性问题。目前，与人类健康直接相关的由环境污染所导致的食品安全问题，已引起社会各界和广大公众的高度重视。

由微生物引起的食源性疾病依然是全球食品安全的一大挑战，其中环境微生物占据了很大的一部分。环境致病生物污染已导致我国多起食品安全事件。中国台湾咖啡中检出赭曲霉毒素；2007 年，河北发生火腿肠肉毒梭菌毒素污染，造成 80 余人中毒；国家食品药品监督管理总局于 2014 年两阶段共对 3721 批次肉及肉制品进行监督抽检。检验结果显示，75 批次样品微生物指标不合格，占抽检总批次的 2.0%，主要不合格指标为菌落总数和大肠菌群，另有 3 批次致病菌指标不合格[5]。

持久性有机污染物（persistent organic pollutants，POPs）是指通过各种环境介质能够长距离迁移并长期存在于环境，具有长期残留性、生物蓄积性、半挥发性和高毒性，对人类健康和环境具有严重危害的天然或人工合成的有机污染物质，如多氯联苯（polychlorinated biphenyls，PCBs）、多溴联苯醚（polybrominated diphenyl ethers，PBDEs）、多环芳烃（polycyclic aromatic hydrocarbons，PAHs）和有机氯农药（organochlorine pesticide，OCPs）。流行病学研究已证实了 POPs 具有致癌性、内分泌干扰作用、再生系统损害、致帕金森病和中枢神经系统损害等特性[6]。著名科学家钟南山先生曾说过，"食品安全问题已经是一个很严重的问题，如果不采取相应的解决办法，再过 50 年，很多人将生不了孩子"。而造成这一切的源头，正是持久性有机污染物。在日本发生的米糠油事件和中国台湾的食用油事件是由于采用 PCBs 作为无火焰加热介质，管道渗漏使 PCBs 进入食用油中造成污染；1999 年 5 月底，比利时的"肉鸡污染事件"就是由鸡饲料中二噁英含量超标直接导致的，随后的一连串食品污染事件使世界各国对欧洲一些国家出口的禽畜类食品和乳制品望而却步；目前，中国各类食品中大多可测出不同程度的有机氯残留，有调查表明，40% 的茶叶存在有机氯农药超标问题[7]。

重金属是具有潜在危害的重要污染物。在美国环保局提出的优先控制污染物中，所列出的重金属为砷、铬、汞、镉、铅、镍、锌、硒、铜等，其中砷与硒为类金属。重金属污染的威胁在于它不能被微生物分解。相反，生物体可以富集重金属，并且能将某些重金属转化为毒性更强的金属-有机化合物。自从 20 世纪 50 年代在日本出现水俣病和骨痛病，并查明这是由于汞污染和镉污染所引起的"公害病"以后，重金属的环境污染问题受到人们极大的关注。水俣病是由于企业在日本水俣湾周边生产氯乙烯和醋酸乙烯，因生产过程中使用含汞的催化剂，使排放的废水含有大量的汞。汞在水中被水生物食用后，会转化成甲基汞，并通过食物链进入动物和人类的体内，进入脑部的甲基汞会使脑萎缩，侵害神经细胞，破坏掌握身体平衡的小脑和知觉系统；贵州省的万山、铜仁地区是我国重要的汞矿区，此地区的粮食、蔬菜和水中的汞严重超标，50% 以上的居民出现感觉障碍、运动失调、视野狭窄等中毒体征；在贵州赫章、江西赣州、广西桂林、湖南衡东、广东马坝和辽宁沈阳的张士地区，农作物镉含量已严重超标，10% 以上居民已出现腰背、四肢、骨关节疼痛等症状和镉生化指标异常[8-9]。

环境污染物对食品安全的危害不容小觑。人类日新月异的科技进步，并未能更有力地保障人类免受环境污染物的威胁，反而由于大量化学品的应用和工业的飞速发展导致环境恶化，更加重和强化了对食品安全的影响。

4.1.3　国内外环境污染物对食品安全的危害现状及措施分析

我国是化学品生产与消费的大国，市场上流通的化学品达 13000 种之多。我国能生产 37000 多种化学品，其中有毒化学品占总量的 8%。我国每年直接向环境排放的危险废物高达近 200 万吨，并且多年向环境中排放的污染物尚未得到有效清除，仍在继续危害食品安全[10]。

2006 年，发生在威斯康星州的"带菌菠菜事件"震惊全美，大肠杆菌使 26 个州 200 余人感染生病；2011 年，科罗拉多州因为"带菌香瓜"而暴发李斯特菌感染，疫情蔓延 19 个州，近百人染病，十几人死亡。冷冻、强光等方式均无法消灭李斯特菌，这种细菌广泛存在于土壤、污水、流动水、饲料中，常为动物和人所携带。2015 年 5 月 1 日，日本公布水产品放射性物质调查结果。东京电力福岛第一核电站为了调查水产品被放射性物质污染状况，每周进行对水产品抽样调查，2011 年 4 月至 2015 年 4 月，除福岛县外的其他地方共检测 41912 个样本，其中有 532 个样品超过 100Bq/kg 标准限值。

食品中的污染物来自于环境污染，要控制食品中的污染物，必须从治理环境入手。解决环境污染的根本措施是：健全法制，加强管理，严格执法。我国于 1989 年就制订了《中华人民共和国环境保护法》，而且国家还专门制订了环境保护标准、污染物排放标准、环保基础标准和环保方法标准，如《环境空气质量标准》、《地面水环境质量》、《工业"三废"排放标准》、《污水综合排放标准》等；2015 年上半年，环境保护部的污染防治工作以"大气十条"和"水十条"的实施为载体，在大气污染防治、水污染防治防治等重点环境领域实施了一系列举措。如环境保护部污染防治司分别组织召开了水污染防治工作方案编制技术指南与"水十条"资金筹措方案讨论会，研究编制《水污染防治工作方案编制技术指南》、《水污染防治行动计划实施情况考核办法》等文件。

卢森堡于 1965 年制订《自然环境和自然资源保护法》，日本于 1967 年制订《公害对策基本法》并于 1993 年修改为《环境基本法》，美国于 1969 年制订《国家环境政策法》，加拿大于 1988 年制订《环境保护法》等。这些国家的环境保护基本法无一例外地经过了多次修改，以应对不断变化的环境保护需求。这些法律法规的颁布实施不仅对防止环境污染和保障人民群众身体健康发挥了重要作用，而且还对食品中的环境污染物起到了良好的控制作用，促进了食品安全的健康发展。

4.1.4　食品中环境污染物的防控措施

（1）加强环境污染对食品安全影响的研究

国家环保部应会同国家科技部门，开展环境污染物在环境中迁移和转化规律的研究，摸清环境污染物对食品安全危害的主要种类、程度和范围，研究相应的控制技术和手段。开展对已污染的食品生产基地的修复技术的研究，制订相应的适于食品生产、加工的环境标准。

（2）加快制订和颁布食品安全控制体系

国家环保总局应会同国家有关部门如卫生部、国家质检总局、农业部等，建立能充分预防和控制食品污染的监测和管理体系，如 HACCP 和 GAP 的技术体系，充分利用市场手段，促进我国食品安全水平的提高，保障我国食品工业的健康发展和对外贸易。

由于生产技术的提高和生产规模的扩大，食品安全事故的影响范围和程度已经不局限于对单一生产企业和地区的影响，国家应尽快建立国家食品安全的预警和快速反应体系，使食品安全灾难能得到及时和有效的控制。

（3）改善与食品生产相关的食品生产基地的环境

只有实现良好的环境，才能从根本上保证食品安全，保障人民的健康。大力推进无公害和有机食品，并对食品生产基地，如农田、水产养殖地、近海水环境、作为灌溉的水源等，强化环境保护和污染防治，阻断有毒有害化学物质进入食物链。环境保护的良好实施可显著提高食品的安全，如无铅汽油的推广已显著降低了食品中的铅含量；低镉肥料的应用减少了食品中的镉污染；对特殊用途农药的登记和执法提高了食品的合格率等。

大力推进无公害和有机食品，并建立符合国际食品安全标准的食品生产体系，如欧盟要求生产有机食品的企业必须建立和实施 HACCP 体系，以充分保障该类食品具有全球最高的食品安全水平。

（4）加强环境保护宣传力度

要从根本上控制环境化学污染对于食品安全的影响，环境管理部门与食品管理部门应当进行有效的联合。二者通过环境化学污染与食品安全关系的建立作为有效出发点，利用讲座或者科普活动加强宣传，也可以利用社区宣传活动来加强每一位环境与食品安全相关者的环境保护意识，杜绝日常生活行为对环境产生的化学污染。另外，两个部门还可以加强与地方性媒体的合作，利用电视与网络平台对社会大众进行防治环境化学污染的教育，引导全民解决食品安全问题。

（5）加强政府的宏观调控

就目前情况来看，许多环境化学污染问题都是由一些化工企业的不良生产行为所导致的。因此，政府要认识到自己在解决环境化学污染方面的责任，加强对化工企业的管制，特别是对于环境污染指数超标的企业要进行严格的经济处罚，使其认识到其经济利益的提高已经影响到环境质量。地方性的政府部门应当成立一个专业的化工企业管理小组，定期对当地的化工企业进行环境指标检测，将其生产行为控制在合理的范围之内。

（6）加大高新技术应用研究力度

加快生物农药、植物源农药及其他无污染杀虫剂的研制步伐，在污染源控制、新的检测分析方法的建立与完善、污染物潜在危害研究、转基因食品与安全等方面加大科研力度，力求全面化解食品化学污染危机。我们有理由相信，未来社会，人们的餐桌将更丰盛，生活将更美好[11,12]。

4.2 食品中重金属污染 >>>

4.2.1 食品中重金属污染现状分析

重金属通常是指密度等于或大于 $5g/cm^3$ 的金属。在环境污染和农产品生产中，一般是指汞、镉、铅、铬以及类金属砷等生物毒性显著的元素，也包括一些具有一定毒性的其他重金属元素，如锌、铜、钴、镍、锡等。重金属元素在环境和生物体中迁移转化的最大特点就是不能或者不易被生物体分解转化后排出体外，只能沿食物链逐级传递，在生物体内浓缩放大，当累积到较高含量时，就会对生物体产生毒性效应，且毒性随形态而异。重金属元素的这一特点，使人们认识到，要有效减轻重金属对人体健康的危害，就必须避免或尽量地减少有毒重金属进入食物链的机会。

目前，我国食品中重金属污染问题日趋严重。尤其是近 30 年来，随着工业化、城市化、农业集约化的快速发展，大量未经妥善处理的工业"三废"和生活污水任意排放，不合理的化肥、农药的施用，导致我国目前大面积水体和农田土壤环境状况不断恶化，最终影响到我国食品的质量安全水平。全国每年受重金属污染的粮食达 1200 万吨，造成的直接经济损失超过 200 亿元。全国中重金属污染耕地在 5000 万亩左右，受污染的重点区域都是过去经济发展比较快、工业比较发达的东中部地区，包括长三角、珠三角、东北老工业基地以及湖南等地。调查显示，华南地区部分城市有 50% 的耕地遭受镉、砷、汞等有毒重金属和石油类有机物污染；长江三角洲地区有的城市连片的农田受多种重金属污染，致使 10% 的土壤基本丧失生产力。"镉大米"超标事件、湖南雄黄矿区蔬菜砷超标、铝超标米粉、油条、烤鸡翅及贝类重金属超标、葡萄酒铜超标等食品安全事件的频频发生，使人们更加意识到重金属污染已对我国的食品安全和农业可持续发展构成了严重威胁。

4.2.2 食品中铅的污染

(1) 铅对人体的危害

人体内的理想血 Pb 浓度为零，因为 Pb 在人体内无任何有益的生理作用，是人体非必需元素。人体中的 Pb 主要是通过摄食、呼吸空气和饮水而来，其中食品占 90%～98%。Pb 进入人体后，主要分布于肝、肾、脾、胆、脑中，以肝、肾中的浓度最高，几周之后，Pb 由以上组织转移到骨骼，以不溶性磷酸铅的形式沉积下来。人体内 $90\%\sim95\%$ 的 Pb 沉积于骨骼中，只有少量 Pb 存在于肝、脾等器官。长期的 Pb 暴露会引起各种生理疾病，主要涉及神经系统、造血系统、泌尿系统、心血管系统、生殖系统、骨骼系统、内分泌系统、免疫系统、酶系统等多个方面。Pb 毒性作用的主要靶器官是中枢神经系统，且低浓度 Pb 对神经系统的影响尤为明显，小脑、大脑皮质、海马回等神经系统都容易受到 Pb 毒性的损伤。近年来相关研究证实，Pb 极易损害血脑屏障，导致通透性增加，引起脑水肿。此外，Pb 可抑制体内 δ-ALAD（δ-氨基乙酰丙酸脱羧酶）的活性，造成 δ-ALA（δ-氨基乙酰丙酸）在体内积聚。δ-ALA 可进入脑组织，阻断 γ-氨基丁酸介导的突触前抑制过程，使乙酰胆碱和儿茶酚胺分泌平衡状态破坏，从而使大脑呈现兴奋状态，导致兴奋与抑制紊乱，造成行为异常，表现出智力和注意力的改变；Pb 对人体造血系统的破坏，一是 Pb 能抑制卟啉代谢关键酶，使卟啉代谢障碍，抑制血红蛋白的合成，二是缩短循环中的红蛋白寿命，这些影响最终导致贫血；Pb 可影响肾小管上皮细胞线粒体的功能，抑制 ATP 酶等活性，引起肾功能紊乱甚至导致肾功能衰竭[13,14]（表 4-1）。

表 4-1　重金属铅毒性

急性中毒症状	慢性中毒症状
消化系统：恶心、呕吐、食欲不振、口有金属味、流涎、腹胀、便秘、便血、腹绞痛并喜按，还可有肝肿大、黄疸和肝功能减退等	消化系统：轻者表现为一般消化道症状，重者出现铅绞痛
神经系统：头痛、眩晕、烦躁不安、失眠、嗜睡、易激动，重者可有谵妄、抽搐、惊厥、昏迷，甚至脑水肿和周围神经炎的表现也可出现	神经系统：神经衰弱、多发性神经病和脑病
血液系统：面色苍白、心悸、气短等贫血症状	血液系统：小细胞低色素性贫血；周围血中点彩、网织、碱粒红细胞增多
其他：腰痛、水肿、蛋白尿、血尿、管型尿，严重者还可出现肾衰竭	其他：慢性间质性肾炎、尿中出现蛋白、红细胞、管型；女性月经不调、流产、早产；婴儿得母源性铅中毒

（2）食品中铅的可能来源

① 食品制作过程中出现的铅污染。加工松花蛋用黄丹粉（PbO），使 Pb 转入到食品中。

② 食品包装和盛放过程造成的铅污染。用陶瓷、搪瓷等材料制备的容器和用具均含有 Pb，在接触食品时会造成污染，罐装食品或饮料也可能含 Pb，特别是酸性食品更容易造成 Pb 逸出。

③ 环境中铅对食品的污染。铅矿的开采、冶炼及铅制品制造业产生的"三废"排入环境造成污染；汽车的尾气含有废弃的铅化合物，使道路两侧土壤受到污染进而污染牧草和农作物。近年来在我国广泛推广使用无铅汽油，可使未来环境和食品中 Pb 的含量下降。

④ 农业上施用的农药和化肥长期使用含 Pb 的农药、化肥，导致土壤中 Pb

的积累。

(3) 人体铅允许摄入量及食品中铅限量

1972 年 FAO/WHO 食品添加剂专家联合委员会推荐 Pb 的每周暂行允许摄入量（PTWI）成人为 0.05mg/kg（体重），1986 年制订儿童 PTWI 为 0.025mg/kg（体重），1993 年修订为各年龄人群 PTWI 统一为 0.025mg/kg（体重）。

我国现行实施的国家标准 GB 2762—2012《食品安全国家标准食品中污染物限量》中规定了 39 类食品中铅的限量标准（表 4-2）。其中大部分食品中铅限量标准与国际标准或欧盟、澳新标准基本一致，仅薯类、畜禽肉、鱼类、乳等食品中铅限量指标较 CAC 标准宽松，我国薯类、畜禽肉、鱼类、乳等食品中铅限量指标分别为 0.2mg/kg、0.2mg/kg、0.5mg/kg、0.05mg/kg，而 CAC 标准中相应的限量指标分别为 0.1mg/kg、0.1mg/kg、0.3mg/kg、0.02mg/kg。这与我国食用习惯及环境情况有关，而罐装栗子和罐装栗酱、番茄酱、果冻中铅限量指标较 CAC 标准严格，其他食品中除蜂蜜由于所规定的状态不同而没有可比性。

表 4-2　食品中铅限量指标

食品类别(名称)	限量(以 Pb 计) /(mg/kg)
谷物及其制品[1][麦片、面筋、八宝粥罐头、带馅(料)面米制品除外]	0.2
麦片、面筋、八宝粥罐头、带馅(料)面米制品	0.5
蔬菜及其制品	
新鲜蔬菜(芸薹类蔬菜、叶菜蔬菜、豆类蔬菜、薯类除外)	0.1
芸薹类蔬菜、叶菜蔬菜	0.3
豆类蔬菜、薯类	0.2
蔬菜制品	1.0
水果及其制品	
新鲜水果(浆果和其他小粒水果除外)	0.1
浆果和其他小粒水果	0.2
水果制品	1.0
食用菌及其制品	1.0
豆类及其制品	
豆类	0.2
豆类制品(豆浆除外)	0.5
豆浆	0.05
藻类及其制品(螺旋藻及其制品除外)	1.0(干重计)
坚果及籽类(咖啡豆除外)	0.2
咖啡豆	0.5
肉及肉制品	
肉类(畜禽内脏除外)	0.2
畜禽内脏	0.5
肉制品	0.5

食品类别(名称)	限量(以 Pb 计)/(mg/kg)
水产动物及其制品	
鲜、冻水产动物(鱼类、甲壳类、双壳类除外)	1.0(去除内脏)
鱼类、甲壳类	0.5
双壳类	1.5
水产制品(海蜇制品除外)	1.0
海蜇制品	2.0
乳及乳制品	
生乳、巴氏杀菌乳、灭菌乳、发酵乳、调制乳	0.05
乳粉、非脱盐乳清粉	0.5
其他乳制品	0.3
蛋及蛋制品(皮蛋、皮蛋肠除外)	0.2
皮蛋、皮蛋肠	0.5
油脂及其制品	0.1
调味品(食用盐、香辛料类除外)	1.0
食用盐	2.0
香辛料类	3.0
食糖及淀粉糖	0.5
淀粉及淀粉制品	
食用淀粉	0.2
淀粉制品	0.5
焙烤食品	0.5
饮料类	
包装饮用水	0.01mg/L
果蔬汁类[浓缩果蔬汁(浆)除外]	0.05mg/L
浓缩果蔬汁(浆)	0.5mg/L
蛋白饮料类(含乳饮料除外)	0.3mg/L
含乳饮料	0.05mg/L
碳酸饮料类、茶饮料类	0.3mg/L
固体饮料类	1.0
其他饮料类	0.3mg/L
酒类(蒸馏酒、黄酒除外)	0.2
蒸馏酒、黄酒	0.5
可可制品、巧克力和巧克力制品以及糖果	0.5
冷冻饮品	0.3
特殊膳食用食品	
婴幼儿配方食品(液态产品除外)	0.15(以粉末产品计)
液态产品	0.02(以即食产品计)
婴幼儿辅助食品	
婴幼儿谷类辅助食品(添加鱼类、肝类、蔬菜类的产品除外)	0.2
添加鱼类、肝类、蔬菜类的产品	0.3
婴幼儿罐装辅助食品(以水产及动物肝脏为原料的产品除外)	0.25
以水产及动物肝脏为原料的产品	0.3

食品类别（名称）	限量（以 Pb 计）/(mg/kg)
其他类	
果冻	0.5
膨化食品	0.5
茶叶	5.0
菊花	5.0
苦丁茶	2.0
蜂产品	
蜂蜜	1.0
花粉	0.5

①稻谷以糙米计。

（4）我国铅污染现状

2002 年 4 月 20 日至 8 月 5 日，某省某县村民中陆续发生一种以腹痛为主要症状的疾病，经调查是因食用含铅量严重超标的"食盐"引起的食物中毒；杭州市市场监督管理局在 2014 年二季度流通环节食品抽检中，发现亨氏联合有限公司生产的 AD 钙高蛋白营养米粉严重铅超标。对此，浙江省食品药品监督管理局第一时间向省内各市市场监管局下发通知，在全省范围内开展了专项清查行动，对全省涉及经营该批次亨氏米粉的食品经营户进行了检查，封存 9.4t 问题批次产品；2015 年 7 月 28 日市场抽检油条烤鸡翅贝类重金属超标，山东省青岛市食品药品监督管理局发布针对市民最关注的十类食品的抽检结果，整体合格率为 95.9%，早餐食品合格率只有 80%，油条、烤鸡翅、贝类中查出重金属超标。本次抽检 41 批次不合格产品中，涉及铝超标的 20 批次，铅超标的 4 批次，镉超标的 4 批次，其中大部分是早餐食品中铝超标，烧烤食品铅超标，贝类产品镉超标。

4.2.3　食品中汞的污染

（1）汞对人体的危害

Hg 具有良好的性能，在工业、农业和医药生产等领域都有广泛的用途，但由于 Hg 的毒性很强，且极易被生物富集并通过食物链使人中毒，因此我国把 Hg 列为"第一类污染物"。Hg 会对神经系统、生殖系统、肾脏和胎儿等产生毒性，有致畸、致癌、致突变作用，按其化学形态可分为单质汞（Hg）、无机汞（Hg^+、Hg^{2+} 盐及其配合物）和有机汞（烷基汞、苯基汞）。汞化合物进入人体可分为由消化道吸收、经呼吸进入肺部或直接经皮肤吸收三种途径。食品中的金属汞几乎不被吸收，无机汞吸收率低，而有机汞的消化道吸收率很高，如甲基汞易于透过生物膜，在人体内的吸收率高达 95%，极易通过血脑屏障和胎盘屏障，损害大脑皮层、小脑和神经末梢，使胎儿罹患先天性水俣病。无机汞毒性相对较低，但在水生系统中可以通过生物和非生物的甲基化作用转化为甲基汞化合物，从而增强其毒性。Hg 在人体内的生物半衰期为 70d，在脑内的半衰期为 180～250d。目前，国内外学者对 Hg 的毒性作用机制的解释主要有两种：巯基学说和氧化损伤学说。Hg 对巯基具有较强的亲和力，可以与含巯基基团的分子结合形成络合物。因为细胞膜中含有多种带有巯基的蛋白质，巯基对维持细胞膜上的功能酶活性和膜结构起关键作用，Hg 与细胞膜上的巯基蛋白结合，使细胞膜上的功能酶活性失活或者破坏膜结构从而使 Hg 对机体产生毒性作用。Hg 对机体产生毒性作用的另一重要机制是氧化应激。研究表明，Hg 能催化细胞膜上的脂质发生过氧化，并产生自由基连锁反应从而使构成生物膜的脂质或其他生命大分子发生过氧化，造成生物膜、蛋白质、DNA 等损伤，进而引起细胞肿胀、崩溃和坏死。也有研究表明，Hg 引起的氧化应激可能与细胞内的巯基耗竭，特别是谷胱甘肽的耗竭有关。因为谷胱甘肽是细胞内重要的水溶性抗氧化物质，对防御氧化损伤起着至关重要的作用，因此谷胱甘肽的耗竭就会影响细胞内抗氧化系统的抗氧化功能，从而导致细胞氧化损伤[15,16]（表 4-3）。

表 4-3　重金属汞毒性

急性中毒症状	慢性中毒症状
全身症状：口内金属味、头痛、头晕、恶心、呕吐、腹痛、腹泻、乏力、全身酸痛、寒战、发热，严重者情绪激动、烦躁不安、失眠甚至抽搐、昏迷或精神失常	神经精神症状：有头晕、头痛、失眠、多梦、健忘、乏力、食欲缺乏等精神衰弱表现，经常心悸、多汗、皮肤划痕试验阳性、性欲减退、月经失调、注意力不集中，甚至出现幻觉、妄想等精神症状
呼吸道系统：咳嗽、咳痰、胸痛、呼吸困难、发绀、听诊可于两肺闻及不同程度干湿啰音或呼吸音减弱	
消化道系统：齿龈肿痛、糜烂、出血、口腔黏膜溃烂、牙齿松动、流涎、可有"汞线"、唇及颊黏膜溃疡，可有肝功能异常及肝脏肿大。口服中毒可出现全腹痛、腹泻、排黏液或血性便。严重者可因胃肠穿孔导致泛发性腹膜炎，可因失水等原因出现休克，个别病例出现肝脏损害	口腔炎：早期齿龈肿胀、酸痛、易出血、口腔黏膜溃疡、唾液腺肿大、唾液增多、口臭，继而齿龈萎缩、牙齿松动、脱落，口腔卫生不良者可有"汞线"
中毒性肾病：由于肾小管上皮细胞坏死，一般口服汞盐数小时，吸入高浓度汞蒸气 2～3d 出现水肿、无尿、氮质血症、高钾血症、酸中毒、尿毒症等直至急性肾衰竭并危及生命。对汞过敏者可出现血尿、嗜酸性粒细胞尿，伴全身过敏症状，部分患者可出现急性肾小球肾炎，严重者有血尿、蛋白尿、高血压以及急性肾衰竭	震颤：细微震颤→粗大的意向性震颤
皮肤：中毒后 2～3d 出现，为红色斑丘疹。早期于四肢及头面部出现，进而全身，可融合成片状或溃疡、感染伴全身淋巴结肿大。严重者可出现剥脱性皮炎	

（2）食品中汞的可能来源

① 未经处理工业废水的排放。一方面，可通过灌溉农作物根系从土壤中吸收并富集重金属 Hg；另一方面，流入江河湖海中的废水经过非生物的作用使得甲基汞在鱼类等水产品中富集，再经过食物链的传递作用，进而引起人体的 Hg 中毒。

② 农药、化肥和饲料的使用。农药施用及农田施肥等，如果管理不合理，可使重金属 Hg 进入土壤并随之积累，从而被作物吸收与富集。如施用有机汞杀菌剂，可造成 Hg 污染。

③ 汞矿开采、冶炼。汞矿开采和冶炼造成矿区大气、水体、土壤受到 Hg 的严重污染。

④ 包装材料。印刷纸质包装材料中的重金属 Hg 也会随食物进入体内，各种印刷油墨中都含有一定量的 Hg，因而会对所包装的食品造成不同程度的污染。

(3) 人体汞允许摄入量及食品中汞限量

1972 年 JECFA 对总汞制订的 PTWI 为 $5\mu g/kg$（体重）。1988 年甲基汞评价 PTWI 为 $3.3\mu g/kg$（体重）。1973 年 WHO 规定成人每周摄入总汞量不得超过 0.3mg，其中甲基汞摄入量每周不得超过 0.2mg。被 Hg 污染的食品，在加工时无论使用碾磨来提高其精度或用淘、洗、烘、炒、蒸、煮等处理都很难将其去除。

我国对食品中 Hg 的限量均有明确规定，如 GB 2762—2012《食品中污染物限量》规定水产动物及其制品甲基汞为 0.5mg/kg，其中对肉食性鱼类及其制品中的甲基汞规定为 1.0mg/kg，谷物及其制品总汞限量为 0.02mg/kg，蔬菜及乳制品为 0.01mg/kg，肉及蛋制品为 0.05mg/kg，并对婴幼儿罐装辅助食品中汞的限量做了更严格的规定，限量为 0.02mg/kg（表 4-4）。

表 4-4　食品中汞限量指标

食品类别（名称）	限量（以 Hg 计）/(mg/kg)	
	总汞	甲基汞
水产动物及其制品[①]（肉食性鱼类及其制品除外）	—	0.5
肉食性鱼类及其制品	—	1.0
谷物及其制品		
稻谷[②]、糙米、大米、玉米、玉米面（渣、片）、小麦、小麦粉	0.02	—
蔬菜及其制品		
新鲜蔬菜	0.01	—
食用菌及其制品	0.1	—
肉及肉制品		
肉类	0.05	—
乳及乳制品		
生乳、巴氏杀菌乳、灭菌乳、调制乳、发酵乳	0.01	—
蛋及蛋制品		
鲜蛋	0.05	—
调味品		
食用盐	0.1	—
饮料类		
矿泉水	0.001mg/L	—
特殊膳食用食品		
婴幼儿罐装辅助食品	0.02	—

① 水产动物及其制品可先测定总汞，当总汞水平小超过甲基汞限量值时，小必测定甲基汞；否则，需再测定甲基汞。

② 稻谷以糙米计。

（4）我国汞污染现状

震惊世界的"水俣病"就是由于在生产氮肥的同时将含有大量 Hg 的废水直接排入海水中，使水俣湾中 Hg 大量蓄积，造成海水污染、鱼虾受害，使得居民出现了脑及神经系统受损、运动失调和视听障碍等疾病。2011 年，北京三个月内接连发生两起喝雪碧汞中毒事件。同年 4 月份，曝光不法商贩向刀鱼腹中灌注 Hg 后，使刀鱼增加重量卖出更高的价格，还可以让死刀鱼看起来更有光泽。2013 年，国家相关部门对 830 份婴幼儿罐装辅助食品的监测中发现，标称"贝因美"、"亨氏"、"旭贝尔"品牌的 23 份以深海鱼类为主要原料的鱼泥、鱼酥罐装样品检出汞含量超标。因此，减少 Hg 超标对人体的危害，要大力治理水污染、严格控制工业"三废"和城市生活污水的任意排放。同时，建立农产品产地环境、农兽药残留及化肥合理使用的安全监管体系，强化对农业投入品质量和环境的安全管理，从而确保食品安全。

4.2.4　食品中砷的污染

（1）砷对人体的危害

As 为类金属，具有金属和非金属的性质。As 有多种不同的价态，如 -3、0、$+3$ 和 $+5$，此外还包括有机砷和无机砷两种形态。在不同的环境条件下，As 的价态和形态会发生相互转变，如 As^{3+} 与 As^{5+} 通过氧化还原作用发生转变，有些微生物可通过甲基化作用使无机砷转变为有机砷，有机砷也会在酸性条件下转变为无机砷，As^{3+} 的毒性大于 As^{5+}，无机砷的毒性大于有机砷。进入体内的 As 经过消化道、呼吸道及皮肤等途径而被吸收，与血红蛋白上的球蛋白结合，然后迅速分布到全身各组织器官，具有强蓄积性，主要蓄积在肝、肾、皮肤、骨骼、毛发等组织内。As 主要通过肾随尿排出，其次是经胆汁随粪排出。有机砷被吸收后，一般以原形排出，无机砷被吸收后，一般在体内要经过甲基化后再排出。研究证明，慢性长期 As 暴露会对皮肤、呼吸、消化、泌尿、心血管、神经、造血等系统产生危害，同时还会增加人体患皮肤癌和肺癌的风险[17]（表 4-5）。

（2）食品中砷的可能来源

① 工业"三废"的排放和矿藏开采。高砷煤燃烧所产生的烟气，使食物受到煤烟污染，农民通过食入与吸入途径摄取大量的 As。

② 农药的使用。As 广泛分布于自然环境中，几乎所有的土壤中都存在 As。含 As 化合物被广泛应用于农业中作为除草剂、杀虫剂、杀菌剂和各种防腐剂。

重要的农用化学制剂包括砷酸铅、砷酸铜、砷酸钠、富美砷、甲基砷酸锌、乙酰砷酸铜和二甲砷酸，因大量使用造成了农作物的严重污染，导致食品中 As 含量增高。

表 4-5　重金属砷毒性

急性中毒症状	慢性中毒症状
急性胃肠炎：食管烧灼感，口内有金属异味，恶心、呕吐、腹痛、腹泻、米泔样粪便(有时带血)，可致失水、电解质紊乱、肾前性肾功能不全甚至循环衰竭等 神经系统：头痛、头昏、乏力、口周围麻木、全身酸痛，重症患者烦躁不安、谵妄、妄想、四肢肌肉痉挛、意识模糊以至昏迷、呼吸中枢麻痹死亡。急性中毒后 3 日至 3 周可出现多发性周围神经炎和神经根炎，表现为肌肉疼痛、四肢麻木、针刺样感觉、上下肢无力，症状有肢体远端向近端呈对称性发展的特点，以后感觉减退或消失。重症患者有垂足、垂腕，伴肌肉萎缩，跟腱反射消失 其他：中毒性肝炎(肝大、肝功能异常或黄疸等)、心肌损害、肾损害、贫血等	全身症状：无力、厌食、恶心、有时呕吐、腹泻等；随后发生结膜炎、上呼吸道炎，且常有鼻中膈穿孔等症状 神经系统：末梢神经炎，早期表现为蚁走感，进而四肢对称性向心性感觉障碍，四肢无力、疼痛，甚至肌肉萎缩、行动困难、瘫痪 皮肤系统：皮肤色素沉着(砷性黑皮症)，呈褐色或灰黑色弥漫性斑块状，逐渐融合成大片；砷性皮肤过度角化，皮肤角质增生变厚、干燥、皲裂 其他：指甲失去光泽，脆而薄，或不规则增厚并出现白色横纹；头发也变脆、易脱落；慢性砷中毒还可引起肝、肾的损害

③ 食品添加剂或加工辅助剂的使用。目前所用的食品添加剂阿散酸(对氨基苯胂酸)、洛克沙生(3-硝基-4-羟基苯胂酸)等有机砷制剂，有促进动物生长、促进红细胞及血红素增加和改善畜产品颜色的作用，但如果添加不当，可使食品中 As 的含量增加。另外，食品中使用的一些载体物质如沸石，如果其来源的矿物含较高的砷化物，则食品中的 As 含量也会增加。

(3) 人体砷允许摄入量及食品中砷限量

As 已被世界卫生组织列为一级致癌物质，对人的中毒剂量是 0.01~0.052g/kg，致死量为 0.06~0.2g/kg。WHO 暂定 As 的 ADI 为 0.05mg/kg(体重)，无机砷的 PTWI 为 0.015mg/kg(体重)。谷物、蔬菜、肉及其制品中总砷限量为 0.5mg/kg，其中稻谷、糙米和大米中无机砷为 0.2mg/kg，鲜乳总砷限量 0.1mg/kg，生活饮用水标准限量 0.01mg/L(表 4-6)。

表 4-6　食品中砷限量指标

食品类别(名称)	限量(以 As 计)/(mg/kg)	
	总砷	无机砷
谷物及其制品		
谷物(稻谷①除外)	0.5	—
谷物碾磨加工品(糙米、大米除外)	0.5	—
稻谷①、糙米、大米	—	0.2
水产动物及其制品(鱼类及制品除外)		0.5
鱼类及其制品		0.1

食品类别（名称）	限量（以 As 计）/（mg/kg）	
	总砷	无机砷
蔬菜及其制品		
新鲜蔬菜	0.5	—
食用菌及其制品	0.5	—
肉及肉制品	0.5	—
乳及乳制品		
生乳、巴氏杀菌乳、灭菌乳、调制乳、发酵乳	0.1	—
乳粉	0.5	—
油脂及其制品	0.1	—
调味品（水产调味品、藻类调味品和香辛料类除外）	0.5	—
水产调味品（鱼类调味品除外）	—	0.5
鱼类调味品	—	0.1
食糖及淀粉糖	0.5	—
饮料类		
包装饮用水	0.001mg/L	—
可可制品、巧克力和巧克力制品	0.5	—
特殊膳食用食品		
婴幼儿谷类辅助食品（添加藻类的产品除外）	—	0.2
添加藻类的产品	—	0.3
婴幼儿罐装辅助食品（以水产及动物肝脏为原料的产品除外）	—	0.1
以水产及动物肝脏为原料的产品	—	0.3

①稻谷以糙米计。

（4）我国砷污染现状

近年来，食品中砷污染越来越严重，其数量和危害程度呈日益上升的趋势。2013 年 4 月，广药子公司被曝违法使用硫黄熏蒸的山银花及其枝叶生产药品，导致药品中砷、汞残留，其出产的维 C 银翘片可能涉"毒"，该事件将严重影响消费者对维 C 银翘片的信任度。2014 年，湖南石门农业部门暴露当地矿区水稻砷超标 4.6 倍，蔬菜砷超标 21 倍，小麦砷超标 28 倍，导致当地居民普遍患癌。2015 上半年来，国家质检总局共计通报 27 批次永旺特慧优国际贸易上海有限公司的进口食品不合格，其中有 15 批砷超标。2016 年，出口泰国的紫菜产品中经检测发现其中致癌物砷的含量超标 20 倍，泰国当地官员要求政府将相关产品下架。

4.2.5 食品中镉的污染

（1）镉对人体的危害

Cd（镉）不是人体的必需元素，人体内的 Cd 是出生后从外界环境中摄入的，主要来源是通过食物、水和空气进入人体内而蓄积下来的。肝脏和肾脏是体内储存 Cd 的主要器官，半衰期为 10～30 年，在人体内的排泄很慢。Cd 易在肾皮质的近曲小管附近富集，与其中的金属硫蛋白结合使后者耗尽，同时抑制某些含巯基酶的活性，引起肾功能障碍，出现蛋白尿、氨基酸尿、尿钙和尿磷增加等症状，引发骨质疏松症。另外，肾功能受损抑制了维生素 D 的活性，导致骨质软化，因此 Cd 中毒病人常常发生骨折（所谓骨痛病的原因）。Cd 还会干扰 Cu、Fe、Zn 在体内的吸收与代谢而产生毒性作用，并且可引起胎儿畸形或死亡。鉴于 Cd 的危害性，联合国环境规划署在 1984 年提出，将 Cd 列入具有全球意义的 12 种危害物质的首位[18]（表 4-7）。

表 4-7　重金属镉毒性

急性中毒症状	慢性中毒症状
食入性急性镉中毒：恶心、呕吐、腹痛、腹泻、全身乏力、肌肉酸痛，并有头痛、肌肉疼痛，可因失水而发生虚脱，甚者急性肾功能衰竭而死亡。成人口服镉盐的致死剂量在 300mg 以上 吸入性急性镉中毒：咳嗽、胸闷、呼吸困难，伴寒战、背部和四肢肌肉和关节酸痛，胸部 X 线检查有片状阴影和肺纹理增粗。严重患者出现迟发性肺水肿，可因呼吸及循环衰竭死亡。少数合并有肝、肾损害。少数病例急性期后发生肺纤维化，导致肺通气功能障碍	肾脏损害：早期肾脏损害表现为近端肾小管重吸收功能障碍，尿中出现低分子蛋白，还可出现葡萄糖尿、高氨基酸尿和高磷酸尿。继之，高分子量蛋白也可因肾小球损害而排泄增加。晚期患者的肾脏结构损害，出现慢性肾功能衰竭。即使脱离接触，肾功能障碍仍将持续存在。在长期接触镉的工人中，肾结石的发病率增高 肺部损害：慢性进行性阻塞性肺气肿，肺纤维化，最终导致肺功能减退。明显的肺功能异常一般出现在尿蛋白出现后 骨骼损害及痛痛病：严重慢性镉中毒患者的晚期可出现骨骼损害，表现为全身骨痛，伴不同程度骨质疏松、骨软化症、自发性骨折和严重肾小管功能障碍综合征。严重患者发生多发性病理性骨折。尿检有低分子量蛋白尿，尿钙和尿磷酸盐增加。血镉增高，血钙降低。痛痛病的发生尚与营养因素（低蛋白、低钙及低铁）和多次妊娠等因素有关 其他：慢性中毒患者常伴有牙齿及颈部黄斑、嗅觉减退或丧失、鼻黏膜溃疡和萎缩、轻度贫血，偶有食欲减退、恶心、肝功能轻度异常、体重减轻和高血压。长期接触镉作业者，肺癌发病率增高

(2) 食品中镉的可能来源

① 特殊的自然地质条件。在一些特殊的地区，如矿区、火山区等，因地层中 Cd 含量较高导致当地动植物中 Cd 含量高于一般地区。

② 环境污染。Cd 在工业生产上常作为原料或催化剂用于生产试剂、颜料和塑料，通过含 Cd 的废气、废水和废渣污染环境；施用含 Cd 的农药和化肥（如磷肥），可导致水体、植物和土壤的污染，最后经食物链在动物和人体内富集。

③ 食品添加剂。在食品加工过程中使用已被 Cd 污染的各种食品添加剂和原材料。

④ 食品容器及包装材料。Cd 是合金、釉彩、颜料和电镀层的组成成分，使用这些材料制成的食品容器和包装材料，Cd 会转移到食品中造成污染，特别是在盛放酸性食品时。

（3）人体镉允许摄入量及食品中镉限量

JECFA 曾多次对 Cd 进行评价，1988 年及 2000 年提出 Cd 的 ADI 为 $60\mu g$，1990 年和 1992 年我国进行了两次中国总膳食研究，ADI 分别为 $13.8\mu g$ 和 $19.4\mu g$，分别占 PTWI 的 23% 和 32.3%，表明我国实际膳食 Cd 低于 JECFA 推荐的日允许摄入量。WHO 对 Cd 的安全标准就基于对肾脏的毒性建立的，成人（60kg）每天允许摄入 Cd 的最大量是 $60\mu g$。新的国家标准 GB 2762—2012《食品中污染物限量》中严格规定了谷物及其制品、蔬菜及其制品、水果及其制品等食品中 Cd 的限量标准，其中精白大米中 Cd 限量值为 0.4mg/kg，还增加了双壳类、腹足类、头足类、棘皮类等鲜、冻水产动物 Cd 限量值为 2.0mg/kg（去除内脏），与 CAC 标准基本相一致（表 4-8）。

表 4-8 食品中镉限量指标

食品类别（名称）	限量（以 Cd 计）/(mg/kg)
谷物及其制品	
谷物（稻谷①除外）	0.1
谷物碾磨加工品（糙米、大米除外）	0.1
稻谷①糙米、大米	0.2
蔬菜及其制品	
新鲜蔬菜（叶菜蔬菜、豆类蔬菜、块根和块茎蔬菜、茎类蔬菜除外）	0.05
叶菜蔬菜	0.2
豆类蔬菜、块根和块茎蔬菜、茎类蔬菜（芹菜除外）	0.1
芹菜	0.2
水果及其制品	
新鲜水果	0.05
食用菌及其制品	
新鲜食用菌（香菇和姬松茸除外）	0.2
香菇	0.5
食用菌制品（姬松茸制品除外）	0.5
豆类及其制品	
豆类	0.2
坚果及籽类	
花生	0.5
肉及肉制品	
肉类（畜禽内脏除外）	0.1
畜禽肝脏	0.5
畜禽肾脏	1.0
肉制品（肝脏制品、肾脏制品除外）	0.1
肝脏制品	0.5
肾脏制品	1.0
水产动物及其制品	
鲜、冻水产动物	
鱼类	0.1
甲壳类	0.5
双壳类、腹足类、头足类、棘皮类	2.0（去除内脏）

食品类别(名称)	限量(以 Cd 计)/(mg/kg)
水产制品	
鱼类罐头(凤尾鱼、旗鱼罐头除外)	0.2
凤尾鱼、旗鱼罐头	0.3
其他鱼类制品(凤尾鱼、旗鱼制品除外)	0.1
凤尾鱼、旗鱼制品	0.3
蛋及蛋制品	0.05
调味品	
食用盐	0.5
鱼类调味品	0.1
饮料类	
包装饮用水(矿泉水除外)	0.005mg/L
矿泉水	0.003mg/L

①稻谷以糙米计。

(4) 我国镉污染现状

2012 年广西龙江河爆发 Cd 污染事件,使得沿岸及下游居民遭到严重威胁。2015 年,青岛抽检 24 批次海水贝类中有 4 批次扇贝 Cd 含量超标,最高超标近 3 倍。同年 8 月份,宜宾市农业局就省级绿色食品例行抽检中 3 家企业辣椒重金属镉超标问题,约谈了食品企业负责人并提请上级部门取消这 3 家企业辣椒绿色食品认证。2013 年,广州"镉大米"事件震惊全国,给大家带来了很大的恐慌,而农业部门近年来的抽查和学者的研究也都表明,我国仍有约 10% 的粳米存在 Cd 超标问题。

4.2.6　食品中铝的污染

(1) 铝对人体的危害

Al(铝)是一种低毒性的金属元素,进入细胞后可与蛋白质、酶等成分结合,影响体内的多种生化反应,干扰正常代谢,导致功能障碍。人体摄入 Al 后只有少部分能排出体外,大部分在体内慢慢累积,其引起的毒性缓慢且不易察觉,然而一旦发生代谢紊乱的毒性反应,后果非常严重,容易出现铝性脑病、骨软化和贫血等症状。Al 通过血脑屏障进入颅脑,使神经元纤维变性,促进大脑衰老,引起早老性痴呆、记忆力下降、神志模糊、行为不协调等现象。如果沉积于骨中,会导致骨软化,出现骨痛、易骨折、肌肉疼痛及肌无力等症状[19](表 4-9)。

表 4-9　重金属铝毒性

急性中毒症状	慢性中毒症状
全身症状：头痛、头晕、恶心、呕吐、四肢无力、失眠、腹痛、口渴及心动过缓；出现嗜睡、抽搐、呼吸困难、心电图显示有缺血改变；重度中毒，如昏迷、抽搐、严重呼吸困难、血压下降、休克、心动过速、气短、肝肿大、肾脏明显受损（如出现血尿、蛋白尿）等	**神经系统**：诱发神经系统病变，老年性脑痴呆症患者大脑内铝含量增多是诱发本病的重要因素。铝在大脑组织内可促进脑细胞萎缩和神经元纤维变性，致使脑细胞衰老，造成记忆力下降、衰退、行动迟钝、丧失生活能力。儿童还可造成智力发育迟缓 **骨骼系统**：过量的铝可使血磷降低，加速骨骼中钙、磷和氟的流失，抑制骨基质的合成，从而造成骨软化、骨质疏松、骨折等损害。儿童可出现佝偻病、生长缓慢等 **消化系统**：过多的铝沉积在肝、脾、肾等部位，当积聚量超过 5～6 倍时就会抑制钙，磷、锶、铁等元素在消化道的吸收。还可抑制胃蛋白酶的活性，导致食欲不振、厌食、腹胀、消化不良等 **其他**：超标的铝可产生嗜睡、贫血、肝、肾、心脏器的损害；有可能影响胎儿的发育，甚至造成流产

（2）食品中铝的可能来源

① Al 普遍存在于食物中，但一般食物中含 Al 量都较小，各类食物中含量差别较大，其规律表现为植物性食品高于动物性食品。植物性食品中，以干豆类含量最高，粮谷类次之，蔬菜、水果类最低；动物性食品中，畜禽类稍高，蛋奶鱼较低，有的甚至未检出；饮料和调味品中 Al 含量甚低，但茶叶 Al 含量则极高。

② Al 添加剂的使用，面制食品由于在加工过程中使用了含 Al 添加剂（钾明矾和钱明矾、发酵粉等）作为膨松剂，因此这类食品含有较大量的 Al。饮用水中净化广泛用铝盐作混凝剂，使经过处理的水 Al 含量增高。

③ 烹调、储存的铝制炊具和容器中迁移出的铝铝制炊具、容器也是食物 Al 的主要来源之一，但由于氧化膜的保护作用，通常条件下的铝制炊具迁移到食品中 Al 量很少。

（3）人体铝允许摄入量及食品中铝限量

WHO 规定铝的每日摄入量为 0～0.6mg/kg（体重），即一个 60kg 的人允许摄入量为 36mg。我国 2011 年最新颁布的《食品添加剂使用标准》GB 2760—2011 中规定小麦粉及其制品中铝的残留量要小于等于 100mg/kg。《关于调整含铝食品添加剂使用规定的公告》规定：禁止将酸性磷酸铝钠、硅铝酸钠和辛烯基琥珀酸铝淀粉用于食品添加剂生产、经营和使用，小麦粉及其制品（除油炸面制品、面糊、裹粉、煎炸粉外）生产中不得使用硫酸铝钾和硫酸铝铵，膨化食品生产中不得使用任何含铝添加剂。

（4）我国铝污染现状

2007年7月份发生的"膨化食品铝超标事件"和8月份发生的"油条铝超标事件"引起国内外食品生产、加工、包装、销售、质量控制等行业的部门、机构以及消费者的广泛关注，再次敲响了食品安全的警钟。2015年，在抽检的4276余批次粮食及粮食制品中发现了56种不合格产品，其中有25种粉条类产品被检出金属铝超标。2016年，武汉市一家包子铺在制作中使用禁止添加的含硫酸铝钾泡打粉，导致生产和销售的包子含铝严重超标。东营查处3批次不合格食品，鸡蛋酥铝超标被下架召回。

4.2.7　食品中铬的污染

（1）铬对人体的危害

Cr广泛存在于自然环境中，所有Cr化合物浓度过高时都有毒性，但各种Cr化合物毒性的强弱不同。Cr^{3+}进入人体过多时，可对人体健康带来危害，但Cr^{3+}的毒性较小，Cr^{6+}的毒性较大，其中Cr^{6+}已被美国环境保护局（EPA）确定为17种高度危险的毒性物质之一。过量含铬化合物进入人体可能导致皮肤过敏、溃疡、鼻中隔穿孔和支气管哮喘等，是已知的致癌物，还可引起肾脏损伤、引发肾功能及尿中酶和蛋白含量的改变，严重的可能导致肾脏坏死[20]（表4-10）。

表4-10　重金属铬毒性

急性中毒症状	慢性中毒症状
肠胃道：致死剂量：重铬酸钾3g；中毒症状：刺激和腐蚀肠胃道，引起恶心、呕吐、腹疼、腹泻、血便、脱水。头疼、头晕、呼吸急促等	全身性症状：头疼、贫血、消化不良、肾脏损害、肺炎、支气管哮喘、神经衰弱、高血压、高血脂、冠心病、肺心病
呼吸道：中毒浓度：CrO_3 $0.015\sim0.033mg/m^3$；$Cr_2O_7^{2-}$ $0.045\sim0.5mg/m^3$；中毒症状：CrO_3 鼻出血、声嘶哑、鼻黏膜萎缩；$Cr_2O_7^{2-}$ 胃及十二指肠溃疡、肝肿大	呼吸道：由于刺激和腐蚀作用引起鼻炎、咽炎、支气管炎
皮肤：刺激和腐蚀作用，皮炎	皮肤：皮炎、湿疹、皮肤溃疡

（2）食品中铬的可能来源

① 废水灌溉农田。当含Cr废水灌溉农田，使污灌区土壤积累多量Cr，从而使作物的含Cr量显著增加。

② 制革工业的废弃物。有些地方用制革工业的废弃物——革渣作为蛋白质食品原料。制革工艺中若采用铬鞣法，则革渣中就含有大量的铬化物，用这些革渣作食品原料（皮革蛋白），可能造成食品中Cr污染。

③ 食品接触含铬的包装。如果酸性食品接触含 Cr 的包装、器械或容器时，也可使食品中含 Cr 量增高。

④ 生产过程的非法添加。食用、药用明胶常用于制作酸奶、果冻、胶囊等各种食品、药品，而工业明胶成分复杂，是禁止用于食品、药品中的。近年来，一些不法商家为节省成本，采用工业明胶代替食用明胶作为食品添加剂；有些厂家采用铬盐鞣制成的皮革下脚料提取明胶，卖给制药企业，制成胶囊壳。这些明胶内不仅含有铬，还可能含有其他防腐或染色成分，对人体造成危害。

(3) 人体铬允许摄入量及食品中铬限量

中国营养学会目前推荐成人每天的铬适宜摄入量为 $50\mu g$，而可耐受最高摄入量为 $500\mu g/d$。由于铬的科研数据太过零散，JECFA 和欧盟食品科学委员会（SFC）至今还没有规定铬的 PTWI。由于 2012 年发生的铬问题胶囊事件，卫生部重新评估了食品中铬限量指标，保留了铬作为污染物管理。根据食品安全风险评估情况，新的标准中设置了部分食品（谷物、蔬菜、豆类、肉、乳制品、水产品等）的铬限量，我国食品卫生标准 GB 2762—2012《食品中污染物限量标准》中规定，食品中铬限量指标（mg/kg）：谷物及其制品 1.0、新鲜蔬菜 0.5、豆类 1.0、肉及肉制品 1.0、水产动物及其制品 2.0、乳粉 2.0、乳及其制品 0.3（表 4-11）。根据农业标准 NY 659—2003《茶叶中铬、镉、汞、砷及氟化物限量》中规定，茶叶中铬限量值为 5.0mg/kg。我国 GB 8537—2008《饮用天然矿泉水》规定，天然矿泉水铬限量值为 0.05mg/kg。由于不同价态中铬的作用不同，加上铬的科研数据过于零散，目前国际食品法典委员会、澳新、日本、美国、中国台湾地区等无食品中铬限量标准，欧盟也只规定了明胶和胶原蛋白中铬限量为 10mg/kg，中国香港规定了谷类、蔬菜、鱼、蟹、蚝、大虾、小虾、动物肉类和家禽肉类中铬限量为 1.0mg/kg。

表 4-11　食品中铬限量指标

食品类别（名称）	限量（以 Cr 计）/(mg/kg)
谷物及其制品	
谷物①	1.0
谷物碾磨加工品	1.0
蔬菜及其制品	
新鲜蔬菜	0.5
豆类及其制品	
豆类	1.0
肉及肉制品	1.0
水产动物及其制品	2.0
乳及乳制品	
生乳、巴氏杀菌乳、灭菌乳、调制乳、发酵乳	0.3
乳粉	2.0

① 稻谷以糙米计。

（4）我国铬污染现状

2012年4月9日，网上"老酸奶和果冻中添加了工业明胶"的相关微博引发公众热议。2012年4月15日，《每周质量报告》曝光河北、江西、浙江有一些不法厂商使用重金属铬超标的工业明胶冒充食用明胶来生产药用胶囊；修正药业、通化金马等9家药厂的13个批次药品所用胶囊重金属铬含量超标。2012年5月，国家食品药品监管局组织对全国生产胶囊剂药品的1993家企业进行了抽样检验，抽样检验覆盖到全部胶囊剂药品生产企业，在抽验的11561批次胶囊剂药品中，铬含量超标的不合格产品669批次，占5.8%。存在铬超标药品问题的生产企业254家，占全部胶囊剂药品生产企业的12.7%。2014年3月15日央视再次曝光全国各地一些规模较大的明胶厂为了降低成本，从制革厂以低价大量采购已经被工业盐、硫化碱、石灰、纯碱、脱脂剂等多种工业原料污染的垃圾皮料，经过强酸或强碱漂白清洗，加工成金灿灿的所谓食用明胶和药用明胶，高价卖给一些食品厂和胶囊厂。

4.2.8 食品中重金属的检测方法

食品中重金属污染问题频繁出现，重金属检测能够有效避免人们购买、食用重金属超标的食品，防止人们重金属中毒。重金属中毒是一个漫长的过程，早期不容易发现，但是随着时间的推移，一旦出现严重的症状时往往已经不可逆转，所以重金属的检测方法日益受到人们的重视[21-23]（图4-2）。

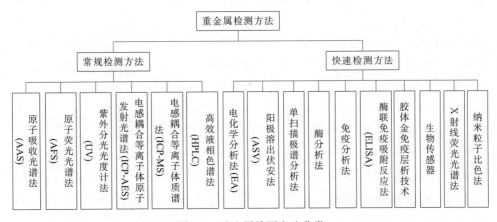

图4-2 重金属检测方法分类

（1）重金属常规检测方法

① 原子吸收光谱仪（AAS）可测定包括铅、镉、汞、砷、铬、铜、锌、镍

第 4 章 环境污染物 91

等多种元素。火焰原子吸收光谱法可测到 9～10mg/L 数量级，石墨炉原子吸收法可测到 10～13mg/L 数量级。因此，原子吸收光谱是现今在环境及食品中技术手段最为成熟、应用最为广泛的一种检测方法。

② 原子荧光光谱法（AFS）是通过待测元素的原子蒸汽在辐射能激发下所产生的荧光发射强度来测定待测元素的一种检测方法。该方法灵敏度高、检出限比 AAS 要低、基体效应小、线性范围宽、谱线简单且干扰小，但仅能分析砷、硒、铅、锡、汞等元素。

③ 紫外分光光度计法（UV）是基于被测物质对紫外-可见光辐射具有选择性吸收来进行分析测试，通常要加显色剂，根据显色程度的不同与标准系列进行比较定量。本法操作简单、不用经过复杂的消解处理且不需要昂贵的仪器和试剂，如能找到对应元素合适的显色剂将不失为一种成熟的重金属检测方法。

④ 电感耦合等离子体原子发射光谱法（ICP-AES），样品由氩载气引入雾化系统进行雾化后，以气溶胶形式进入等离子体的轴向通道，在高温和惰性气氛中被充分蒸发、原子化、电离和激发，发射出所含元素的特征谱线。根据特征谱线的存在与否，鉴别样品中是否含有某种元素；根据特征谱线强度确定样品中相应元素的含量。具有灵敏度高、干扰小、线性宽、可同时或顺序测定多种金属元素的特点，可用于除镉、汞等绝大部分金属元素的测定。

⑤ 电感耦合等离子体质谱法（ICP-MS）即通过电感耦合等离子体使检测样本汽化、原子化，从而将检测金属分离出来，通过与质谱的结合确定待测金属元素的质量。就目前重金属检测方法来看，ICP-MS 是比较先进、检测结果误差较小的方法，但其成本高、易受污染限制了该方法的普遍应用。ICP-MS 可用来确定奶粉中铬的浓度，木腐真菌中铜、锌、镉、铅等浓度以及药物、调味品和海带等食物中重金属的浓度。

⑥ 高效液相色谱法（HPLC）是以液体为流动相，采用高压输液系统将具有不同极性的单一溶剂或不同比例的混合溶剂、缓冲液等流动相泵入装有固定相色谱柱，在柱内各成分被分离后进入检测器进行检测，从而实现对试样的分析。HPLC 具有应用范围广、色谱柱可反复使用、样品不被破坏、易回收等特点，但也有缺点，比如"柱外效应"、络合试剂的选择有限等，给 HPLC 的广泛应用带来了局限性。HPLC 还可以与 ICP-MS、AFS 等联用实现对重金属的检测。

(2) 重金属快速检测方法

随着经济的快速发展，人们对生活质量的要求不断提高，待检重金属样品量迅速增加，传统的检测技术已无法满足此需求。因此，发展重金属快速检测方法具有重要的意义。快速检测技术与传统检测技术相比，虽然只能对重金属污染物进行定性或半定量，灵敏度和准确性也低于传统检测技术，但具有方便、快速、经济等优点，十分适合现场检测，在食品重金属污染方面可起到预警作用。

① 电化学分析法（EA）是发展比较早的一项分析技术，它是根据被测物质在溶液中的电化学性质及其变化为基础，建立物质组成与浓度之间的关系。其优点有：仪器装置小、操作方便、易于自动化和连续分析。在化学成分分析中，检测限可以低至 $10\sim12g/L$，适合多种元素的检测。

② 阳极溶出伏安法（ASV），在一定的电位下，使待测金属离子部分还原成金属并溶入微电极或析出于电极表面，然后向电极施加反向电压，使微电极上的金属氧化而产生氧化电流，根据氧化过程的电流-电压曲线进行分析的伏安法。其主要特点是能够区别溶液中的各种痕量金属的不同的化学形态，且可同时测定多种金属，价格低廉，操作简便。

③ 单扫描极谱分析法也称为示波极谱法，是根据滴汞电极上电位的线性扫描所得到的电流-电位曲线进行分析。用单扫描极谱分析法可实现对莲藕各部位中 Pb、Cd、Zn、Cu、Mn 和 Cr 含量的分析。

④ 酶分析法是通过酶和重金属离子产生反应所产生的变化来判断金属种类以及检测重金属的含量。一些重金属离子在遇到特定的酶时，会产生相应的反应，使显色剂的颜色、导电性、吸光率以及酸碱程度发生变化，这些反应可通过肉眼观察或者电信号传输、pH 值检测等方便的获取实验结果，通过这些变化可以断定重金属元素及其含量。目前，用于痕量重金属检测的常用酶有：脲酶、过氧化氢酶、丁肽胆碱酯酶、黄嘌呤氧化酶等，其中最常用的是脲酶。国内还没有认证此方法，而国外仅限将脲酶抑制法用于饮用水中汞的测定。

⑤ 免疫分析法的工作原理是将重金属离子与合适的化合物结合，获得空间结构，产生反应原性，再将结合了金属离子的化合物连接到载体蛋白上使其产生特异性抗体，通过对抗体的分析确定重金属元素及含量。该方法具有高度特异性和灵敏度高的特点，其成功的关键在于选择合适的化合物与金属离子进行结合。国内还未真正推广，国外已成功用于液体样品中的汞、镉、铅等的检测，但固体样品中重金属的提取方法需要进一步研究。

⑥ 酶联免疫吸附反应法（ELISA）是将抗原抗体特异性免疫反应与酶催化作用相结合起来的一种检测技术，具有特异性强、灵敏度高、方便快捷、操作简单、便于易携、快速准确、可应用于大量样品检测等优点，一般不需贵重的仪器设备。ELISA 技术作为实验室常规技术方法，不需要专业系统的理论基础，普通实验人员即可熟练操作，在进行样品检测时所需时间短，可根据标准曲线对待检物进行定量。但 ELISA 试剂盒的检测范围受到特异性抗体亲和力与灵敏度的制约，有一定的适用范围，实际样品检测时可能出现假阳性问题容易引起误判，每次进行定量检测时都要做标准曲线。

⑦ 胶体金免疫层析技术具有方便、快速、肉眼可见检测结果等优点，无需

任何检测仪器，被广泛用于食品农药残留、瘦肉精残留、重金属残留等食品安全和环境安全快速检测中。胶体金检测技术现在多被用于半定量检测，特别适合用于大范围的环境样品初检和爆发式污染事件的现场检测。

⑧ 生物传感器检测重金属法即利用重金属和特定的生物识别物质结合，将变化通过信号转换器转化成易于检测到的光信号或者电信号等。常用的生物传感器有酶生物传感器、DNA 传感器、细胞传感器、微生物传感器等。

⑨ 重金属对 X 射线的吸收是随着它的成分和含量而变化的，利用这种变化规律加以分析就能检测出食品中重金属的成分和含量。X 射线荧光光谱法因为它的迅速性、准确性等特点而被广泛应用，它与其他检测方法的区别就在于不仅可以检测常量元素，还可以对微量元素进行检测，前期处理少、方便快捷是 X 射线荧光光谱法最大的优势。

⑩ 纳米粒子比色法的基本原理是基于目标物引起纳米粒子的聚集或分散，从而导致颜色的变化。该方法简单快速，成本低廉，可不借助任何先进仪器，通过肉眼实现对目标分析物的检测。随着纳米粒子比色法原理的深入探究，制备出污染小、性能优异、方法简单的纳米探针将是未来发展的主要方向。

4.3 食品中多氯联苯的污染 »»»

有机化合物多氯联苯（PCBs）自 1881 年由德国人成功合成后，美国于 1929年开始工业生产。PCBs 在使用过程中，通过各种途径进入环境中，并通过食物链传递和富集而进入人体，因此对人类健康危害极大，目前各国已普遍减少使用或停止生产多氯联苯。但是，多氯联苯已使用近 40 年的时间，由于用途极其广泛，理化性质稳定，又对人体健康危害较大，因此各国都把多氯联苯列入必须优先处理的食品污染物名单中[24-27]。

(1) 多氯联苯的理化性质及特征

PCBs 是一组具有广泛应用价值的氯代芳烃化合物，是双联苯在铁的催化作用下加入干燥氯气，在 $700\sim800℃$ 下反应生成。由于加热条件的不同，氯化程度会有差异，双联苯中氢为氯取代，可生成含氯数 $1\sim10$ 的 PCBs（图 4-3）。由于氯的取代位置的差异与取代数的差别，PCBs 理论上有 210 个同系物异构体，目前已在商品中鉴定出 130 种同系物异构体单体，其中大多数为非平面化合物。在中国通常按照氯原子的个数将其分为三氯联苯、四氯联苯、五氯联苯、六氯联苯。PCBs 的纯化合物为晶体，混合物则为油状液体，一般工业生产均为混合物。低氯化物呈液态，流动性好。随着氯原子数增加，黏稠度也相应增加，而呈糖浆或树脂状。PCBs 的物理化学性质高度稳定，耐酸、耐碱、耐腐蚀和抗氧化，对金属无腐蚀、耐热和绝缘性能好，加热到 $1000 \sim 1400 ℃$ 才能完全分解。除一氯、二氯代物外，均为不可燃物质。PCBs 在水中的可溶性很低，而且随着氯的增加而减低，其溶解度为 $0.04 \sim 0.10 mg/L$，在脂肪和极性溶剂中可高度溶解。常温下 PCBs 的蒸汽压很小，属难挥发物质。由于具有非常优良的物理特性，因而被广泛应用于工业中作热载体、润滑油、绝缘油等。

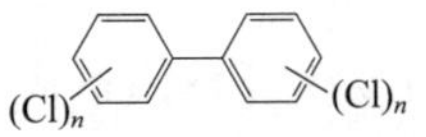

图 4-3　氯代芳烃化合物的通式

食品中 PCBs 具备以下特性。

① 难降解性：PCBs 结构稳定，自然条件下很难被降解。在水中的半衰期超过 12 个月，在土壤和沉积物中的半衰期超过 6 个月，而在人体和动物体内残留时间长达 7~11 年。虽然我国于 1974 年停止生产 PCBs 产品，但仍能在大气、土壤及沉积物等环境中检测到 PCBs 的残留。

② 生物毒性：PCBs 具有很强的毒性，即使低浓度时也会对生物体造成伤害，具有潜在的致癌性，受到研究者们的普遍重视。PCBs 对生物体发育产生影响，影响胎儿的生长发育和器官形成，更有甚者能影响子代的繁殖能力。国外研究者们发现 PCB126 能使小鼠内固醇酶类基因表达发生变化，使两栖动物在发育阶段出现的畸形比例增加，使发育阶段动物死亡率增大。

③ 生物累积性：研究显示，在鱼类、鸡蛋和母乳中均有大量 PCBs，鱼类是 PCBs 人体暴露的主要贡献者，约占人体 PCBs 日暴露的 60%，同时鱼类体内 PCBs 的浓度水平呈现出肉食性鱼＞杂食性鱼＞草食性鱼规律。PCBs 难溶于水具有亲脂性，可通过生物富集作用在生物体内聚集，并通过食物链逐级放大，人类大量吸收 PCBs，最终产生毒害作用。

④ 挥发迁移性：PCBs 大部分具有挥发性、抗光解和抗生物降解性，使它们能在大气中长距离传播，最著名的理论为"全球蒸馏效应"或"蚱蜢跳效应"。由于 PCBs 的挥发、半挥发性质，在温带地区土壤或水体中的 PCBs 能挥发出来进入大气循环，迁移到寒带地区。由于 PCBs 的理化性质不同，其迁移能力也各不相同。易挥发的 PCBs 可以通过一系列的"小跳"不断向远方迁移。纬度不同其主要迁移方式有所区别，低纬度的热带地区以挥发为主，沉降为辅，而高纬度低温地区以沉降为主，挥发为辅。

(2) 食品中多氯联苯的来源及危害

食品中多氯联苯的主要来源包括环境污染，食品容器、包装材料中的污染和含 PCBs 的设备事故。

① 环境污染：自 20 世纪 30 年代开始，PCBs 广泛应用于工业和商业等方面。它可作为电容器和变压器内的绝缘流体；在热传导系统和水力系统中作介质；在配制润滑油、切削油、农药、油漆、油墨、复写纸、胶黏剂、封闭剂中作添加剂；在塑料中作增塑剂；生产杀虫剂（五氯酚及其钠盐）。而含这些 PCBs 的工业废气、废水、废渣的排放以及工业液体的渗漏均可直接或者通过食物链的生物富集污染食品，在人体内蓄积。

② 食品容器、包装材料中的污染：PCBs 用于塑料、橡胶、涂料等的添加剂和染料的生产，与食品接触时可发生迁移而造成污染。

③ 含 PCBs 的设备事故：1967 年，日本米糠油事件。生产米糠油用 PCBs 作热载体，由于生产管理不善混入米糠油，食用后中毒，患病者超过 1400 人，其中 16 人死亡。用这种米糠油中的黑油饲喂家禽，致使几十万只鸡死亡；1978 年，台湾地区约 2000 人食用了受污染的食用油。PCBs 从热交换器漏入成品油中，一部分 PCBs 受热后降解产生了多氯二苯并呋喃和其他氯化物，造成了高达数万人中毒。2002 年，孟山都公司设在美国安尼斯顿镇的化工厂，向当地的河流中倾倒了数百万磅含有 PCBs 的废料，还有近 5000t 含有 PCBs 的化学废料被放置在垃圾处理厂，严重污染了小镇的水源、土壤、空气，对居民健康造成威胁。

PCBs 对皮肤、肝脏、胃肠系统、神经系统、生殖系统、免疫系统的病变甚至癌变都有诱导效应，具有潜在致癌性。PCBs 容易累积在脂肪组织，造成脑部、皮肤及内脏等疾病，并影响神经、生殖及免疫系统。归纳起来，其生物毒性主要包括以下四个方面：

① 生殖毒性：PCBs 混合物表现出生殖毒性作用，对人类生殖周期以及生殖功能都有不利的影响，雄性尤为敏感。PCBs 可引起雄性生殖器官形态改变和功能异常。

② 发育神经毒性：PCBs 为脂溶性物质，可以通过胎盘和乳汁进入胎儿或婴儿体内，导致早期流产、畸胎、婴儿中毒，主要表现为致畸、上腭裂、智力损伤以及生殖力下降。日本和中国台湾发生的米糠油中毒事件中，中毒新生儿表现为体重降低、皮肤黏膜色素沉着、眶周水肿、颅骨异常钙化等，被民间俗称为"可乐儿"，追踪研究发现他们生长发育迟缓，肌张力过低、痉挛、行动笨拙、IQ 值偏低。

③ 致癌性：目前致癌试验表明 PCBs 为肿瘤引发剂，小鼠暴露于 PCBs 环境中可引发肿瘤，国际癌症研究中心已将其定为可能令人类致癌的物质。

④ 干扰内分泌系统：PCBs 可使儿童的行为怪异，使水生动物雌性化。某些 PCBs 混物性质类似于多氯代二苯-对-二噁英（PCDD/Fs），其毒性通过芳烃受体（AhR）依赖机制介导；某些 PCBs 异构体为雌激素受体（ER）的配体，通过 ER 依赖机制介导；一些 PCBs 能改变第二信使的体内平衡，进而影响神经递质

合成、损害大脑发育及神经内分泌；一些PCBs的羟化代谢物能抑制雌激素转硫酶，提高内源性雌激素的活性，表现出类雌激素样活性。

（3）食品中多氯联苯的分析方法

由于PCBs的同系物很多，而且在环境中的浓度极低（一般 $\mu g/L$ 或 ng/L 级），对检测分析提出了很高的要求。目前常用的分析方法有色谱分析法、生物分析法、免疫分析法。

① 色谱分析法。主要的分析程序都包括采样、提取、净化、仪器检测、数据处理、质量控制和质量保证几个步骤。不同样品的PCBs提取过程有一些差异，常见的方法包括固相萃取法（SPE）、超临界流体萃取法（SFE）、加速溶解萃取法（SAE）和固相微萃取法（SPME）等。早期PCBs的测定常采用高分辨的石英毛细管柱气相色谱/电子捕获器（GC/ECD）方法，并且以一种或几种已知各同系物含量和分布的工业品为标准，通过色谱峰峰形拟合，进行总量测定。这种方法能够反映样品中PCBs总的污染水平，但是单个同系物的污染水平无法确定。20世纪80年代质谱开始普及，常采用质谱作为气相色谱的检测器。质谱增加了PCBs的特征离子及氯原子同位素峰丰度信息，提供了更可信的结果，氯原子数不同的质谱使PCBs同系物的分析成为可能。高分辨质谱（HRMS）或质谱/质谱（MS/MS）与高分辨气相色谱（HRGC）的联结方法是目前最佳的异构体分离和定性手段。总之，PCBs的分析从过去的总量分析、同系物分析，已发展到近年的有毒同族体分析，分析方法不断更新，精密度也在不断提高。

② 生物分析法。色谱法虽然可以分离多种PCBs的异构体，并进行准确的定量，但这种方法需要复杂的样品前处理过程，而且要求有精密的分离检测仪器、良好的实验环境和训练有素的操作人员，因此它的应用受到了限制。为了克服色谱分析方法的缺点，人们开始寻求成本低廉且简便快速的检测方法，以便及时准确地对它进行监测。近年来有关PCBs的生物快速检测技术得到了飞速的发展，这项技术有望在本世纪初取得新的突破。如利用重组有绿色荧光蛋白（GFP）和荧光素酶（Luc）报告基因的2个细胞系，检测从野外环境中所采集的水、底泥和生物样品中的PCBs的含量，研究结果表明，GFP和Luc荧光强度与PCBs标样浓度的相关系数分别达到0.99和0.98。与GC/ECD的仪器分析比较，GFP和Luc的荧光强度与环境样品中的PCBs含量具有很好的相关性。目前这方面的技术大多仍处于实验室的研究过程，用于环境样品测试则少见报道。

③ 免疫分析法。根据免疫细胞化学中抗原与抗体之间高度特异的反应原理而设计，具有选择性好、灵敏度高、检测速度快等特点。现阶段已有一些商品化的PCBs免疫分析试剂盒，通过了美国EPA认证，用于土壤、水和油状物的提

取液中 PCBs 的残留分析。免疫分析法在 PCBs 检测方面的主要优势在于：所需时间较短，通常检测过程仅需 1～2h；操作较简单，包括样品前处理和检测过程；检测样品的费用也较便宜，适合于大量样品的快速筛选，可定量或半定量。不足之处在于：第一，分析灵敏度和特异性有限。因为常规多克隆抗体或单克隆抗体的亲和力与特异性取决于半抗原的设计，理想的半抗原应该最大限度的保留目标分析物的分子结构特性，但是很多 PCBs 同系物的结构非常类似，要突出某一个同系物的抗原决定簇非常困难；第二，分析条件复杂。免疫分析中抗原抗体的反应一般在水溶液中进行，但是 PCBs 为脂溶性物质，分析时 PCBs 容易吸附于固相载体，造成分析误差，所以 PCBs 的分析液中必须含一定剂量的有机溶剂，但不同浓度和种类的有机溶剂都可能干扰此方法。因此，建立 PCBs 的免疫分析法是对色谱法的重要补充，可极大地提高对大量样品的分析效率。国内虽然有兽药和农药等有毒残留物免疫分析法的研究报道，但至今还未见 PCBs 免疫分析法研究的相关报道。

(4) 我国食品中多氯联苯的污染现状

据我国部分地区的食品监测表明，PCBs 在一般食品中的平均含量皆呈下降趋势，如在黄油、植物油、牛肉、羊肉、鸡、大米、谷物、面包、饼干和婴幼儿食品中多低于 0.1mg/kg，猪肉中 PCBs 含量稍高，有的达到 0.2～0.5mg/kg，但在浙江的部分受 PCBs 污染的土地上收获的大米与蔬菜中检出较高的 PCBs，大多在 0.5～3mg/kg。在所有的食物中鱼含 PCBs 最高，其 PCBs 含量取决于捕鱼区的污染状况及鱼的种类与生活习性。在一些调研中发现，鱼含 PCBs 在 0.1mg/kg 以上的概率在 40%～60%，检出阳性样品的均值大多为 1～30mg/kg，最高值可达 35～60mg/kg。蛋和乳酪也可能是含 PCBs 的重要食品，多数蛋和乳酪 PCBs 的含量在 0.1mg/kg 以下，部分蛋中 PCBs 的含量在 3～5mg/kg，部分乳酪中 PCBs 的含量可达 25～50mg/kg，这完全取决于该地域的污染状况。我国在 1989 年将 PCBs 列入 "水中优先控制污染物黑名单"，并于 1992 年实施了《含多氯联苯废物污染控制标准》（GB/T 13015—1991）。1999 年又将 PCBs 列入新颁布的《地表水环境质量标准》（GHZB 1—1999）中。《海产品中多氯联苯限量标准》（GB/T 9674—1988）也对海产品中的 PCBs 的含量进行了限定。2012 年颁布的《食品中污染物限量》（GB 2672—2012）中对食品中 PCB 进行了限定，比如水产动物及其制品中限量为 0.5 mg/kg。这些措施表明我国近年来对 PCBs 污染的控制是相当重视的。

中国已经加入《关于持久性有机污染物的斯德哥尔摩公约》，通过有效履行《斯德哥尔摩公约》，减少、消除和预防持久性有机污染物带来的健康和环境风险，有助于维系人类健康繁衍和维护生态环境安全，促进可持续发展，建立和谐社会。中国对于 PCBs 的管理政策与国际接轨是必然趋势。

4.4 食品中二噁英的污染 ▶▶▶

（1）二噁英的理化性质及特征

二噁英是人工合成氯酚类产品的副产品，实际上是一个简称，它指的并不是一种单一物质，而是结构和性质都很相似的包含众多同类物或异构体的两大类有机化合物，全称分别叫多氯二苯并-对-二噁英（PCDD）和多氯二苯并呋喃（PCDF），我国的环境标准中把它们统称为二噁英类。PCDDs 由 2 个氧原子联结 2 个被氯原子取代的苯环；PCDFs 由 1 个氧原子联结 2 个被氯原子取代的苯环（图 4-4）。每个苯环上取代 1 至 4 个氯原子，形成众多异构体，PCDDs 有 75 种异构体，PCDFs 有 135 种异构体。二噁英在标准状态下呈固态，熔点在 303～305℃之间，性质稳定，对理化因素和生物降解都具有抵抗作用，平均半衰期约为 9 年。因此，环境中的二噁英很难自然降解消除。二噁英是已知的毒性最大的化合物之一，其中毒性最大的 2,3,7,8-四氯二苯并二噁英（2,3,7,8-TCDD）已被国际癌症研究中心列为人类一级致癌物，毒性比氰化钾要高 50～100 倍。其他二噁英类化合物的毒性都以 TCDD 当量来表示。二噁英类物质毒性的另一个特点是，二噁英为脂溶性化合物，易积累在生物体的脂肪组织中，不易被降解和排出，可以在人和动物体内不断蓄积达到较高浓度，在生物体表现出明显的症状之前有一个漫长的潜伏过程[28-32]。

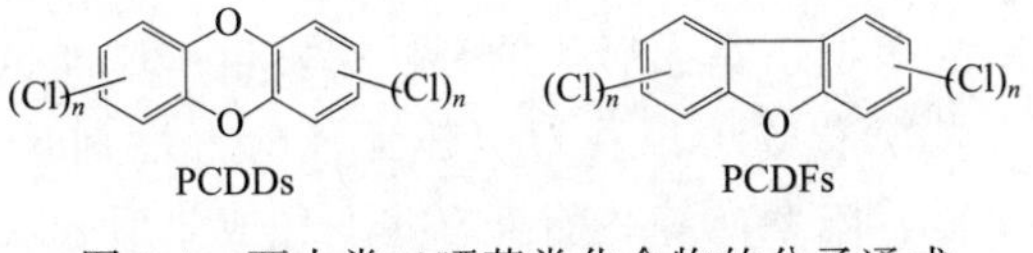

图 4-4 两大类二噁英类化合物的分子通式

（2）食品中二噁英的来源及危害

植物性食品中二噁英的残留主要是植物在生长过程中从环境中获得的，如：土壤水分中含有二噁英、空气中残留二噁英造成植物体的表面污染。由于二噁英是脂溶性物质，所以在油脂含量较高的油料作物中二噁英残留量往往较高。动物性食品中二噁英的残留主要来源于家畜进食的饲料以及饮水，通过生物富集作用在体内脂肪组织中蓄积。已有检测数据表明，在肉、禽、蛋、鱼、乳及其制品中二噁英都有广泛残留。主要来源有以下三个方面：

① 作为副产物产生于许多含氯的工业处理过程中。在制造包括农药在内的化学物质，尤其是氯系化学物质，如杀虫剂、除草剂、木材防腐剂、落叶剂、多

氯联苯等产品的过程中派生；含氯、含碳物质纸张、木制品、食物残渣等经过铜、钴等金属离子的催化作用也可生成二噁英。

② 来自于垃圾的不完全燃烧。在对氯乙烯等含氯塑料的焚烧过程中，焚烧温度低于800℃，含氯垃圾不完全燃烧，极易生成二噁英。1977年，在荷兰的城市垃圾焚烧炉烟道排气及飞灰中首次发现了这种化学物。

③ 设备事故。在食品加工过程中，加工介质（如溶剂油、传热介质等）的异常泄漏也可造成加工食品中二噁英的污染。

二噁英进入人体后，可使男子精子数量减少、睾丸癌和前列腺癌患病率增加、女性子宫内膜症患病率增加、引发特异反应性皮炎、破坏甲状腺功能与免疫系统、导致智能低下，严重影响人体健康。二噁英不仅可以通过皮肤、呼吸道、消化道等途径进入人体，还可以通过母乳传递给下一代，对胚胎和婴儿造成不良影响，如发育受阻、认知能力受损、甲状腺功能紊乱等，其中通过食物特别是含脂量高的食物经消化道进入人体的量占90％以上。二噁英危害的另一个特点是如果它在食品中有残留，即使人当时食用后无任何反应，也会在人体内形成长期性和隐匿性的潜伏，在表现出明显的症状之前有一个漫长的潜伏过程，它影响的可能是人类的子孙后代。美国国家环保局发现，二噁英具有致癌毒性、生殖毒性、神经毒性、内分泌毒性和免疫毒性效应，被国际社会公认为环境内分泌干扰物。

① 致癌毒性：二噁英的最大危害是具有不可逆的"三致"毒性，即致畸、致癌、致突变，其已被国际研究中心列为人类一级致癌物。它可以引起软组织、结缔组织、肺、肝、胃癌以及非何杰金氏淋巴瘤等多系统、多部位的恶性肿瘤。

② 生殖发育毒性：对生殖系统的毒性主要表现为生殖细胞毒性、胚胎发育毒性和致畸性。越南战争退伍军人后代的脊柱裂发生率增加也被认为与当年落叶剂的暴露有关。二噁英类化物可以在对母体无任何毒性剂量下影响后代的生殖系统出现睾丸发育不良、隐睾症等，而且有些变化成年后才被发现，如精子数减少、质量下降、性行为改变等，剂量较大时甚至可造成不育。流行病学调查显示，越战期间接触橙色试剂的美国士兵回国后，其妻子自发性流产与子女先天畸形发生率上升30％。

③ 免疫毒性：二噁英类化合物的免疫毒性表现为胸腺萎缩、体液细胞免疫抑制、抗体产生能力抑制、抗病毒能力降低，并认为免疫系统是二噁英类化合物主要的和最敏感的靶器官之一，其他毒性的发挥几乎都与其免疫毒性有关。二噁英类化合物可以同时抑制体液免疫和细胞免疫，免疫系统起着消除病原体和机体恶性细胞的功能，其功能一旦受损，则增加感染性疾病和癌症的易感性。

④ 神经毒性：靶器官为中枢神经系统，神经系统症状主要表现为失眠、头痛、烦躁不安、易激动、视力和听力减退、四肢无力、感觉丧失、性格变化以及意志消沉等。

⑤ 内分泌干扰毒性：产生甲状腺功能紊乱，破坏人和动物激素系统，如改变动物及其组织中雌激素、孕激素、雄激素、甲状腺激素以及维生素 A 的浓度，并对人类或动物后代产生巨大的影响，如肝肿、肝组织受损、肝功能改变、血脂和胆固醇增高、消化不良、腹泻、呕吐等。

⑥ 其他毒性：二噁英类化合物还可以改变皮肤分泌，使皮肤增生、过度角化、色素沉着、多汗症和弹性组织变性等，发生氯痤疮和皮肤黑斑，皮损常持续多年，愈合时常留存疤痕。除此之外，还可引起慢性阻塞性肺病发生率的升高，也可引起肝纤维化及肝功能的改变，出现黄疸、转氨酶升高、高血脂、消化功能障碍，出现食欲减退、腹胀、恶心、肌肉关节和运动功能改变等。

(3) 食品中二噁英的分析方法

有关二噁英残留的分析，首先是在环境的检测中应用，如水源、土壤、灰尘中二噁英的检测。食品中二噁英残留的分析方法有不同于环境样品的特点。首先，由于大多数食品样品中二噁英含量仅为 10^{-9} 水平，因此在测定前通常采用加大样品量和尽量减少最后定容体积的样品前处理方法，使得最后结果的定量精度变差。其次，食品样品的成分较为复杂，所含有的化学物质种类丰富，为减少基体效应对结果测定的影响，须用特殊的前处理方法净化样品。特别是富含脂质的食品，为了保证一定的回收率，其前处理过程比环境样品要复杂繁琐许多。目前，有多种技术手段被用于食品中二噁英的检测，主要有化学检测方法和生物学检测方法。

二噁英类化合物根据氯原子或溴原子的数目和取代位置的不同，不仅种类繁多，各同系物、异构体的毒性相差也很大，化学分析时需进行选择性测定，因此食品中二噁英类化合物的分析属超痕量和多组分分析。由于其他化学组分的干扰，对化学前处理的要求极高，只有良好的净化技术及特殊的分离手段才能满足分析要求。目前已有国际组织和相关国家建立了官方分析方法，如国际癌症研究中心（IARC）、欧盟的公共标准局、美国环境保护局（EPA）和美国食品药品管理局（FDA）。高分辨气相色谱与高分辨质谱联用技术（HRGC-HRMS）仍被认为是当前唯一适用的化学检测方法。化学检测方法可以准确提供样品中二噁英类化合物的种类和浓度，从而确认异构体来源，但由于二噁英类化合物种类多、结构和化学性质差别大，因此前处理复杂、费时、费力而且成本高，无法满足快速筛选的需要，也不能反映它们的生物学毒害效应。

随着生物技术的发展，生物检测方法以其相对快速和廉价的特性开始受到广泛关注。生物检测方法是基于一些关键性的生物分子（抗体、受体、酶等）识别二噁英的结构特征，以及细胞或生物体对二噁英类化合物的特殊反应能力，结合前期处理技术，评估二噁英的值。主要包括酶免疫分析法、表面胞质团共振检测和以多环芳烃受体（AHR）为基础的生物检测方法。其中以多环芳烃受体

（AHR）为基础的生物检测方法的一个重要特点是能够度量出食品样品的提取物中复杂混合物质和 AHR 之间的关系。这些混合物包括二噁英、PCBs 以及其他一些存在于提取物中没有被净化过程除去的卤化物，最常见是用荧光素酶报告基因法。目前，已有几种生物检测方法被美国 EPA 推荐为指导方法。生物检测方法具有周期短、成本低、适合大量样品的快速筛选，并能真实反映食品中二噁英类化合物复合污染的综合毒性效应等特点，但却不能得出样品中化合物的具体种类和真实浓度。因此，将两种方法互相补充，可为二噁英类化合物的快速准确分析提供保证。如生物检测方法可以用作筛选和用于特定条件下的监督管理，在筛选出阳性样品后，有选择地用化学分析方法进行检测。

（4）食品中二噁英的污染现状

1998 年 3 月，德国销售的牛奶中出现高浓度二噁英，来源是巴西出口的动物饲料含有柑橘果泥球所致。此项调查导致了欧盟禁止所有巴西柑橘果泥球的进口；1999 年 5 月底，比利时的"肉鸡污染事件"就是由鸡饲料中二噁英含量超标直接导致的，随后的一连串食品污染事件使世界各国对欧洲一些国家出口的禽畜类食品和乳制品望而却步；《德国世界报》2005 年 1 月 16 日报道，根据 1 月份实施的《欧盟农产品标准》，德国许多州发现不少柴鸡蛋中的二噁英含量超标。食用这种柴鸡蛋虽然不会在短期内导致人体病变，但被吸收的二噁英会长期潜伏在人体的脂肪组织中，并最终对人体造成危害；2007 年 7 月，欧盟发现食品添加剂瓜尔胶中含有高剂量的二噁英，其源头追踪到印度的瓜尔胶，其中含有一种已经摒弃的杀虫剂五氯苯酚，五氯苯酚中所含的二噁英正是污染物；2008 年年末，爱尔兰因在猪肉抽样检查中检测出二噁英含量超出安全指标的 200 倍，召回大量猪肉和猪肉产品，这一发现导致了与化学污染相关的最大食品召回事件。爱尔兰进行的风险评估表明没有造成公共健康威胁，并追查到污染起因来自污染的饲料。

我国作为斯德哥尔摩公约的履约国之一，面临着持久性有机污染物监测和减排的重大技术挑战，还需要大力开展持久性有机污染物污染控制技术的研发和示范。

参 考 文 献

[1] 戴树桂. 环境化学 [M]. 第二版. 北京：高等教育出版社，2006.

[2] 殷丽君. 环境污染与食品安全 [J]. 营养健康新观察（第十八期）：食品安全专题，2003.

[3] 刘玲玲. 环境污染与食品安全 [J]. 中国食物与营养，2006（2）：12-14.

[4] 董钻. 环境污染与食品安全-污染物及其危害 [J]. 新农业，2004，3：47-48.

[5] 郭卓群. 浅议微生物与食品安全 [J]. 科教导刊：电子版，2015（3）：192-192.

[6] 于艳新，李奇，王慧，等. 食物中典型持久性有机污染物（POPs）的生物可给性研究综述 [J]. 生态环境学报，2015，24（8）：1406-1414.

[7] 胡海，李涵，张红菱．可蓄积到食物中的持久性有机污染物及其检测技术研究进展 [J]．食品安全质量检测学报，2014（2）：463-467.

[8] 李玉国，张岩，李挥，等．影响我国食品安全的环境因素及其防治对策 [C] // 河北省环境科学学会环境与健康论坛暨 2008 年学术年会．2008.

[9] 刘志全，禹军，徐顺清．我国环境污染对健康危害的现状及其对策研究 [J]．环境保护，2005（4）：31-34.

[10] 谢兵．环境污染对食品安全的影响 [J]．重庆科技学院学报（自然科学版），2005，7（2）：63-66.

[11] 彭秧锡．食品化学污染及其防治策略 [J]．粮油食品科技，2003，11（3）：28-29.

[12] 徐小英．我国食物（食品）质量安全存在的主要问题及应对措施 [J]．首都师范大学学报：自然科学版，2013，34（6）：76-85.

[13] 邵懿，王君，吴永宁．国内外食品中铅限量标准现状与趋势研究 [J]．食品安全质量检测学报，2014（1）：294-299.

[14] 曹秀珍，曾婧．我国食品中铅污染状况及其危害 [J]．公共卫生与预防医学，2014，25（6）：77-79.

[15] 赵静，孙海娟，冯叙桥．食品中重金属汞污染状况及其检测技术研究进展 [J]．食品工业科技，2014，35（7）：357-363.

[16] 李露．食品中汞污染的危害与检测 [J]．科学时代，2015（7）．

[17] 王明强．食品中砷污染的危害及其防治 [J]．中国酿造，2008（20）：87-88.

[18] 汪书红，李林．食品中镉研究进展 [J]．粮食与油脂，2007（9）：45-48.

[19] 姜于，刘佳，毕鹏昊．食品中铝的测定及食源铝污染的初步研究 [J]．现代食品，2016，1（2）：66-68.

[20] 骆和东，吴雨然，姜艳芳．我国食品中铬污染现状及健康风险 [J]．中国食品卫生杂志，2015，27（6）：717-721.

[21] 梁栋明．食品中重金属的检测方法 [J]．食品安全导刊，2015（29）．

[22] 程晓宏，杨清华，陈峰，等．食品安全中重金属检测方法的研究进展 [J]．江苏预防医学，2015（3）：56-58.

[23] 冷进松，高雪梅，王磊鑫．食品中重金属污染的危害及其检测技术研究进展 [J]．农产品加工，2015（12）：50-53.

[24] 杨晓敏，朱建如，陈明．食品中多氯联苯的污染及其控制 [J]．公共卫生与预防医学，2006，03：38-40.

[25] 刘芡．食品中多氯联苯的污染及其控制 [J]．职业与健康，2007，13：1145-1148.

[26] 吉仙枝．食品中多氯联苯的测定方法研究 [D]．西北农林科技大学，2013.

[27] 林咸真．多氯联苯污染现状、管控政策和检测方法研究 [D]．浙江大学，2014.

[28] 廖涛，熊光权，林若泰，李露，徐盈．食品中二噁英类化合物的污染与分析 [J]．食品与机械，2008，04：153-157.

[29] 丁锋．食品中二噁英污染的危害性及其预防措施 [J]．粮油食品科技，2006，03：51-52.

[30] 彭恩泽，李晶晶．二噁英类物质污染及综合防治措施 [J]．工业安全与环保，2005，02：19-21.

[31] 余轶松，邓力．二噁英污染现状及研究进展 [J]．资源节约与环保，2013，11：112.

[32] 吴广枫，孙晨星，石英．食品中二噁英检测方法的研究进展 [J]．食品科技，2007，11：23-28.

第5章

兽药残留

5.1 概述 »»»

根据联合国粮农组织和世界卫生组织（FAO/WHO）食品中兽药残留联合分委员会的定义，兽药残留是指动物产品中的任何可食用部分所含兽药的母体化合物及其代谢产物以及与兽药有关的杂质[1]。兽药是发展现代畜牧业的物质基础，主要用于畜禽类疫病的防治，畜产品质量以及生产效率的提高等方面，在降低畜禽发病率与死亡率、促进动物生长、改善动物源食品的品质以及提高使用效率等方面作用明显。近几年，随着人们的生活水平的提高，人类对肉制品的需求量加大，不法商家为了提高产量，获得高额利润，开始在动物饲料中大量添加抗生素等药物，造成动物源食品中抗生素及代谢产物的残留，如我国出现的非法使用安定、乙烯雌酚、"瘦肉精"等违禁药物，对我国食品安全问题以及人类身体健康产生严重威胁[2]。因此，提高人们对动物源食品中兽药残留的认识，发现造成兽药残留的根源，思考应对措施，从根本上解决兽药残留问题是重中之重。

5.1.1 兽药残留产生的原因

"民以食为天，食以安为先"，兽药残留严重影响着食品安全问题，危害着人类健康，解决兽药残留问题是提高动物源食品质量，保障人类安全的重要环节[3]。然而解决兽药残留问题的根本就是要明确兽药残留产生的原因，其主要归纳为以下几个方面。

① 滥用或者非法使用违禁或淘汰药物。我国农业部第 265 号公告中已经指出，为了进一步做好出口肉禽养殖用药管理工作，相关企业应该严格遵守国家兽药使用管理规定，不得使用不符合《兽药标签和说明书管理办法》（2002 年农业部第 22 号令）规定的兽药产品，不得使用《食品动物禁用的兽药及其他化合物清单》（2002 年农业部第 193 号公告）所列产品及未经农业部批准的兽药[4]。但是相关企业在利益的驱使下，仍然将禁用兽药作为饲料添加剂非法添加，其造成了严重的后果，主要表现为以下两点：首先是病菌产生耐药性，使本身能够治疗痊愈的人类疾病变得无法根治；其次，一些违禁药物具有一定的毒性，人类摄入含有兽药残留的动物源食品后，会对人类的健康造成不良影响，危害人类身体健康。

② 不执行休药期规定用药。休药期指的是畜禽最后一次食用某种药物到其许可屠宰或者其蛋乳制品许可上市的间隔时间。为进一步加强兽药使用管理，保证动物性产品质量安全，根据《兽药管理规定》，我国农业部已于第 278 号公告中指出兽药国家标准和部分品种的停药期规定[5]；另外，美国 FDA 和欧盟等都规定了兽药使用的休药期，以及药物的最高残留限量标准（1011225681），如果不执行休药期相关规定用药，必然产生残留超标[6]。一旦养殖者为追求一时的经济效益，不按休药期使用动物药品，或者在动物即将屠宰或产奶产蛋期间持续使用某种药物，必然会造成兽药残留。

③ 药物生产企业违背有关标签规定用法。我国的《兽药管理条例》已经明确指出兽药的标签必须注明兽药的通用名称、成分及其含量、规格、适应症、用法用量、休药期等相关内容。但某些兽药生产企业出于自身利益，在产品中非法添加某些化学物质，但在标签中不进行说明，导致养殖企业在不知情的情况下出现重复用药、盲目用药等现象，造成药物残留[7]。

④ 过量使用药物。为了增强畜禽的抵抗力、预防畜禽疾病，加快畜禽治疗康复过程，有些养殖企业不按照药物标签规定用药，任意增加药物使用量或者用药次数，他们的这种做法不但不会提高药物的疗效，反而会造成兽药残留超标[8]。

⑤ 环境污染及其他。使用消毒剂对养殖场进行消毒时，会造成消毒剂的残留，同时环境中的药物又会继续污染饲料、饮水[9]；另外，动物体内未能完全吸收和代谢的药物又会通过粪便排出体外，残留在环境中，最终环境中的这些药物残留通过粪便排出体外，进而再通过食物链进入动物体内，引起兽药残留超标[10]。

5.1.2　兽药残留的危害

若人类长期食用兽药残留过高的动物源食品则会导致人类产生多种急性、慢性中毒现象，同时还会诱发耐药菌株的产生，引发变态反应，以及"三致"作用。目前，常见的兽药残留的危害有以下几种。

① 毒性作用。人体若长期摄入兽药超标的动物源食品，会导致药物在体内不断积累；当药物浓度达到极限值以后就会对人体产生急性慢性中毒[11]。现如今，由于药物积累造成药物中毒的事件有很多，如食用了含有"瘦肉精"的猪肉会使人出现头疼、心跳加速、肌肉酸痛等症状；另外，氯霉素超标容易使人患有"灰婴综合征"；红霉素超标会致使人患有急性肝毒性[12]。还有报道指出食用了四环素类超标的食物会导致四环素类药物与人体骨骼中的钙结合，从而抑制人类骨骼牙齿发育；食用了性激素含量超标的动物源食品会造成人体激素紊乱，引起胎儿畸形，造成女性早熟及男性女性化等，对青少年发育产生严重影响。

② 过敏反应。一些常见抗菌药物，比如青霉素、四环素以及氨基糖苷类抗生素和磺胺类药物，具有抗原性，容易使人产生过敏反应。比如食用青霉素产生的过敏反应，轻者表现为接触性皮炎等皮肤反应，重者则会出现致死性休克反应；长期食用四环素类抗生素能够与骨骼中的钙结合，抑制骨骼和牙齿的发育，还会使人产生荨麻疹；食用氨基糖苷类药物会损害耳部的前庭和耳蜗神经，出现眩晕和听力减退等症状[13]。

③ 细菌产生耐药性。人体的病原菌长期接触某些低浓度的药物容易产生耐药性，有些养殖场为了促进动物生长，选择长时间低剂量的使用抗菌药物，使细菌产生耐药性，而这些耐药性菌株又进一步繁殖，从而使抗菌药物逐渐失去抗药性，治疗效果越来越差，而人类如果长时间食用含有这种耐药菌株的动物源食品，当人类发生疾病时，就会给治疗带来难度[14]，并且细菌的耐药基因可以与人群、动物群以及生态系统中的细菌互相传递，从而导致沙门氏菌、大肠杆菌等致病菌产生耐药性，进而影响人类对细菌感染性疾病的控制。

④ 菌群失调。正常情况下，人类肠道内的微生物菌群始终保持着共生的状态；一旦长期食用有抗菌药物残留的动物源食品，会对肠道内的敏感菌产生影响，导致非致病菌的死亡，致病菌大量繁殖，微生物菌群平衡失调，破坏人体肠道内的生物系统，抑制敏感菌的繁殖，使得人体更容易被细菌感染，发生感染性疾病，还会造成病原菌的交替感染，使得抗生素类药物或者其他药物逐渐失去疗效[15]。

⑤ 致癌、致畸、致突变作用。一些动物源食品中的药物残留会在人体内积累，有可能引发基因突变或染色体畸变。比如氯霉素会损害肝脏及造血功能，呋喃唑酮会使动物致癌，磺胺类会破坏人的造血功能，丁苯咪唑具有致畸作用，硝基呋喃等具有致癌作用等，给人类的身体健康造成严重的威胁[16]。

5.1.3　兽药残留的国内外现状分析

我国兽药行业起步于改革开放初期，经过几十年的发展，兽药行业的整体水平在不断提高，但是在金钱的驱使以及主观因素的影响下使得动物源食品中出现兽药抽检合格率较低，残留的检测能力不足的问题。在畜禽产品对外贸易中，中国多种畜禽出口产品在一些国家和地区被退货。自 2002 年欧盟通过决议全面禁止中国的动物源食品后，相继有挪威、捷克、匈牙利、英国、俄罗斯、日本、韩国等禁止从中国进口畜禽肉制品，给中国的畜禽产业造成了严重的冲击[17]。2008 年王云鹏[18]等通过对国内 5 个省市的养殖业关于抗生素的使用情况调查，发现养殖业存在抗生素的滥用现象。使用的抗生素主要有氨基糖苷类的庆大霉素、大环内酯类的红霉素、β-内酰胺类的阿莫西林以及林可胺类的克林霉素等。2013 年刘小红[19]等对我国 28 省的 241 家生猪养殖标准化示范场进行调研分析，发现仅有 61.2% 的示范猪场清楚兽药休药期相关规定，如对盐酸克伦特罗禁用情况比较清楚，但是对青霉素却了解的不多。发达国家由于其具有较先进的饲料工业、仪器设备等使得他们在兽药残留检测领域做得要比中国好，因此，使得其对中国出口其国内的产品要求更加严格。目前在食品安全领域发现，牛奶、鸡蛋、肉类（牛、羊、鸡、猪）、鱼及水产品等中均有较高的抗生素残留，在对不同的食品进行兽药残留检测后发现以下各种药物及相应的检出率（图 5-1）。

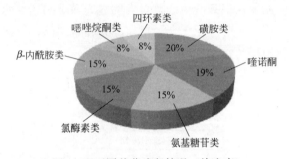

图 5-1 不同兽药残留情况（检出率）

5.1.4 兽药残留的控制措施

随着兽药残留越来越受到国家和地方的重视，加强兽药的监控措施是有效防止动物兽药残留超标，提高动物产品质量，提升国家竞争力的根本措施。

① 完善兽药残留的分析方法。兽药残留的检测方法有很多种，主要的兽药残留检测方法包括免疫分析法、气相色谱法、高效液相色谱法、毛细管电泳法、超临界液体色谱、液质联用技术和生物传感器等[20]，完善兽药残留的检测方法，特别是快速筛选和确认的方法。筛选方法常用于养殖场中尿、血等的兽药残留，筛选出阳性结果，要求该方法的灵敏度高、分析过程简单、分析速度快等。常用的确认方法有气相色谱串联质谱法、液相色谱串联质谱法、气相色谱串联红外光谱分析法等，要求确认方法具有准确的定性分析能力和定量分析能力[21]。

② 完善兽药残留的监管体系。严格执行法规。近几年，我国相关部门为了控制兽药残留颁布了一系列法律法规，其中包括《动物防疫法》、《饲料和饲料添加剂管理条例》、《兽药管理条例》、《兽药规范》、《兽药质量标准》、《兽用生物制品质量标准》、《进口兽药质量标准》、《饲料药物添加剂使用规范》等。农业部也颁布了无公害食品畜禽饲养兽药使用准则，公布了禁止使用的兽药及相关化合物种类，严惩非法生产，销售，使用禁用药品的商户。因此，我们必须严格执行兽药管理法规，加大执法力度，把规范使用兽药推广。

严格规范兽药的安全生产和使用。严格规定和遵守兽药的使用对象、使用期限、使用剂量和休药期等；监督企业依法生产、经营、使用兽药、严禁违禁药物进入市场，加大对违禁药物的查处力度；加强饲料管理，严禁使用农业部规定以外的兽药作为饲料添加剂[22]。坚持预防为主的原则，建立疾病监控预警系统，一旦动物发病要及时采取措施；另外还要做到科学、合理用药，做到因兽制宜，对症适度用药；另外还要做到按处方合理用药，严格遵守休药期规定，合理使用添加剂等。

加大宣传力度[23]。充分利用媒体等加大宣传力度，提高人们对兽药残留的认知程度，使人们充分认识到兽药残留对人类健康和生态环境的危害，广泛宣传和介绍科学合理使用兽药的知识，全民提高广大养殖户的科学技术水平，使其能够自觉按照规定使用兽药，自觉遵守休药期规定。

按照用途，兽药主要分为抗生素药、抗病毒药、抗寄生虫药、杀菌防腐药等几种（图5-2），本章节将主要围绕其中的金刚烷胺、四环素、β-内酰胺类、大环内酯类进行详细介绍。

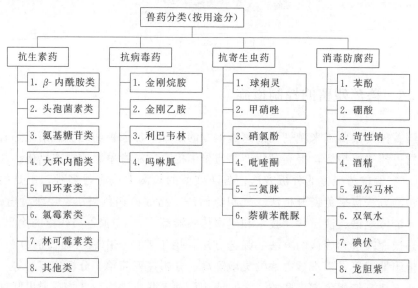

图 5-2　兽药的分类

5.2 动物源食品中的金刚烷胺 »»»

金刚烷胺（amantadine 或 1-amonoadamantane）是世界上第一个防治流感的抗病毒药物，它的出现改变了人类流感一周痊愈的观念，颠覆了传统的依靠自身抵抗力的非正规疗法，在人类流感治疗方面，金刚烷胺一度受到各部门企业的追捧，它与其他感冒用药之间的协同作用，有效缩短了感冒病程[24]。然而，在畜禽养殖业，长期过量将金刚烷胺用于畜禽流感治疗会导致畜禽出现中毒现象，直接诱导病毒变异，使畜禽产生较强的耐药性，在影响动物品质的同时危害人体的身体健康[25]。2005 年，美国 FDA 已将金刚烷胺列为畜禽类滥用药物；同年，我国农业部也在第 560 号公告中将金刚烷胺归为禁用兽药[26]。近几年，在兽药制剂中添加金刚烷胺等抗病毒药物的现象仍然存在，不仅违反了我国相关规定，而且对动物源食品的安全问题以及人类身体健康产生不良影响。本节将主要综述金刚烷胺的抗病毒作用机理、合成方法、检测方法以及相关类似物方面的研究进展。

(1) 金刚烷胺的作用机理

流感病毒主要分为 A、B、C 三种类型，其中禽类是 A 型流感病毒的主要宿主，在进化过程中 A 型流感病毒的感染对象已经从禽类扩大到鸟类和哺乳动物[27]。病毒在增殖过程中，由于缺乏完整的酶系统，只能依靠宿主细胞提供其自身合成的核酸及蛋白质，有些则直接利用宿主细胞的某些成分进行增殖，这也正是病毒在宿主细胞内专性寄生的原因[28]。病毒的增殖过程主要发生在活细胞中，流感病毒的增殖过程大致可以分为吸附与侵入、脱壳、合成、装配与释放 4 个主要阶段[29]，如图 5-3 所示，金刚烷胺是通过阻断病毒脱壳来发挥作用的。

流感病毒的表面均含有血凝素（HA）、神经氨酸酶（NA）以及 M2 离子通道三种蛋白，这三种蛋白分别在病毒的识别，释放和脱壳过程中起重要作用，而且这三种蛋白通过作用于流感病毒对宿主细胞的专一性，毒性和组织专向性产生重要影响[30]，如图 5-4 所示。其中的 M2 蛋白含有离子通道活性，是病毒增殖过程中的重要蛋白。目前，已有研究指出，金刚烷胺是通过封闭位于细胞膜上的通道来阻断病毒进入细胞或者阻断病毒脱壳来发挥作用的。

一旦细胞被病毒感染，细胞表面的唾液酸将会被病毒微粒自身表层的囊膜糖蛋白束缚，这样病毒微粒就通过包吞作用进入到有被小泡中，进而转化成有被小泡生成内吞体。此时，内吞体环境的 pH<7，M2 被激活，离子通道处于打开状态，H^+ 可以随意进入，随之内环境 pH 逐渐减小，病毒与基质蛋白 M1 之

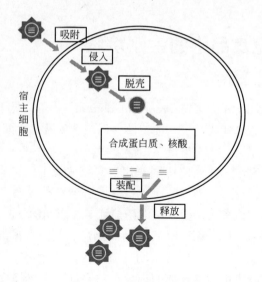

图 5-3　病毒增殖过程

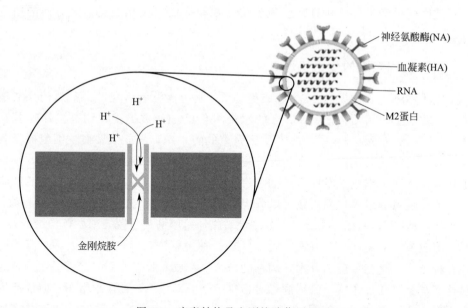

图 5-4　病毒结构及金刚烷胺作用机理

间的强相互作用减弱，两者开始解离，病毒脱壳。在细胞核中，病毒完成复制和转录，新合成的蛋白质和病毒离子重新装配，继续感染宿主细胞[31]。金刚烷胺作为一种 M2 抑制剂，阻断了 M2 离子通道，H^+ 无法进入到病毒离子中，病毒粒子无法进行脱壳，也就不能进行后续的复制过程，从而有效地抑制了病毒增殖。

（2）金刚烷胺的合成方法

目前，关于金刚烷胺合成路径相关的报道有很多，这些方法发现的时间较早，在很多文献中早有相关报道，本节就不做过多描述，将其总结归纳为以下几类，具体内容见表 5-1。

表 5-1 常见化学合成方法及途径

合成方法	合成途径
溴代氨解法	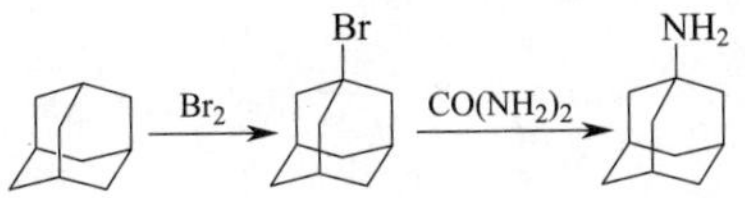
硝化还原法	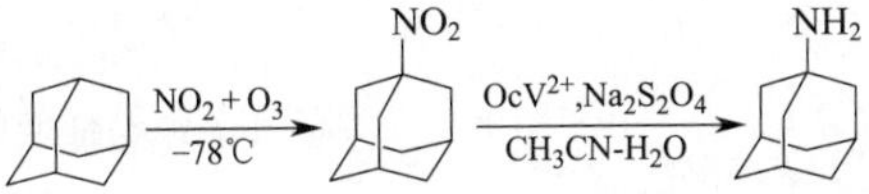
氧化氨解法	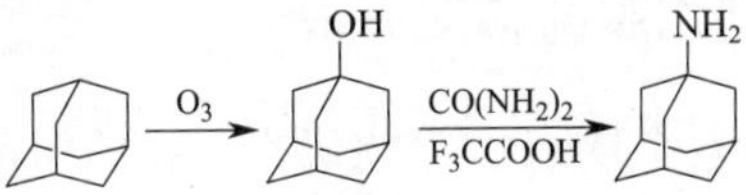
叠氮还原法	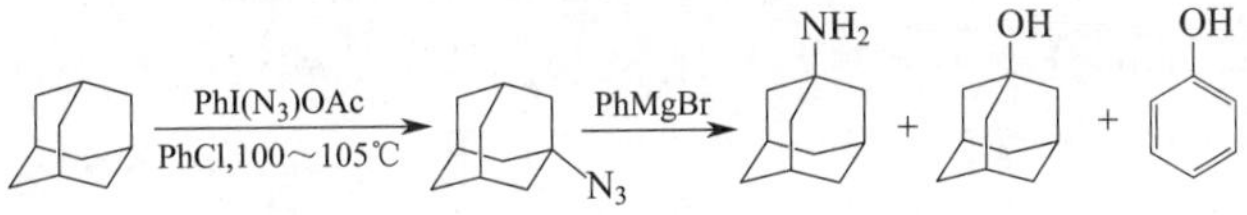
三氯化碳法	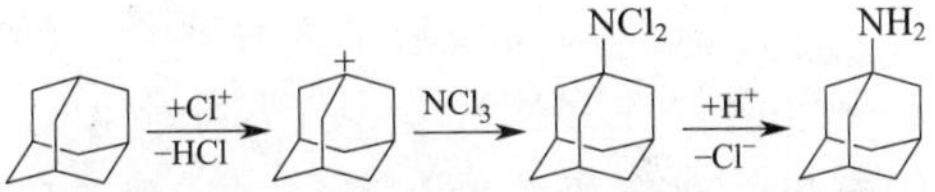
乙酰胺水解法	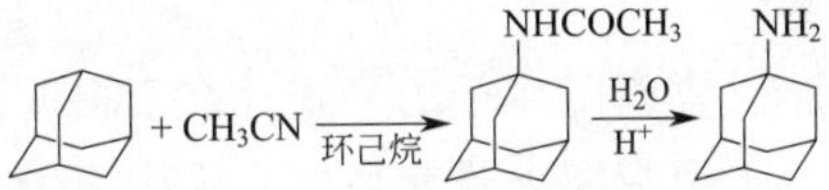

针对上述合成途径，已有研究者对其进行了进一步的优化，刘万里等[32,33]发明了一种高收率制备盐酸金刚烷胺的工艺，其具体合成路线如下：

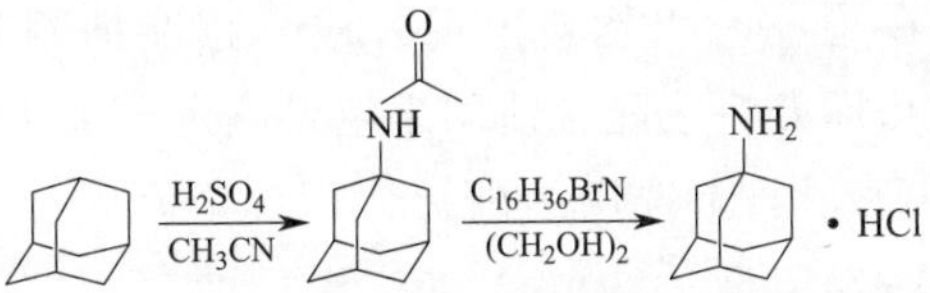

此反应路线最大限度上解决了溴制备金刚烷胺时存在的价格高、腐蚀性强、污染环境等问题。在第一步反应中使用的是环境污染小、对人体伤害小、控制方

法简单、控制标准比较宽松的浓酸类，代替了传统工艺中的溴。此反应的整个过程是在一个反应釜中进行，简化了操作步骤，节约了成本，减少了能耗和环境污染。

　　另外，张芝庭[34]还发明了一种无需溴化的金刚烷胺合成方法，该方法主要是经过氢化、异构化和胺化、水解、精制等步骤，与传统的生产技术相比，该方法在异构化和胺化步骤中使用三氯乙烷作溶剂代替了溴化的过程，显著减轻了对大气的污染，有效地解决了传统工艺合成金刚烷胺过程中产生的环境污染问题，具有广阔的市场前景（图 5-5）。

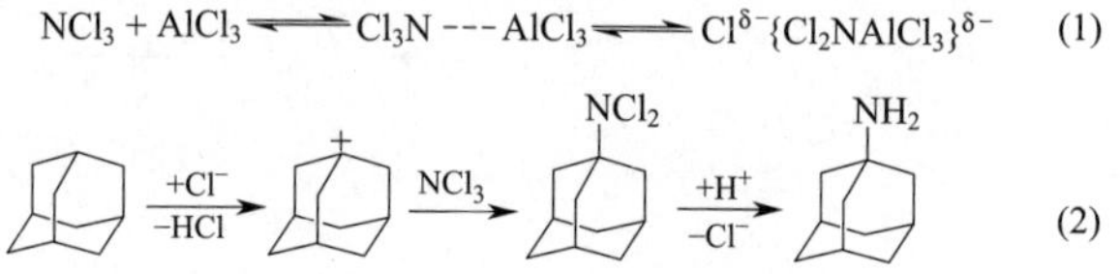

$$NCl_3 + AlCl_3 \rightleftharpoons Cl_3N \text{---} AlCl_3 \rightleftharpoons Cl^{\delta-}\{Cl_2NAlCl_3\}^{\delta-} \qquad (1)$$

$$(2)$$

图 5-5　无需溴化合成金刚烷胺流程图

（3）金刚烷胺的检测方法

　　目前，针对金刚烷胺等抗病毒药物的检测方面的报道主要集中在其在人体血液和尿液中残留的检测，而在各类动物源食品中关于金刚烷胺检测的报道还比较少。本部分就主要对其在动物源食品中的残留检测进行总结。由于金刚烷胺本身无荧光、不显色，当前文献报道采用的检测方法大都是气相色谱法（GC）、液相色谱法（LC），液相色谱-串联质谱法（LC-MS/MS）以及在三者基础上进行的进一步优化。金刚烷胺的结构式中含有氨基，属偏碱性，在碱性环境中能与有机溶剂任意比例混溶，在酸性环境中能与水混溶，因此检测样品在前处理进行提取时主要采用有机酸和有机溶剂如甲醇、三氯乙酸、乙腈以及它们之间以一定比例的混合。

　　金刚烷胺主要以阳离子的形式存在于提取液中，其在净化时采用的固相萃取柱主要分为亲水亲脂型离子交换柱、强阳离子交换柱以及混合型离子交换柱；其流动相大多是采用乙酸铵水溶液、甲醇溶液或者乙腈和甲酸的混合溶液；之后分离时采用梯度或等度洗脱方式进行[35]。在使用 LC 法进行残留检测时，为了达到荧光检测器检测要求，需要对金刚烷胺进行衍生化。由于动物源食品成分复杂多样，充分净化之后在检测时仍然会出现各成分相互抑制效应，为解决此类问题，需要将基质成分和标准溶液配合使用来定量测定。为了使结果更加精确，可以配合内标法的使用[36]，通常选用的内标包括美金刚胺、氯苯那敏以及相应的同位素来检测金刚烷胺残留量。

　　本节将适用范围、前处理、色谱条件、检测方法以及灵敏度等方面对近几年文献中提到的动物源食品中金刚烷胺的检测方法进行了总结，如表 5-2 所示，得出以下方法均能较为精准的检测出金刚烷胺的残留量。

表 5-2　动物源食品中金刚烷胺检测方法汇总表

年份及作者	适用范围	前处理	色谱条件	检测方法	灵敏度
2014 吴银良[37]	鸡蛋	样品用 1%乙酸-乙腈（1∶1,体积比）提取,PSA 和 C18 填料净化	BEH C18 色谱柱分离,流动相为甲醇+0.1%甲酸,梯度洗脱,ESI⁺模式电离	"QuEChERS"技术结合 LC-MS/MS	检出限为 0.15μg/kg
2014 徐琴[38]	鸡蛋	样品用乙腈提取,并沉淀蛋白后,提取液用无水硫酸镁脱水、C18 和 PSA 吸附净化	C18 色谱柱分离,流动相为 0.1%甲酸水溶液+0.1%甲酸甲醇溶液,梯度洗脱	LC-MS/MS	检出限为 0.1 μg/kg 定量限 0.2μg/kg
2015 张立华[39]	中兽药散剂	样品用甲醇-水（4∶1,体积比）提取,C18 吸附剂净化	石英毛细管柱 DB-5MS,程序升温	GC-FID	检出限为 2mg/kg
2015 Lin T[40]	家禽肌肉	样品用氨水-乙腈（2∶98,体积比）C18 柱净化,NH₂吸附	ZORBAX C18 色谱柱分离,流动相为乙酸铵溶液+甲醇溶液,梯度洗脱	UPLC-MS/MS	检出限为 0.05 μg/kg 定量限为 0.20 μg/kg
2016 李宏娟[41]	貉肉	样品用 1%三氯乙酸-甲醇（1∶1,体积比）提取,经 MCX 柱净化	BEH C18 色谱柱分离,流动相为 0.1%甲酸水溶液+乙腈,梯度洗脱,ESI⁺模式电离	UPLC-MS/MS	检出限为 0.2μg/kg
2016 王威利[42]	鸡蛋	样品用 1%甲酸乙腈提取,氮吹浓缩,复溶,正己烷脱脂净化	C18 色谱柱分离,流动相为 0.1%甲酸水溶液+乙腈溶液,梯度洗脱	HPLC-MS/MS	检出限为 0.5 μg/kg 定量限为 1 μg/kg

　　上述检测方法虽然灵敏度高，检测性好，能够准确测定出待测物的结构信息。2015 年，我国农业部在第 2320 号公告中指出采用高效液相色谱-串联质谱法测定中兽药散剂中非法添加金刚烷胺和金刚乙胺[43]，但是使用上述方法进行检测所需仪器价格昂贵，前处理时间较长，过程较复杂，难以在大范围内实现推广。Ai 等[44]基于 β-环糊精修饰的 CdTe 量子点开发出了一种新的光学生物传感器。当被检测样品中有金刚烷胺时，β-环糊精中的罗丹明荧光分子被置换使得其与量子点之间的荧光共振能量转移（FRET）被阻断，从而达到检测的目的；随后基于类似的原理，Li 等[45]开发出了乙二胺单取代的 β-环糊精荧光探针，此探针通过酰胺键被加载到石墨烯氧化物上。上述两种方法的特异性不强，于是吴小平等[46]研制出酶联免疫检测（ELISA）试剂盒，该试剂盒建立的基础是免疫学检测技术，具有专一性强、灵敏度高、稳定等优点，用于定性或半定量检测动物源食品中金刚烷胺的含量，但该方法破坏了样品的完整性，因此研制开发新型的

金刚烷胺残留检测方法是未来的研究热点问题。

(4) 金刚烷胺类似物

近年来，随着对金刚烷胺研究的深入，有不少研究者开始着手研究其化学结构，于是，各种各样的金刚烷胺类似物应运而生。本文主要介绍的金刚烷胺类似物如图 5-6 所示。

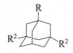

(1) 金刚烷胺：R=NH$_2$, R^2=H
(2) 金刚乙胺：R=CH(NH$_2$)CH$_3$, R^2=H
(3) 曲金刚胺：R=NHCOCH$_2$OCH$_2$N(CH$_3$)$_2$, R^2=H
(4) 美金刚胺：R=NH$_2$, R^2=CH$_3$

图 5-6　金刚烷胺类似物

① 金刚乙胺（rimantadine）。是金刚烷胺上的氨基被乙氨基取代而得到的产物；同金刚烷胺相比，金刚乙胺也具有抗病毒以及流感病毒的早期预防和治疗作用，但服用金刚乙胺不会出现像长时间服用金刚烷胺后产生的烦躁不安、精神分散以及身体疲劳等副作用，服用金刚乙胺后仅会出现轻度的胃肠不适[47]。金刚烷胺和金刚乙胺同样都是应用于人类的抗病毒药物，将其用于治疗动物疾病仍然存在风险，缺乏可靠的安全验证，存在安全隐患[48]，因此，金刚乙胺同样是畜禽养殖中禁止使用的药物之一。在前面提到的检测方法同样适用于对金刚乙胺的检测，因此新型检测方法的开发与优化仍然是研究的热点。

② 曲金刚胺（tromantadine）。是由金刚烷胺在酰基化之后，又经过 Williamson 成醚得到的[49]。同样作为一种抗病毒药物，它与金刚烷胺又存在一定的差异。曲金刚胺主要是针对唇疱疹病毒起作用的，主要用于治疗原发性或者复发性皮肤疱疹[50]。其作用机理是它能够使 DNA 和 RNA 病毒失去活性，能够有效地抑制 HSV-1 和 HSV-2 两种类型的病毒，同时，还能够抑制这两种病毒引起的细胞病变并阻断这两种病毒细胞表面的吸收，进而抑制病毒的复制[51]，达到抗病毒的作用。由于目前只应用在人体上，尚不存在兽药残留问题，不需要进行残留检测。

③ 美金刚胺（memantine）。是由 1,3-二甲基金刚烷经溴化得到的中间体再与尿素发生取代反应得到的[52]。美金刚胺对阿尔兹海默症有很好的治疗效果[53]，其作用机理是其作为一种 N-甲基-D-天冬氨酸（NMDA）受体拮抗剂，能够有效地减少兴奋性谷氨酸的毒性作用[54]，对治疗老年人神经减退有显著疗效。同样，美金刚胺是一种应用到人体的治疗老年痴呆的药物[55]，不存在兽药残留问题，不需要进行残留检测。

综上所述，金刚烷胺作为一种用于流感治疗的抗病毒药物，其合成方法很多；作为一种畜禽禁用药物，在动物源食品中的检测是研究的热点；其多种多样的结构类似物在人类疾病防治等方面具有广阔的发展前景。但是作为一种非畜禽类药物，在合成、检测、应用方面仍然存在一定的问题，主要包括以下几点：首先，从金刚烷胺的合成方法可以看出，现有的合成方法发现时间较早，存在效率不高，时间过长，存在某些成分对人体有害等一系列问题，尚需进一步开发新的合成路径，来满足工业发展的需求；其次，目前金刚烷胺的检测方法还主要集中在液相色谱、气相色谱，液相-质谱联用等方法上，大多数研究者还只是针对上述方法做进一步优化，仍不能从实质上解决在大规模范围内应用的问题，因此研究开发新型的检测方法是重中之重。随着我国医学领域的快速发展，新型的药物开发与应用是研究的热点问题。

5.3 动物源食品中的四环素类 »»»

世界上第一个被发现的抗生素是 1948 年从金色链丝菌中分离出来的，四环素类抗生素（tetracyclines）是一类在临床上广泛使用的具有菲烷结构的光谱抗生素[56]。按照其来源可以分为两类：一种是天然四环素类，一种是半合成四环素类；其中天然四环素类是提取链丝菌属的培养液得到的，如金霉素（chlortetracycline，又名氯四环素）、土霉素（oxytetracycline，又名地霉素或氧四环素）、四环素（tetracycline）和地美环素（demeclocycline，又称去甲金霉素），其中四环素是由金霉素催化脱卤得到的。由于天然合成的四环素类抗生素结构不是很稳定，抗菌活性不强，因此对其进行结构改造得到的半合成四环素类，其中包括多西环素（doxycycline，又称脱氧土霉素、强力土霉素）、米诺环素（minocycline，又称二甲胺四环素或美满环素）和美他环素（metacycline，又称甲烯土霉素）等。上述七种抗生素是目前在临床和兽医上最常见的七种抗生素。

四环素类抗生素在化学结构上属于氢化并四苯衍生物，因其结构中含有四个苯环而命名，其核心处为氢化并四苯。四环素类的化学结构如图 5-7 所示。四环素类抗生素在近可见区（350nm 附近）具有强紫外吸收[57]。该类抗生素具有相似的理化性质，四环素类为黄色结晶性粉末，在甲醇、乙醇中的溶解度较大，而在乙酸乙酯、丙酮、乙腈等有机溶剂中的溶解度比较小[58]。从结构图中可以看出 C-4 位的二甲氨基为碱性，而 C-3、C-5、C-6、C-10、C-12、C-12a 为酸性，主要是由于酚羟基和烯醇基的存在，因此，该类化合物是两性化合物。四环素类抗生素在干燥条件下性质比较稳定，但遇光后容易变色，目前用的比较多的为其盐酸盐形式。

四环素类化合物在酸性或者碱性条件下均易发生变性反应[59-61]，如图 5-8 所示。在 pH<2 的条件下易发生脱水反应，C-5a 位的 H 与 C-6 位的羟基发生反式消除生成橙黄色化合物，此时的抑菌活性降低甚至消失；在 pH＝2～6 时，C-4 位的

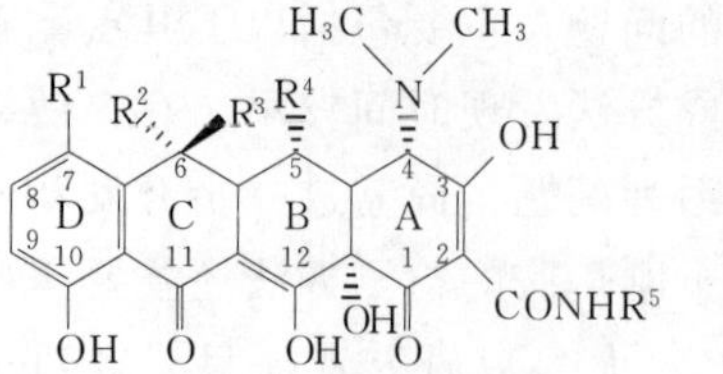

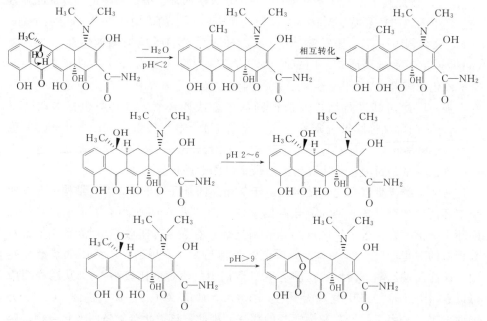

四环素(tetracycline)： $R^1=H;R^2=CH_3;R^3=OH;R^4=H$
土霉素(oxytetracycline)： $R^1=H;R^2=CH_3;R^3=OH;R^4=OH$
金霉素(chlortetracycline)： $R^1=Cl;R^2=CH_3;R^3=OH;R^4=H$
多西环素(doxycycline)： $R^1=H;R^2=CH_3;R^3=H;R^4=OH$
米诺环素(minocycline)： $R^1=N(CH_3)_2;R^2=H;R^3=H;R^4=H$
地美环素(demeclocycline)： $R^1=Cl;R^2=H;R^3=OH;R^4=H$
美他环素(metacycline)： $R^1=H;R^2、R^3=CH_2;R^4=OH$

图 5-7　四环素类抗生素基本结构

二甲氨基易发生差向异构化反应，生成 4-β-二甲胺基异构体，反应过程中，一些阴离子（PO_4^{3-}、CH_3COO^-）的存在会加快异构化的进程，其中生成的差向异构体 4-差向四环素，其活性不仅减弱，而且毒性是四环素的 2～3 倍，很容易引起中毒现象，因此各个国家均有相关文件对 4-差向四环素的含量进行了不同程度的控制。在 pH>9 的情况下，四环素类抗生素发生开环，生成无效的内酯型异构体。另外，四环素类分子中的酚羟基与烯醇基还会与金属离子发生螯合反应，生成不溶性络合物。例如，与铁离子生成红色络合物，与钙离子、铝离子生成黄色络合物等，长期服用四环素类药物后，其能够与牙齿中的钙螯合，生成黄色钙络合物，使牙齿变黄，称为"四环素牙"，是临床上常见的一种副作用。

图 5-8　四环素类的变性反应机理

（1）四环素类抗生素的抑菌机制

四环素类抗生素是一种广谱抗生素，可作用于大多数革兰氏阳性和阴性菌，如肺炎球菌、溶血性链球菌、草绿色链球菌和部分葡萄球菌、破伤风杆菌、梭状芽胞杆菌、大肠杆菌、产气杆菌、肺炎杆菌等，此时还能抑制立克次氏体、砂眼病毒及淋巴肉芽肿病毒等。四环素类抗生素能够抑菌最主要的原因是其每一个分子都包含一个线性熔合的四环素核。

四环素类抗生素的抑菌机制主要是该类化合物可以与细菌的核糖体 30S 亚基在 A 位产生特异性结合，破坏 tRNA 与 RNA 之间的密码子——反密码子反应，最终通过阻断氨酰-tRNA 与细菌核糖体受体在 A 位点的结合，阻碍细菌蛋白合成时的肽链延长，从而抑制细菌蛋白的合成；同时，四环素分子还必须通过膜系统（革兰氏阳性菌和阴性菌的膜系统不相同）才能够与他们将要作用的靶位结合，从而达到有效的杀菌作用。因此，四环素的作用方式涉及与核糖体的结合以及跨膜运输两方面[62]。

(2) 四环素类抗生素的危害

四环素是动物疾病治疗的常用药，在畜禽养殖业主要将其用于细菌感染性疾病的预防和早期治疗，另外，还可作为饲料添加剂来促进动物生长。由于一些养殖者不遵循休药期规定，在加工过程中污染饲料，将四环素用于食品保鲜等原因，造成了动物源食品中的抗生素残留，给食用动物食品的人类带来严重的安全问题。其对人体的危害主要包括以下几点。

① 耐药性是细菌最显著的危害，长期低剂量的使用四环素类药物是细菌产生耐药性的主要原因。近几年，四环素类药物的使用量逐渐增大，一些细菌已经由单纯的对一种药物有耐药性发展到对多种药物均具有耐药性。也有研究表明细菌的耐药性不仅仅局限在动物之间，其在动物与人之间也是能够相互传递的，这将对动物疫病防治以及人类的身体健康产生严重威胁。

② 在环境方面，患病畜禽服用四环素类药物后，药物在体内会以原型或者代谢物的形式排出，滞留在环境中。大多数情况下，进入环境中的药物残留仍然具有活性，会进一步影响环境中的微生物、动物等。这些药物残留在多个环境因子的作用下会发生迁移、转化、富集等作用。

③ 过量使用四环素类抗生素会使对畜禽和人类产生影响，一般表现为慢性毒性作用。由于在动物源食品中，四环素类的残留量很低，不会表现为急性毒性作用，但是长期低剂量的摄入四环素类药物则会造成药物残留蓄积，产生器官病变，严重者则会导致变态反应。

④ 另外，长期使用四环素类药物还会产生其他影响，比如破坏人体肠道内的正常菌群，病原菌趁机大量繁殖，造成疾病的产生，影响动物体的正常生命活动；另外，还可能会引起双重污染，给疾病的治疗带来困难。

(3) 我国四环素类抗生素的残留现状

目前，我国对动物源食品中兽药残留、激素残留的污染研究刚刚起步。临床上常用的四环素类药物有四环素、金霉素、土霉素，由于他们具有医动学特征和光谱的抗菌活性而被广泛使用，主要用于预防和治疗畜禽疾病。其中，四环素类药物中仅有金霉素能够作为饲料添加剂使用，但一些养殖者为了追求一时的经济利益，非法使用抗生素，长期过量使用抗生素造成药物在动物组织中的残留，不仅使耐药菌株的数量增加造成其他抗生素的使用受到限制；另一方面，造成药物在动物性食品中的含量超标，直接危害人类的身体健康。因此，对于动物源食品中抗生素残留的检测是研究的重点，因此，一些国家纷纷出台了土霉素、四环素、金霉素的限量标准，如表5-3所示。目前，国外对四环素类抗生素药物检测方法的研究比较多，其中有微生物法、酶联免疫检测法、液相色谱质谱联用法等，并且研究已经非常成熟。我国对此类药物的报道也不少，但是往往局限在单一组分中的测定。而且，我国动物组织中四环素类抗生素残留检测的国家标准和行业标准还不完善，在我国颁布实施的检测动物组织中关于四环素类抗生素残留的方法中，存在适应性差以及难以重复等特点，因此，建立并完善我国动物组织中抗生素的分析方法体系，并将其推广使用，进而保障消费者的日常生活健康，任重而道远。

表 5-3　部分国家和地区限量标准

国家或地区	畜产品种类	限量标准/(μg/kg)		
		土霉素	金霉素	四环素
欧盟	所有食用蛋	200	200	200
	所有食用肝脏	300	300	300
	所有食用肌肉	100	100	100
	所有食用奶	100	100	100
	所有食用肾脏	600	600	600
CAC	动物肝脏	600	600	600
	动物肾脏	1200	1200	1200
	动物精肉	200	200	200
	奶	100	100	100
	蛋	400	400	400
美国	动物肌肉	200	200	200
	动物肝脏	600	600	600
	动物肾脏	1200	1200	1200
南非	动物肾脏	1200	1200	1200
	动物肝脏	600	600	600
	动物精肉	200	200	200
	奶	100	100	100
	蛋	400	400	400
中国	所有食用动物肌肉	100	100	100
	所有食用动物肝脏	300	300	300
	所有食用动物肾脏	600	600	600
	牛奶/羊奶	100	100	100
	禽蛋	200	200	200
	鱼肉	100	100	100

从表 5-3 中可以看出，中国制订的国家限量标准在肌肉、肝脏、肾脏、牛奶、禽蛋等种类上的限量标准均小于或等于其他国家，说明我国在制订标准时均比较严格，主要原因是因为近年来，发达国家和地区制订兽药最高残留限量标准设置食品贸易性壁垒，使我国食品出口连连受阻，导致我国出口贸易损失严重，食品出口产值剧烈下降。为此，通过我国与国际食品法典委员会以及一些发达国家食品中兽药残留限量标准对比分析研究，从比较中发现差距，从而制订更加严格的国家限量标准，提高我国的食品安全。

(4) 四环素类抗生素的检测

四环素类药物残留给动物及人类带来的危害不容忽视，其检测方法在世界范围内也备受关注。因此，精准分析检测兽药残留的组分对人类健康也有着重要的意义。四环素类抗生素残留检测的研究包括对样品的提取、净化以及对目标化合物进行分离检测两部分，其中，四环素类化合物的提取与净化是研究的重要环节，样品的提取、净化技术是否高效、快速的进行会影响样品分析方法的可靠性、准确性；而采用不同的检测技术对目标化合物进行分离检测是研究的关键。

① 样品的提取与净化。由于测定的样品中成分复杂多样，在对四环素类抗生素残留量进行检测时干扰的物质较多，例如，样品中的高浓度的盐分以及存在的大分子蛋白质均会影响四环素类抗生素的色谱峰的峰形、保留时间、迁移时间等因素，因此，试样的提取和净化成为样品检测的重要环节，选择合适的方式进行提取和纯化显得尤为重要。

a. 前处理。最大限度地达到以下两个要求：一方面，最大限度地提取目标化合物；另一方面，前处理过程还要最大限度地去除杂质，降低基质造成的干扰降低检测限等。目前，不同的四环素类抗生素的前处理方法有液-液萃取（liquid-liquid extraction，LLE）、固相萃取（solid-phase extraction，SPE）、基质辅助固相分散萃取（matrix solid-phase dispersion，MSPD）、分子印迹技术（molecular imprinting technique，MIT）、限进介质（restricted access materials，RAM）等。

b. 液-液萃取。该提取方法的原理是在两种互不相容的有机溶剂中，分析物的溶剂间分配系数不同。该方法不需要特别严格的实验条件，对设备的要求不高，常用的有机溶剂有乙酸乙酯、三氯乙酸或者不同种有机溶剂间的混合物。但是，采用该方法进行操作时耗时长、选择性低、溶剂消耗量大、不符合现代仪器分析的总体发展趋势，并且当有样品发生乳化现象时会影响测定的结果，因此，该方法已经逐步被固相萃取所取代。但近几年，已有学者提出一种新型微萃取技术液液分散微萃取（dispersive liquid-liquid micro-extraction，DLLME），该法操作简单、准确度高、对环境的污染小，短短几年取得了较大的研究进展。

c. 固相萃取。该方法的原理是固体吸附剂能够将目标物吸附，从而达到目标物与干扰物质的分离和富集。其主要操作步骤有样品前处理、活化上样、洗脱剂洗脱及回收待测物等。与液-液萃取相比，固相萃取使用的样品体积及溶剂量会减少，另外对分析物的选择性性较高不会发生乳化现象，它还能与其他仪器联用实现自动化。近几年，在固相萃取的基础上，磁性固相萃取技术出现主要是在吸附剂上做了优化，采用磁性或者可被磁化的物质作为吸附剂，该方法的比表面积更大，消耗的溶剂较少，能够实现低浓度的微量萃取，同时还具有平衡时间短，萃取效率高等。

d. 基质辅助固相分散萃取。该萃取技术的原理是将样品首先与填料混合研磨，使样品均匀混合在固定相颗粒表面，成为半固态后装入柱中，然后根据"相似相溶"原理选择合适的淋洗剂洗脱出各种待测物。该方法的优点是它将匀浆、提取和净化多个步骤融为一体，有效地减少了样品的损失，另外，该方法适用于农药兽药的多残留分析，特别适用于一个或者单个化合物的分离，该方法也常用于液体或者黏稠样品，对于含脂量大的原料也非常适用，目前提出已有 20 多年的历史。

e. 分子印迹技术[63]。该方法的原理是将具有结构互补的功能化聚合物单体与模板分子目标化合物通过交联剂结合，然后用适宜溶剂将目标化合物洗脱出来，形成分子印记聚合物，该聚合物对目标化合物具有高特异性识别能力，能够高效识别目标化合物。但是，采用分子印迹技术时由于合成的分子印迹聚合物时需要大量的模板分子，给清除造成了一定的难度，所以会造成<5％的模板分子残留。即使是 1％的模板分子未被清除，这也将影响超微量成分的测定。

f. 限进介质。该方法的原理是利用固定相表面疏水物质的排斥作用，限制基质复合物进入孔内，而小分子待测物则可以通过，这些小分子化合物则是通过疏水作用、离子作用、亲和作用下达到分离的目的。该方法具有净化样品完全、对目标分析物的选择性好等优点，可实现对复杂生物样品的分析。

② 样品的检测方法。目前，复杂样品中四环素类抗生素的检测方法已经取得了很大进展，借助于灵敏度高的分析仪器，HPLC 等大大拓宽了抗生素残留的分析范围，目前常用的抗生素残留分析方法有以下几种。

a. 高效液相色谱法（high performance liquid chromatography，HPLC)[64]。该检测方法分离效果好、灵敏度高，但是由于四环素类化合物易于与反向硅胶柱上残留的硅醇类化合物产生不可逆吸附，容易导致色谱峰出现峰形拖尾现象。因此，可以使用扫尾剂来改善峰形，常用的扫尾剂有草酸、磷酸、柠檬酸、甲酸以及磷酸氢二钠等。同时还可以结合各种类型的检测器使用，例如，荧光检测器灵敏度高、选择性强，适用于痕量物质的分析。另外还有化学发光检测器，高效液相色谱-单重四级杆质谱检测器等广泛用于四环素类抗生素的检测。

b. 毛细管电泳法（capillary electrophoresis，CE)[65]。该方法将传统的电泳技术与现代柱分离方法有效地结合起来，是一种很好的定量分析方法，在样品量很小的时候具有灵敏度高、分辨率好、分析速度快、环境友好、样品使用量少，能够实现多物质同时检测等优点。该方法的原理是将缓冲溶液装入毛细管柱中，当在毛细管柱的两端加上一定的电压时，带电荷的溶质便会朝着与电荷极性相反的电极方向移动。由于各组分的浓度不同，所以他们的迁移速度也不相同，所以经过一段时间后，各个组分就会按照速度或者浓度的大小进行排序，依次到达检测器被检出，最终将会得到按时间分布的电流谱图。

c. 酶联免疫分析法（the enzyme-linked immunoassay，ELISA）[66]。该方法是基于酶标记的免疫分析方法，避免了同位素标记的放射性污染和标记物衰变等缺点，操作相对简单方便，具有灵敏度高、特异性强、分析通量大、快速安全可靠等优点，在农兽药残留分析中得到了较快的发展。该方法通常是以半抗原形式与大分子量载体形成人工抗原，通过免疫动物产生对其具有特异性的免疫活性物质——抗体，从而与抗原发生体外结合反应，达到检测待测物的目的。

d. 微生物学检测法。目前公认的测定抗生素类药物的经典方法，也是中国药典使用的方法。该方法成本低、操作简单、但是容易受到其他抗生素的干扰，并且检测灵敏度低。主要是根据对抗生素敏感的实验菌在适当的条件下产生抑菌圈的大小及药物的浓度成比例来评价的。四环素类药物的检测方法还有电化学分析法、化学发光分析法以及温室鳞片分析法等。

目前，国内外关于四环素类抗生素残留的样品处理技术和检测方法已有很多，随着对四环素类抗生素应用研究的不断深入，特别是四环素类抗生素在保鲜、防腐等方面的应用，对四环素类抗生素残留的分析也将不断深化。

5.4 动物源食品中的 β-内酰胺类 》》》

β-内酰胺类抗生素是一类结构中含有 β-内酰胺环基本结构的药物总称，主要包括青霉素类（penicillins，PENs）、头孢霉素类（cephalosporins，CEPs，又称先锋霉素）。在抗生素的发展史上，β-内酰胺抗生素是最悠久的一类抗微生物药物，首次用于人类治疗的 β-内酰胺类抗生素是从霉菌中分离出来的，尤其是青霉菌。早在公元前 3000 年就有关于霉菌的抗菌性的记载，有中国人利用发霉的大豆来治疗感染的伤口；在公元前 16 世纪，一位希腊农妇使用从奶酪上刮的霉菌治疗受伤的士兵；另外，在公元前 1550 年，埃及有文献记载使用变质的大麦面包治疗感染伤口；公元前 2 世纪，斯里兰卡士兵将发霉的油饼作为药膏涂抹在伤口上，采用上述方式产生的霉菌进行治疗一直持续到 19 世纪。直到 19 世纪后半期，人类开始对青霉素菌属进行研究，特别是在其抗菌性方面。现如今主要是用于预防和治疗由葡萄球菌、肺炎球菌、链球菌、大肠杆菌、嗜血杆菌、沙门氏菌等引起的动物尿道胃肠道和呼吸道感染的疾病。该类抗生素的结构特点是含有自然界中罕见的 β-内酰氨基母核，按照母核结构的差异可分为青霉素类、头孢霉素类、头霉素类（甲氧头孢，oxacephems）、碳青霉烯类（carbapenems）和单环 β-内酰胺类，其中前两者发展最快，应用最多，结构如图 5-9 所示。

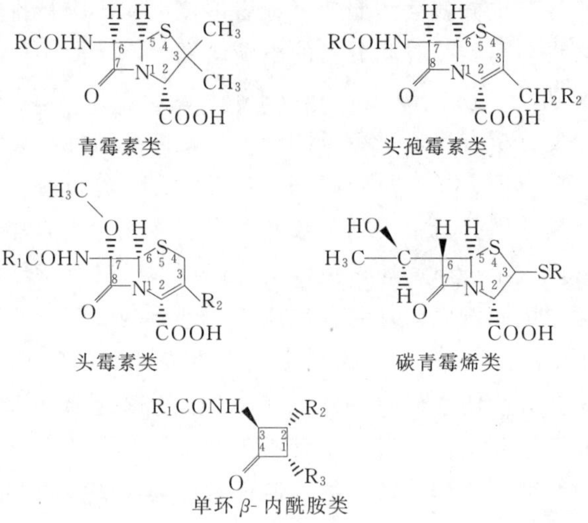

图 5-9 β-内酰胺类抗生素的结构

从图 5-9 中可以看出，β-内酰胺类抗生素具有以下结构特征：首先，基本结构都由母核和侧链两部分组成。母核结构是一个四元 β-内酰胺环，内酰胺环中的 N 原子与临近的三个 C 原子以及第二个五元环或者六元环相稠和，青霉素类的稠和环是氢化噻唑环，母核结构是 6-氨基青霉硅酸；头孢霉素类的稠和环是氢化噻嗪环，母核结构为 7-氨基头孢霉烷酸。其次，C-6，C-7 位含有酰胺基侧链（RCOHN—）。另外，该类抗生素的母核结构中的两个稠环是不共面的，青霉素类的是沿 N_1-C_5 轴折叠，头孢菌素类的是沿 N_1-C_6 位折叠。青霉素类全合成是难以实现的，主要是因为青霉素类含有三个手性碳原子，8 个旋光异构体中只有绝对构型为（2S，5R，6R）具有活性。头孢霉素类有 4 个旋光异构体，绝对构型为（6R，7R）。β-内酰胺抗生素的抗菌活性不仅与母核的结构有关，而且还与位于酰胺基上取代的手型碳原子有关，因为旋光异构体的活性存在很大差异。

β-内酰胺类抗生素是有极性的，在水中具有一定的溶解性。在酸性或者碱性环境中的溶解性主要取决于 β-内酰胺类的侧链的属性，该类抗生素的母核结构中含有游离的羧基，呈酸性，在 pKa 为 2.5～2.8 之间时，能与无机盐或者某些有机碱形成钠盐或者钾盐，而侧链带有氨基的 β-内酰胺化合物则属于两性化合物。因此，β-内酰胺的盐类在 pH＝6～7 时最稳定，两性化合物在等电点时最稳定。

青霉素类抗生素是 β-内酰胺类抗生素的重要组成部分，其分为天然抗生素类与半合成抗生素类，其中天然合成青霉素是由青霉素菌发酵产生的，含有青霉素 F、G、X、K 和双氢 F 五种成分，其中青霉素 G 是作用最强并且产量也最高的一类青霉素，主要是用于革兰氏阳性菌，如葡萄球菌、肺炎链球菌、脑膜炎链球菌、白喉杆菌、炭疽杆菌、破伤风杆菌等引起的各种感染。半合成类青霉素是在 6-APA 基础上进行改造形成的一类青霉素，其中包括苯唑西林（oxalcillin）、氨苄西林（ampicillin）、阿莫西林（amoxicillin）等。其中常见的天然或者半合成的青霉素类抗生素的化学结构见表 5-4。

表 5-4　常用的天然与半合成青霉素类抗生素的化学结构

药物名称	分子式	化学结构
苄青霉素 penicillin G	$C_{16}H_{18}N_2O_4S$ 334.1	
青霉素 V 苯氧甲基青霉素 penicillin V	$C_{16}H_{18}N_2O_5S$ 350.09	
苯唑西林 oxacillin	$C_{19}H_{19}N_3O_5S$ 401.1	
氯唑西林 cloxacillin	$C_{19}H_{18}ClN_3O_5S$ 435.07	
萘夫西林 nafcillin	$C_{21}H_{22}N_2O_5S$ 414.12	
羧苄青霉素 carbenicillin	$C_{17}H_{18}N_2O_6S$ 378.09	
氨苄西林 ampicillin	$C_{16}H_{19}N_3O_4S$ 349.11	

(1) β-内酰胺类抗生素的作用机制

β-内酰胺类抗生素是一种杀菌性抗生素，它不仅能够有效地作用于生长、繁殖的细菌，而且还能够有效地杀死处于静止期的细菌。但是现如今，关于抗生素作用机制众说纷纭，不同结构的 β-内酰胺类抗生素是否具有相同的作用机制等基础性问题仍未阐明。本部分将以青霉素为例主要介绍经历"微生物形态学-生物化学-分子生物学"过程的作用机制。

自 1929 年 Fleming 发现青霉素以来，人类对 β-内酰胺类抗生素的作用机制研究的第一阶段主要集中在对其活性和生态学的观察，其中早期的研究成果主要有三个：①发现了当革兰氏阳性菌和革兰氏阴性菌同时存在时，青霉素对前者的活性要高一些；②发现青霉素能够快速杀死分裂时的细菌而对静止期的细菌没有作用；③青霉素能够诱导细胞形态的改变，在后期的研究中这一现象称为细胞壁的完整性遭到破坏。

第二阶段的研究主要是人类对细菌细胞壁组成的深入研究。研究人员通过对青霉素作用之后的细菌的细胞壁成分的研究，提出了黏肽的结构，发现细胞的细胞壁中存在着大量的 D-Ala 成分和游离的氨基酸基团。由此推测，青霉素的作用机制可能是抑制了黏肽交联过程中转肽反应，这种抑制作用发生的原因是青霉素分子与乙酰-D-Ala-Ala 的分子结构类似，竞争性地与酶的活性中心结合，抑制转肽酶对 D-Ala-D-Ala 底物的转肽作用，从而阻止细胞壁肽聚糖交联的形成。

β-内酰胺类抗生素作用机制研究的第三阶段的主要研究结果是，其能够与细菌细胞膜上的青霉素结合蛋白（penicillin binding proteins，PBPs）结合而妨碍细菌细胞壁黏肽的合成，使其不能够交联而造成细胞壁的缺损，致使细菌细胞壁破裂死亡。此外，触发细菌的自溶酶活性还会引发细菌的致病效应，缺乏自溶酶的突变菌株表现为耐药性。β-内酰胺类抗生素是一种杀菌性抗生素，杀菌过程发生在细菌细胞的繁殖期，只是在细菌分裂后期细胞壁形成的短时间内有效，由于哺乳动物没有细胞壁，不受 β-内酰胺类药物的影响，所以本类药物具有对细菌的选择性杀菌作用，对宿主细胞的毒性比较小。β-内酰胺类药物的作用靶位是细菌胞浆膜上的特殊蛋白 PBPs，各种细菌细胞膜上的 PBPs 的数目、分子量以及对 β-内酰胺类抗生素的敏感程度不同，但分类学上相近的细菌，则其 PBPs 类型及生理功能相似。例如，大肠杆菌有七种 PBPs、PBP_{1A}、PBP_{1B} 与细菌延长有关，青霉素 G、头孢噻吩等与 PBP_{1A}、PBP_{1B} 有高度亲和力，可使细菌的生长繁殖和延伸受到抑制，并溶解死亡，PBP_2 与细管形状有关，亚安培南与氮脒青霉素能选择性地与其结合，使细菌形成大圆形细胞，影响细胞渗透性的稳定性，导致细胞溶解死亡。PBP_3 与 PBP_{1A} 相同，但数量小，其与细菌分裂有关。大多数青霉素类或头孢菌素类抗生素主要与 PBP_1 和 PBP_3 结合，形成球形体和丝状体，使细菌发生变形萎缩，逐渐溶解死亡。PBP_1、PBP_2、PBP_3 是细菌存活，生长繁殖所必需的，PBP_4、PBP_5、PBP_6与羧肽酶活性有关，对细菌的生存繁殖不重要，抗生素与之结合后，对细菌的存活影响。此类药物与四环素类、大环内酯类、磺胺类等抗生素同时使用时，降低此类药物的杀菌作用。

2007 年，Kohanski[67]发表在 Cell 杂志上的研究成果表明杀菌性抗生素与细菌接触后，能够引发细菌产生大量的羟基自由基。这些羟基自由基导致细菌胞内大分子组成的破坏（如 DNA、蛋白质、细胞膜等），这是杀菌性抗生素的共同作用机制。但是，Imlay[68]等，Lewis[69]等以及 Barras[70]等相继在 2013 年的 Science 杂志上发表文章，证明杀菌性抗生素能够杀死细菌与羟基自由基无关，并指出 Kohanski 等以前的相关研究在方法学上存在一定问题。由此，杀菌性抗生素诱导产生"羟基自由基的共同杀菌机制"的理论受到挑战，也暗示了"杀菌性抗生素的共同作用机制"理论至今没有应用价值的原因，有关于抗生素的作用机制、细菌产生的耐药机制等问题还没有得到更加准确的阐明，说明现在关于作用机制的基础研究还不够，因此，关于 β-内酰胺类抗生素作用机制的研究是急需解决的重要问题。

（2）β-内酰胺类抗生素残留的危害及现状

若长期使用、滥用或者不按休药期使用 β-内酰胺类抗生素用于动物疾病的预防和治疗易造成在动物体内的残留，其残留量对健康和生态的影响主要有以下几点：①产生耐药性，细菌的耐药基因通常是位于 R-质粒上，R-质粒在细胞质中能够进行复制，也就意味着能够遗传，又能通过传导在细菌之间转移和传播。细菌的耐药性具有加合性，且容易遗传和扩散，这些耐药菌株给兽医治疗和医学临床提出了极大的挑战，同时还降低了药物的市场寿命，当这些耐药菌株通过食物链传递给人类时，又会给人类感染疾病的治疗带来不良的影响；②菌群失调，兽药残留会导致人体内的正常菌群紊乱，同时还会干扰耐药的病原菌株，使人体肠道内的菌群失调；③变态反应，以青霉素为主体的 β-内酰胺类抗生素使用量极大，其代谢或者降解产物具有较强的致敏作用，轻者会导致皮炎、皮肤瘙痒，严重者会导致虚脱，甚至死亡；④对环境的影响，食用过 β-内酰胺类抗生素的动物，其排泄物中的抗生素和耐药菌株会被释放到环境中污染土壤和水源，在污泥中细菌可长期生长同时保持耐药性。

虽然 β-内酰胺类抗生素在人体和动物疫病的防治方面具有很好的疗效，应用十分广泛，但是由于其对人体及环境的危害以及耐药菌株的出现，现很多国家开始对其的使用量以及在动物源食品中的残留量进行严格的控制。其中美国和欧盟国家已经提出禁止抗生素含量超标的产品上市，其中美国 FDA 规定青霉素 G 的残留 $<5ng/mL$，阿莫西林、氨苄青霉素和氯唑青霉素残留 $<10ng/mL$，头孢吡林残留小于 $<20ng/mL$。但是为了避免消费者受到食品中抗生素残留的危害，保护人类的身体健康，各个国家都开始制订最高残留限量，并且随着各种

精密仪器的出现，国家对残留限量的标准也是越来越严格，另外，我国也制订并公布了β-内酰胺类抗生素的最高残留限量。其中部分β-内酰胺类抗生素残留限量见表5-5。

表5-5　我国规定的部分β-内酰胺类抗生素最高残留限量

药物	残留标示物	动物组织	MRL/(μg/kg)
阿莫西林 amoxicillin	amoxicillin	所有食品动物的肌肉	50
		所有食品动物的脂肪	50
		所有食品动物的肝	50
		所有食品动物的肾	50
		所有食品动物的奶	10
氨苄西林 ampicillin	ampicillin	所有食品动物的肌肉	50
		所有食品动物的脂肪	50
		所有食品动物的肝	50
		所有食品动物的肾	50
		所有食品动物的奶	10
苄星青霉素 benzylpenicillin	benzylpenicillin	所有食品动物的肌肉	50
		所有食品动物的脂肪	50
		所有食品动物的肝	50
		所有食品动物的肾	50
		奶	4
头孢氨苄 cefalexin	cefalexin	肌肉	200
		脂肪	200
		牛肝	200
		肾	1000
		奶	100
头孢喹肟 cefquinome	cefquinome	肌肉	50
		脂肪	50
		牛肝	100
		肾	200
		奶	20
		肌肉	50
		猪皮＋脂	50
		肝	100
		肾	200
头孢噻呋 ceftiofur	desfuroylceftiofur	牛/猪肌肉	1000
		脂肪	2000
		肝	2000
		肾	6000
		牛奶	100
氯唑西林 cloxacillin	cloxacillin	所有食品动物的肌肉	300
		所有食品动物的脂肪	300
		所有食品动物的肝	300
		所有食品动物的肾	300
		所有食品动物的奶	30

药物	残留标示物	动物组织	MRL/(μg/kg)
苯唑西林 oxacillin	oxacillin	所有食品动物的肌肉	300
		所有食品动物的脂肪	300
		所有食品动物的肝	300
		所有食品动物的肾	300
		所有食品动物的奶	30

(3) β-内酰胺类抗生素的检测

β-内酰胺类抗生素是目前阳性检出率最高的一类药物。在样品检测技术上，目前国内外的发展趋势是向着多残留检测技术方法，并以高效液相和液质联用技术为主。

① 样品的前处理。前处理是样品检测过程中重要的一环，前处理一是为了最大限度提取待测目标物，而且还要减少杂质、降低干扰、降低检测限。目前，各种各样的前处理方法相继出现，本章节将介绍几种常见的方法以及在常见方法的基础上进行的优化。

a. 液-液萃取。此方法的原理在前面章节中已经具体介绍过，本章节就不再具体介绍，该方法操作费时、并且选择性较差、消耗高纯溶剂多，显然不符合现代仪器分析的发展趋势，目前的使用已逐渐减少。近几年液-液分散微萃取技术被提出，它具有操作简单、快速、准确、近几年取得了较大的研究进展。Junza[71]等在建立了同时测定牛乳中包含的 14 种 β-内酰胺类抗生素在内的 31 种抗生素的 DLLME-HPLC-MS/MS 检测方法，该方法的检测限为 4.1～104.8ng/g，并且回收率高达 72%～110%。

b. 磁性固相萃取技术（magnetic-solid phase extraction，M-SPE）。是在固相萃取技术的基础上发展起来的萃取技术，该技术的吸附剂是磁性或者可以被磁化的物质，具有操作时间短，萃取能力强等优点。Liu[72]等采用的是 C18 修饰的磁性核壳介孔球作为 SPE 材料处理牛乳中的三种头孢类药物，经过后期检测，发现牛乳的定量限为 0.23～0.26ng/mL。

c. QuECHERs 方法。是将提取、分离和净化等步骤融为一体，可减少样品的使用量、试剂和耗材消耗、降低成本等。同时，QuECHERs 已经被欧盟写进标准：EN 15662-2007。Wang[73]等建立了 QuECHERs 前处理结合液质联用测定牛乳中多类兽药残留的检测方法，最终测定青霉素 G 和青霉素 V 的检测限为 0.1μg/kg，定量限为 0.5μg/kg。所以，QuECHERs 法能够简化和优化该方法在兽药领域内的应用，符合现代分析要求。

② 样品的检测。动物源食品中 β-内酰胺类抗生素的检测技术已经取得很大进展，已有的实验条件已经能够使得药物的定量限和检测限满足国家出入境、食

品药品监督管理局等部门的检测要求，接下来将介绍几种常见的检测方法。

目前微生物测定法按照测定原理分为三类：微生物抑制法、微生物受体法、酶比色法。该类方法对仪器的需求少、试剂消耗少、操作简单，能够筛选大批量的样品。但是使用该方法测定具体样品时，其定性能力有待进一步提高，通常只是测定总量，不具有特异性。

免疫测定法的基本原理是抗原与抗体的特异可逆性结合，其作为筛选方法非常有效，但假阳性问题经常被研究学者指出。Wang[74]等建立了一种测定牛乳中多种 β-内酰胺类抗生素的双抗体夹心酶联免疫吸附分析法，该方法的检出限低至 $4.17\mu g/L$。该方法是快速检测牛乳中该类药物残留的常用方法。

液相色谱质谱法相比于串联其他检测器，其灵敏性与选择性均比较高，并且质谱技术又可以对色谱无法分离的物质进行定量分析，具有较高的灵敏度和较宽的线性范围，目前二者联用，应用广泛。但是定量时仍然需要最大限度的优化色谱条件对目标化合物进行分离，从而减轻杂质对待测物的干扰，提高灵敏度。其中 Piatkowska[75]等也建立了高灵敏度和选择性的测定鸡蛋中多类兽药残留的串联质谱方法，该法对头孢类和青霉素类定量限达到 $1\sim 2.5\mu g/kg$，能够很好地满足测定需求。

反向高效液相色谱-紫外是 β-内酰胺类抗生素的一种经典的分析方法，在兽药残留检测领域应用广泛。但是反向高效液相色谱用到的 DAD 检测器通常情况下只能做定量分析，不能提供待测物的结构信息。另外，β-内酰胺类抗生素自身不含有荧光基团，在采用荧光检测的时候必须对其进行衍生化，基于上述原因，该类检测器在 β-内酰胺类抗生素方面的应用较少。

5.5 动物源食品中的大环内酯类 ▶▶▶

大环内酯类（macrolides，MALs）抗生素是一个庞大和重要的抗生素类群。早在 1957 年，由 Woodward 首次提出"大环内酯"这个名字来命名这类化合物[76]。20 世纪 50 年代初，Lilly 公司成功地开发了红霉素 A（erythromycin A），后来，通过进一步的研究发现，红霉素及其衍生物不仅对常见的致病原有效，对一些新致病原也具有一定的活性，但是这些新药都存在着不同程度的缺点。后来，针对红霉素 A 在酸性条件下的化学修饰产生了第二代大环内酯类抗生素，主要包括罗红霉素（erythromycin，ERY）、阿奇霉素（azithromycin，AZI）、克拉霉素（clarithromycin，CLA）、地红霉素（dirithromycin，DIR）以及氟红霉素（flurithromycin，FLU），与第一代大环内酯二类抗生素相比，第二代大环内酯类抗生素的抗菌谱扩大，抗菌活性增强，同时还具有口服吸收好、不良反应少、见效快等诸多优点。近十年来，通过对红霉素及其衍生物的结构的进一步研究，得到了第三代大环内酯类抗生素，能够有效地治疗耐药菌，如酮内酯类的泰利霉素等[77]。

大多数大环内酯类抗生素是由链霉菌产生的弱碱性抗生素，少数是由小单孢菌属产生的。目前，已经发现的大环内酯类化合物范围的有 100 多种，这些抗生素具有相似的结构、理化性质和生物学效应。在 20 世纪 50 年代后期 MALs 开始应用于畜禽细菌性和支原体感染的治疗。当 MALs 的剂量很低时，它能够起到促生长的作用，因此，也常常被用作药物添加剂使用，有些已经成为畜禽类专用抗生素。

MALs 的结构特征是含有一个大内酯环，内酯环通过苷键与 1 或 2 个糖苷键连接。除内酯结构外，配糖体结构中含有羟基、烷基、酮基、环氧基等，多数还含有 α,β-不饱和酮或共轭二烯。根据内酯环结构中含有碳母核的不同分为 14、15 和 16 元环。其中 14 元环的代表药物有红霉素、罗红霉素、克拉霉素、地红霉素等，15 元环的代表药物有阿奇霉素等，16 元环的代表物有螺旋霉素、替米考星、泰乐菌素、吉他霉素（kitasamycin，KIT）、麦迪霉素（medemycin，MED）、交沙霉素（josamycin，JOS）等。常见的 MALs 及其结构如图 5-10。

MALs 的理化性质主要包括以下几点。

① MALs 为无色的弱碱性化合物，分子量约为 500～900，呈负旋光性。从其结构图中能够清晰地看出，大环内酯易溶于有一定极性的有机溶剂，微溶于水和极性较弱的有机溶剂中，另外，由于氨基糖结构中叔氨基可以被离子化，因此在酸性水环境中此类药物具有较好的溶解度。

② MALs 在酸性条件下（pH＜4）苷键容易发生水解，氨基糖苷的结构比中性糖苷结构稳定；正常条件下，水解碱性糖苷会导致大环发生裂解，碱性条件下（pH＞9）会导致内酯环开裂。MALs 在中性条件下的水溶液中相对稳定，此时的水溶性下降，抗菌活性最高。

③ MALs 的叔氨基团可与酸成盐，其盐溶液易溶于水。另外醇羟基可被酰化成酯，酮基、醛基能够和羰基试剂反应。MALs 结构中的苷羟基、醛基、氨基属于还原性基团，可与指示剂发生显色反应，常见的指示剂包括斐林试剂、茴香醛-硫酸试剂。

④ 多数 MALs 在 200～300nm 之间具有较强的紫外吸收。其是一种多组分化合物，还有一个主要组分以及多个次要组分，在进行药物分析时，我们要以主要组分为主要检测对象，用于定性和定量分析。

（1）大环内酯类抗生素的作用机制及耐药机制

① 作用机制。MALs 能不可逆的结合到细菌核糖体 50s 亚基上，通过阻断转肽作用和 mRNA 位移，选择性抑制细菌蛋白的合成。同时也有人认为其作用机理可能是 MALs 能够与 23s 核糖体 RNA 的特殊区域直接结合，导致核糖体的

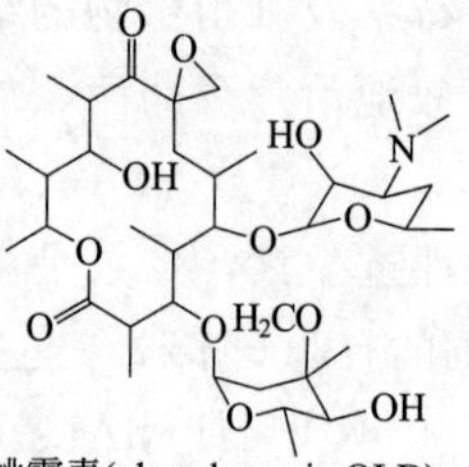

竹桃霉素(oleandomycin,OLD)

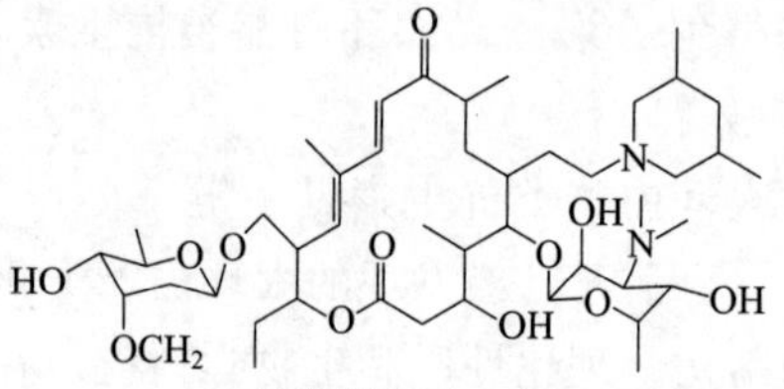

替米考星(tilmicosin,TIL)

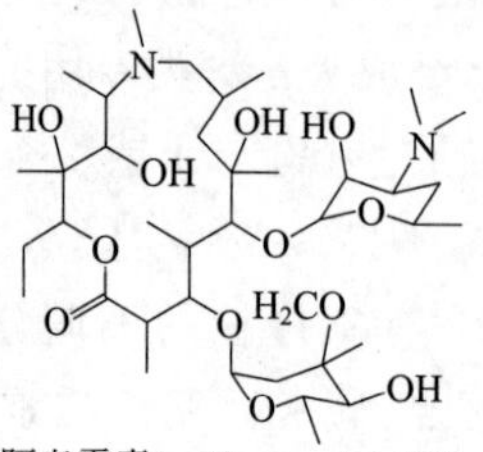

阿奇霉素(azithromycin, AZI)

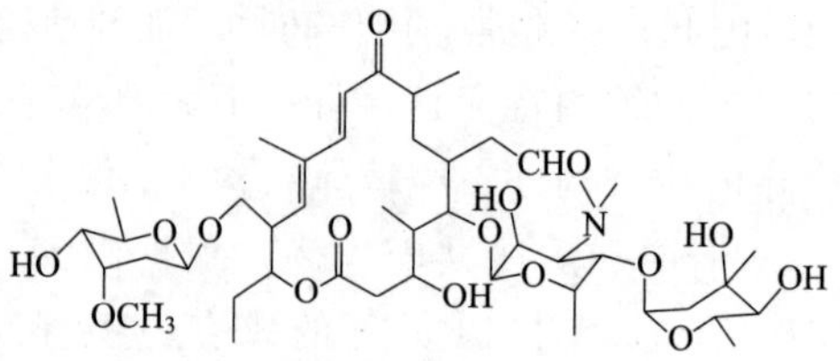

泰乐霉素(tylogin, TYL)

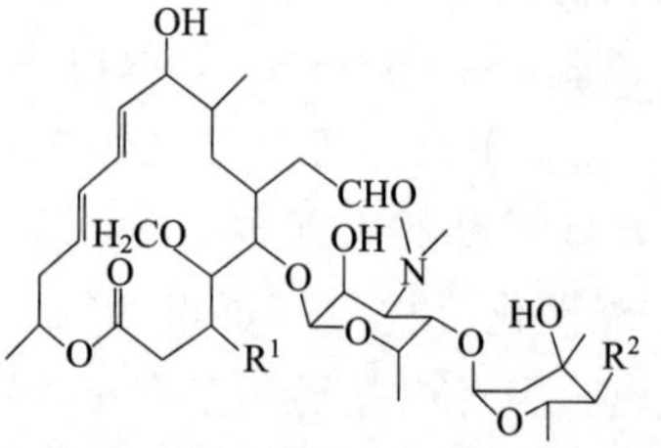

吉他霉素(kitasamycin, KIT):R^1=OH;R^2=OCOCH$_2$CH$_2$CH$_3$
交沙霉素(josamycin,JOS):R^1=OCOCH$_3$;R^2=OCOCH$_2$CH$_2$CH(CH$_3$)$_2$

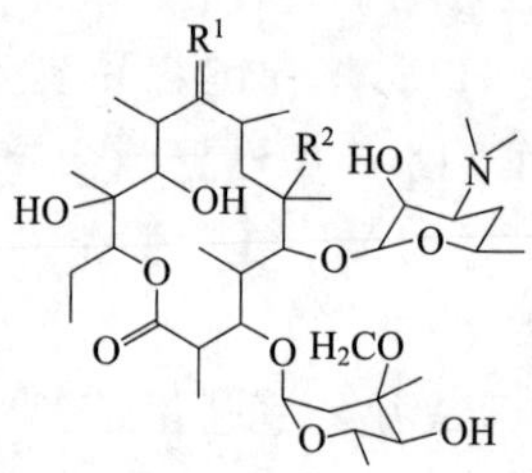

红霉素(erythromycin,ERM):R^1=O; R^2=OH
克拉霉素(clarithromycin,CLA):R^1=O; R^2=OCH$_3$
罗红霉素(roxithromycin,ROX):R^1=NOCH$_2$CH$_2$OCH$_3$; R^2=OH

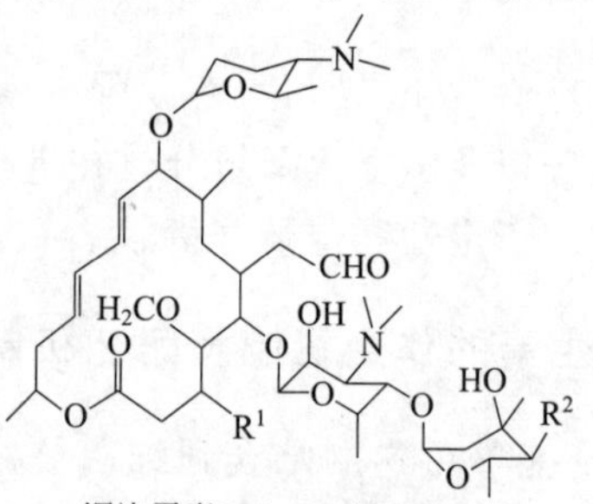

螺旋霉素(spiramycin,SPI)

图 5-10　常见的大环内酯类抗生素结构式

结构被破坏，从而使肽酰 tRNA 从核糖体上尽早解离。最近，通过进一步地研究提出了新的说法，即所有的 MALs 均能够与核糖体 50s 亚单位的 L_{27} 和 L_{22} 蛋白结合，在肽链延长端能够促进肽酰键-rRNA 从核糖体解离，抑制肽链的延长而抑制细菌的蛋白合成[78]。

② 耐药机制。

作用靶位改变：细菌产生耐药性的主要机制就是靶位的改变。甲基化酶结构基因在药物诱导下被活化合成甲基化酶，使细菌核糖体上的 50s 亚单位与药物的结合力下降，产生一定的耐药性。另外，由于大环内酯类抗生素、林可酰胺类及链阳性菌素类抗生素的作用部位相似，所以耐药菌株对上述三类抗生素常可以同时发生耐药，称为 MLS（macrolide-lincosamides-strep togramins）耐药。

产生灭活酶：酶介导的药物失活是由于细菌产生了大环内酯类抗生素的钝化酶，比如酯酶、葡萄糖酶、甲基化酶、乙酰转移酶、磷酸转移酶和核苷转移酶，使大环内酯类抗生素水解、核苷化、磷酸化、乙酰化、甲基化而失去活性。

摄入减少，外排增多：细菌能使细胞膜的成分发生变化，进而使得大环内酯类抗生素进入菌体内的量减少。某些细菌可以通过基因编码改变细胞膜成分，形成一种膜蛋白，该种膜蛋白是一种依赖 ATP 质子泵的蛋白质，在耗能过程中能够将药物排出体外，因此该系统为药物的主动外排系统[79]。主动外排系统在酿脓链球菌以及肺炎链球菌的耐药机制中起着重要的作用，可能是由于耐药基因重新编码了具有能量依赖性主动外排功能的蛋白质，能够将大环内酯排出来，进而使耐药菌细胞中药物的浓度明显低于敏感菌细胞内的浓度。

（2）大环内酯类抗生素残留的危害

大环内酯类抗生素可以从肠道吸收，长期摄入以后会产生交叉抗病性。动物若长期低剂量使用该类抗生素，MALs 及其代谢产物会在动物体内蓄积，当其积累到一定的程度以后，会造成前庭或者耳神经损伤，出现眩晕、听力减退等症状，严重者则会造成肝肾的损伤。大环内酯类抗生素通过食物链进入人体后，在人体内残留量过高后，会造成毒性反应及致敏性，尤其是敏感个体，更为严重。人类若长期食用抗生素残留超标的动物及其组织，会导致人体内肠道菌群的微生态环境发生改变，造成人体肠道菌菌群失调，同时也会使新产生耐药性。对于某些易感个体，长期食用还会出现发热、皮疹等过敏性反应。严重者可能导致过敏性休克，甚至死亡。

（3）大环内酯类抗生素的残留现状

由于抗生素对畜牧业的生产具有重要价值，近 30 年来兽抗生素的使用一直呈上升势头，减少甚至取消抗生素类兽药的使用已经变得不太现实。大环内酯类抗生素的市场占有率较大，仅仅次于头孢类、青霉素类和喹诺酮类抗生素位居第四位。随着更多大环内酯类抗生素的出现和商品化，MALs 已经广泛用于细菌性和支原体感染的化学治疗。万位宁[80]等采用固相萃取—超高效液相色谱串联质谱法检测华北地区多个禽畜养殖基地的猪牛鸡粪便样品，在各个样品中均检出了抗生素残留，其中大环内酯类抗生素在天津地区的残留量为 $4.2\sim10.9\mu g/kg$，在沈阳地区的残留量为 $0.7\sim37.1\mu g/kg$。如果不能严格控制大环内酯类抗生素在动物组织中的残留，不但会对人体健康造成威胁，同时还会威胁畜禽产品的出口贸易，我国制订了以下几种大环内酯类抗生素的最高残留限量（表 5-6）。

表 5-6　中国、美国、欧盟和日本规定的 MRLs

药物	动物种类	组织	MRLs/($\mu g/kg$)			
			中国	美国	欧盟	日本
ERY	所有食品动物	肌肉	200	100	200	50
		脂肪	200	100	200	50
		肝	200	100	200	50
		肾	200	100	200	50
		奶	40	0	20	40
		蛋	150	25	150	90
SPI	牛	肌肉	—	—	200	—
		脂肪	—	—	300	—
		肝	—	—	300	—
		肾	—	—	300	—
		奶	—	—	200	—
	猪	肌肉	—	—	250	—
		肝	—	—	2000	—
		肾	—	—	1000	—
	鸡	肌肉	—	—	200	—
		皮+脂肪	—	—	300	—
		肝	—	—	400	—
TYL	鸡/火鸡/猪/牛	肌肉	200	200	100	100
		脂肪	200	200	100	100
		肝	200	200	100	100
		肾	200	200	100	100
	牛	奶	50	50	50	100
	鸡	蛋	200	200	200	300
TIM	牛/绵羊	肌肉	100	100	50	—
		脂肪	100	—	50	—
		肝	1000	1200	1000	—
		肾	300	—	1000	—
	绵羊	奶	50	—	50	—
	猪	肌肉	100	100	50	—
		脂肪	100	—	50	—
		肝	1500	7500	1000	—
		肾	1000	—	1000	—
	鸡	肌肉	75		75	—
		皮+脂肪	75		75	—
		肝	1000		1000	—
		肾	250		250	—

从表 5-6 中可以看出，我国的以上几种兽药的最高残留限量标准大多高于或等于发达国家的最高残留限量，可能是由于我国人民的消费食品的特点与欧美国家不同，制订标准时，结合我国人民的食品消费结构，有目的、有针对性地采用和引进了发达国家的标准。

(4) 大环内酯类抗生素的检测

大环内酯类抗生素药物残留对人体健康造成了严重的威胁，并且我国对该类药物也制订了最大残留限量，严格规范我国抗生素的残留限量。因此，建立高效、方便的检测分析方法，严格控制动物源食品中大环内酯类抗生素药物残留量是极其必要的。

① 样品的前处理方法。大环内酯类抗生素在各种动物源性食品中均会出现或多或少的残留，如在肉类、内脏、动物奶及其制品、禽蛋和蜂蜜等产品中均有发现。对样品前处理是为了能够最大限度地从各种复杂的食品基质中进行药物的提取、分离、净化以及药物的富集，以便于后续的仪器检测。但由于食品中大环内酯类药物的残留水平较低，基质复杂，干扰物质多，加大了净化的难度，所以需要寻找一个选择性强、操作简单、回收率高而稳定的前处理方法，以解决食品中大环内酯类药物残留检测问题。

目前，大环内酯类抗生素前处理方法可分为传统前处理方法和新型前处理方法。传统前处理方法包括溶剂萃取或液液萃取等方式。新型技术前处理方法包括固相萃取、加压液体萃取、中空纤维液相微萃取、基质固相分散萃取等。每种前处理方法都存在优缺点，见表 5-7，需要根据研究样品的性质和待测物的性质，来选择合适的前处理方法。

表 5-7　各种前处理方法的优缺点

分类	方法	优点	缺点
传统前处理方法	溶剂萃取法	不需要特殊的仪器设备，仪器成本低，操作简单	繁琐费时，有机溶剂消耗量大，不利于安全环保，且共萃取杂质较多，增加了净化的工作量和难度
	液液萃取法		
新型前处理方法	固相萃取法	操作简便快速，减少不必要的工序，净化效果比液液萃取提高很多，便于自动化	固相萃取头价格昂贵、易损坏，萃取头上的聚合物在使用过程中会产生一些损失，从而对后续的分析带来影响
	加压液体萃取法	萃取迅速、自动化程度高，萃取剂使用较少，经济环保	—
	中空纤维液相微萃取法	具有操作简便、易于实现自动化，可与 GC 和 HPLC 联用等优点，可应用于药物的检测	—
	基质固相分散萃取法	净化所需样品和溶剂量都比较小，操作简单快捷，能与其他萃取方法想结合	—

② 样品的检测分析方法。微生物法在抗生素残留检测领域是非常经典的方法。微生物法主要是依靠抗生素对该类药物的敏感程度来定量检测的，微生物的抑菌圈大小与抗生素浓度呈线性相关，最终通过抑菌圈的大小能够判断抗生素的浓度。黄晨[81]等采用微生物抑制法检测活动物中的红霉素、螺旋霉素的残留。但是微生物法选择不同的生产菌种，这些菌种均来自不同的生产厂家，易造成组分的比例不同，使得微生物效价的测定有很大的差别，难以满足准确定性定量的要求，难以满足准确定性定量测定的要求，目前该方法已经逐渐被取代。

薄层色谱法的原理是利用薄层板和各种有机溶剂在固液吸附色谱过程中将样品组分分离和显色，最终用薄层扫描法进行含量的测定。该法可以通过变换不同的溶剂、显色剂和检测方式测定批量样品，成本低，设备与操作简单。Petz[82]等在 pH=8.5 的乙腈水溶液条件下提取动物组织、奶、蛋中的四种大环内酯类抗生素之后，用 TLC 法进行分离鉴定。经对测定结果的分析，发现该方法的分离能力差，另外该方法对较为复杂的样品鉴定能力存在缺陷，灵敏度低，不利于准确定量分析，应用也逐渐减少。

高效液相色谱法是利用被测组分在两相中具有微小差异的吸附或者分配系数进行分离，再通过与紫外-可见检测器或者荧光检测器进行结合，能够同时准确地检测出大量组分，该方法适合分析沸点高、热稳定性差以及分子量较大的化合物。大环内酯类抗生素大多数难以气化或者衍生化，且相当一部分具有紫外吸收，所以该方法广泛应用于食品中大环内酯类药物残留的检测。王宇驰[83]等采用高效液相色谱法测定阿奇霉素分散片的含量。邢丽红[84]等采用高效液相色谱-荧光检测法测定鲈鱼组织中阿维霉素、伊维霉素。

液相色谱-质谱联用技术是在液相色谱的基础上联用一个质谱的检测器。质谱遵循带电粒子磁场或电场中的运动规律，通过化合物的质荷比进行分离，同时通过丰度比进行定量，集高分离能力、高灵敏度、高分辨率于一体，是目前认为用于动物性食品中大环内酯类药物的检测的最佳的分析方法。Dickson[85]等采用液相色谱-串联质谱技术测定不同组织中的 12 种大环内酯类药物的残留，检测限为 $0.5\mu g/kg$，回收率在 60% 以上。贾涛[86]等采用液相色谱-串联质谱法检测牛奶中林可胺类与大环内酯类药物，检测限为 $1\mu g/kg$，回收率为 70%～120%。

在过去的几年里，在畜禽、水产品等动物源食品中大环内酯类抗生素的检测方法逐渐被开发优化，但主要的前处理方法还主要是集中在固相萃取法上，而检测方法也主要是集中在高效液相色谱-串联质谱法上，因此，有必要进一步研究处理装置小，处理速度快，操作简单化，样品和有机溶剂用量少，对待测成分的选择性和回收率高，易于自动化的前处理方法与高分离度、高准确度、高灵敏度、高分辨率的分析仪器的相结合的技术手段，以满足兽药残留检测的需要。

参 考 文 献

[1] 杨洁彬，王晶，王柏琴，等 [M]. 北京：中国轻工业出版社，1999.

[2] 何俊莎.兽药残留危害及原因剖析 [J].中国畜牧兽医文摘,2015,31 (8):222-224.

[3] 冉广忠,张延阁,等.动物产品兽药残留产生的原因及防控措施 [J].动物防疫,2015,06:63-65.

[4] 中华人民共和国农业部第 265 号公告 [Z].2003.

[5] 中华人民共和国农业部第 278 号公告 [Z].2008.

[6] 刘明生,甘辉群.鸡蛋中药物残留形成的原因与监控研究进展 [J].饲料业,2005,26 (6):32-34.

[7] 杨友林,陈明生.兽药残留产生的原因 [J].中国畜牧兽医文摘,2016,32 (1):234-236.

[8] Cerniglia C E, Kotarski S. Evaluation of veterinary drug residues in food for their potential To affect human intestinal microflora [J].Regulatory Toxicology and Pharmacology, 1999, 29 (3):238-261.

[9] 刘笑笑,樊慧梅,杨建,等.动物性产品兽药残留的风险 [J].吉林畜牧兽医,2014,11:67-70.

[10] 王芬,靳胜福,黄涛.兽药残留的起因、危害及其控制措施 [J].家禽生态学报,2013,34 (8):86-88.

[11] Barton M D. Antibiotic use in animal feed and its impact on human healt [J].Nutrition research reviews, 2000, 13 (02):279-299.

[12] 陈一资,胡滨.动物性食品中兽药残留的危害及其原因分析 [J].食品与生物技术学报,2009 28 (2):162-167.

[13] Chen Z, Yang G, Sun Y, et al. Advance of Toxicities and Ecotoxicology of Veterinary Drug Residues [J].Journal of South China Agricultural University, 2001, 1:026.

[14] 刘茹.浅谈动物性食品中兽药残留及其危害 [J].现代农业科学,2008,15 (8):71-73.

[15] 聂芳红,徐晓彬,陈进军.食品动物兽药残留研究进展 [J].中国农学通报,2006,22 (9):71-75.

[16] 陈杖榴,杨桂香,孙永学,等.兽药残留的毒性与生态毒性研究进展 [J].华南农业大学学报,2001,22 (1):88-92.

[17] 刘秀梵.加入 WTO 后我国的动物疫病控制和食品安全控制 [J].中国兽医杂志,2002,38 (3):7-9.

[18] 王云鹏,马越.养殖业抗生素的使用及潜在危害 [J].中国抗生素杂志,2008,33 (9):519-521.

[19] 刘小红,王健,刘长春,等.我国生猪标准化养殖模式和技术水平分析 [J].中国农业科技导报,2013,15 (6):55-57.

[20] 赵云峰,陈达炜,等.食品中农药、兽药残留检测研究进展 [J].食品安全质量检测学报,2015,6 (5):1644-1645.

[21] 潘明飞,王俊平,方国臻,等.食品中农兽药残留检测新技术研究进展 [J].食品科学,2014,35 (15):277-282.

[22] 盖圣美,魏法山,刘登勇,等."瘦肉精"类药物残留检测方法研究进展 [J].食品质量安全检测学报,2016,7 (6):2296-2301.

[23] 张忠梅.兽药残留的危害及控制措施 [J].山东畜牧兽医,2015,36 (8):83-84.

[24] 奥野良信,万献尧,毕丽岩.金刚烷胺.日本医学介绍,2004,25 (7):307-309.

[25] Wu Y, Canturk B, Jo H, et al. Flipping in the pore: discovery of dual inhibitors that bind in different orientations to the influenza A versus the amantadine-resistant S31N mutant of the influenza A virus M2 proton channel [J].J Am Chem Soc, 2014, 136 (52):17987-17995.

[26] 中华人民共和国农业部公告第 560 号 [Z].2005.

[27] Brandenburg B, Koudstaal W, Goudsmit J, et al. Mechanisms of hemagglutinin targeted influenza

virus neutralization [J]. PloS one, 2013, 8 (12): e80034.

[28] Cady S D, Schmidt-Rohr K, Wang J, et al. Structure of the amantadine binding site of influenza M2 proton channels in lipid bilayers [J]. Nature, 2010, 463 (7281): 689-692.

[29] Cady S D, Hong M. Amantadine-induced conformational and dynamical changes of the influenza M2 transmembrane proton channel [J]. Proceedings of the National Academy of Sciences, 2008, 105 (5): 1483-1488.

[30] Yi M, Cross T A, Zhou H X. A secondary gate as a mechanism for inhibition of the M2 proton channel by amantadine [J]. The Journal of Physical Chemistry B, 2008, 112 (27): 7977-7979.

[31] Sharma M, Yi M, Dong H, Qin. H. Insight into the mechanism of the influenza A proton channel from a structure in a lipid bilayer [J]. Science, 2010, 330 (6003): 509-512.

[32] 刘万里. 一种高收率制备盐酸金刚烷胺的工艺 [P]. 中国专利: 201510958439. X. 2016.04.27.

[33] 裘月南, 等. 一种盐酸金刚烷胺的制备工艺 [P]. 中国专利: 201210405032.0.2013.01.16.

[34] 张芝庭. 一种盐酸金刚烷胺的合成方法 [P]. 中国专利: 201010596021.6.2011.05.11.

[35] Yan H, Liu X, Cui F, et al. Determination of amantadine and rimantadine in chicken muscle by QuEChERS pretreatment method and UHPLC coupled with LTQ Orbitrp mass spectrometry [J]. Joumal of Chromatography B, 2013, 938: 8-13.

[36] Turnipseed S B, Storey J M, Andersen W C, et al. Determination and Confirmation of the Antiviral Drug Amantadine and Its Analogues in Chicken Jerky Pet Treats [J]. Journal of agricultural and food chemistry, 2015, 63 (31): 6968-6978.

[37] 吴银良, 赵健, 叶宇飞, 等. 同位素稀释液相色谱-串联质谱法测定鸡蛋中金刚烷胺类药物残留量 [J]. 分析测试学报, 2014, 33 (8): 905-910.

[38] 徐琴, 耿士伟, 蒋天梅, 等. 分散固相萃取结合 LC-MS/MS 快速测定鸡蛋中的金刚烷胺 [J]. 中国家禽, 2014, 36 (24): 27-30.

[39] 张立华, 周剑, 王敏, 等. 中兽药散剂中非法添加金刚烷胺的检测方法研究及应用 [J]. 化学试剂, 2015, 37 (5): 433-436.

[40] Lin T, Fan J, Liu X, et al. Determination of amantadine and rimantadine residues in egg and chicken samples by dispersive solid phase extraction purification-ultra high performance liquid chromatography-tandem mass spectrometry [J]. Chinese journal of chromatography, 2015, 33 (11): 1169-1174.

[41] 李宏娟, 张嘉楠, 曹秀梅, 等. 貉肉中金刚烷胺残留的检测 [J]. 科技与推广, 2016: 55-57.

[42] 王威利, 吴维辉, 何绮霞, 等. 高效液相-串联质谱法同时检测鸡蛋中金刚烷胺和四种氟喹诺酮类药物残留的研究 [J]. 中国家禽, 2016, 38 (2): 29-32.

[43] 中华人民共和国农业部公告第 2320 号 [Z]. 2015.

[44] Ai X, Niu L, Li Y, et al. A novel β-Cyclodextrin-QDs optical biosensor for the determination of amantadine and its application in cell imaging [J]. Talanta, 2012, 99: 409-414.

[45] Li Y, Gao Y, Li Y, et al. A novel fluorescence probing strategy based on mono- [6- (2-aminoethyl-amino) -6-deoxy] -β-cyclodextin functionalized graphene oxide for the detection of amantadine [J]. Sensors and Actuators B: Chemical, 2014, 202: 323-329.

[46] 吴小平, 王文珺, 刘萤, 等. 金刚烷胺 ELISA 试剂盒的研制 [J]. 检验检疫学刊, 2015, 25 (4): 68-70.

[47] 刘丹, 范子宸, 张瑛, 等. 金刚烷胺及其结构类似物的研究进展 [J]. 中国药师, 2009, 12 (11): 1640-1643.

[48] 林涛, 樊建麟, 刘兴勇, 等. 分散固相萃取净化-超高效液相色谱-串联质谱法测定鸡蛋和鸡肉中金

刚烷胺和金刚乙胺残留［J］. 色谱，2015，33（11）：1169-1174.

[49] Kolocouris N，Kolocouris A，Foscolos G B，et al. Synthesis and antiviral activity evaluation of some new aminoadamantane derivatives［J］. Journal of medicinal chemistry，1996，39（17）：3307-3318.

[50] 葛孝忠，应黄慧，陈晓. 金刚烷胺类药物的研究进展［J］. 中国医药工业杂志，2003，34（11）：583-586.

[51] 谢勇，翁玲玲. 抗病毒药曲金刚胺及其类似物的合成［J］. 华西医学杂志，2005，20（4）：310-31.

[52] 高宁，朱平，吴月侠，等. 盐酸美金刚的合成进展［J］. 山西化工，2015，4（35）：25-31.

[53] 邓钰蕾，陈生弟，等. 美金刚-阿尔兹海默症治疗新药［J］. 世界临床药物，2005，26（9）：541-545.

[54] Olivares D，K Deshpande V，Shi Y，et al. N-methyl D-aspartate（NMDA）receptor antagonists and memantine treatment for Alzheimer's disease，vascular dementia and Parkinson's disease［J］. Current Alzheimer Research，2012，9（6）：746-758.

[55] Sinforiani E，Pasotti C，Chiapella L，et al. Memantine in Alzheimer's disease：experience in an Alzheimer's disease assessment unit［J］. Aging clinical and experimental research，2012，24（2）：193-196.

[56] Morita S，Takano M，Tarumizu A，et al.［Laboratory and clinical studies on methacycline（Rondomycin Pfizer）］.［J］. Journal of Antibiotics. ser. b，1967，20（5）：335-337.

[57] 杨琳. 动物性食品中土霉素、金霉素和四环素检测方法研究进展［J］. 中国动物检疫，2012（8）：63-66.

[58] 申玉军，高振波，孙公文. 动物性食品中四环素残留检测方法［J］. 上海畜牧兽医通讯，2006（6）：56-57.

[59] 刘妮. 动物源性食品中四环素类抗生素残留的分析检测［D］. 首都师范大学，2009.

[60] 郑冰，苏淑娴. 抗生素类药物残留的现状、危害及对策［J］. 分析试验室，2010（s1）：285-288.

[61] 张元，张峰，周昱，等. 食品中四环素类药物残留检测前处理及分析方法研究进展［J］. 药物分析杂志，2016（4）：565-571.

[62] Vester B，Douthwaite S. Macrolide Resistance Conferred by Base Substitutions in 23S rRNA［J］. Antimicrobial Agents and Chemotherapy，2001：1-12.

[63] 王雅群，潘道东. 磁性分子印迹固相萃取食品中的四环素类抗生素残留［J］. 食品工业科技，2015，36（18）：53-58.

[64] 杨旭，刘美娇，林深，等. 限进材料固相萃取-高效液相色谱在线联用检测牛奶中四环素类抗生素残留［J］. 分析化学，2016，44（1）：146-151.

[65] 邵钰秀，余云娟，肖晶，等. 电堆积毛细管电泳法检测食品中四环素类抗生素残留［J］. 河北大学学报（自然科学版），2013，33（2）：161-166.

[66] 国占宝，武玉香，田文礼，等. 食品中四环素类残留的酶联免疫检测试剂盒的研制［J］. 食品科学，2011，32（2）：333-337.

[67] Kohanski M A，Dwyer D J，Hayete B，et al. A Common Mechanism of Cellular Death Induced by Bactericidal Antibiotics［J］. Cell，2007，130（5）：797-810.

[68] Liu Y，Imlay J A. Cell death from antibiotics without the involvement of reactive oxygen species［J］. Science，2013，339（6124）：1210-1213.

[69] Keren I，Wu Y，Inocencio J，Lewis K. Killing by bactericidal antibiotics does not depend on reactive oxygen species［J］. Science，2013，339（6124）：1213-6.

[70] Ezraty B，Vergnes A，Banzhaf M，et al. Fe-S Cluster Biosynthesis Controls Uptake of Aminoglyco-

sides in a ROS-Less Death Pathway [J]. Science, 2013, 340 (6140): 1583-1587.

[71] Junza A, Dorival-García N, Zafra-Gómez A, et al. Multiclass method for the determination of quino-lones and β-lactams, in raw cow milk using dispersive liquid - liquid microextraction and ultra high performance liquid chromatography - tandem mass spectrometry [J]. Journal of Chromatography A, 2014, 1356: 10-22.

[72] Liu X, Yu Y, Zhao M, et al. Solid phase extraction using magnetic core mesoporous shell micro-spheres with C18-modified interior pore-walls for residue analysis of cephalosporins in milk by LC -MS/MS [J]. Food Chemistry, 2014, 150 (2): 206-212.

[73] Wang Y L, Liu Z M, Ren J, et al. Development of a Method for the Analysis of Multiclass Antibiotic Residues in Milk Using QuEChERS and Liquid Chromatography - Tandem Mass Spectrometry [J]. Foodborne Pathogens & Disease, 2015, 12 (8): 693-703.

[74] Wang W, Liu L, Xu L, et al. Detection of β-Lactamase Residues in Milk by Sandwich ELISA [J]. International Journal of Environmental Research & Public Health, 2013, 105 (1): 102-109.

[75] Piatkowska M, Jedziniak P, Zmudzki J. Comparison of different sample preparation procedures for multiclass determination of selected veterinary drug, coccidiostat and insecticide residues in eggs by liquid chromatography-tandem mass spectrometry [J]. Anal Methods, 2014, 6 (9): 3034-3044.

[76] Woodward R B. Agnew Chem, 1957, 69: 50.

[77] 王圣思, 郑世民, 卢斯亮. 大环内酯类抗生素的作用机制、耐药机制与控制措施 [J]. 黑龙江畜牧兽医, 2009 (23): 28-30.

[78] Gaynor M, Mankin A S. Macrolide antibiotics: binding site, mechanism of action, resistance. [J]. Current Topics in Medicinal Chemistry, 2003, 3 (9): 949-961.

[79] 白瑶, 崔生辉, 李凤琴. 弯曲菌对大环内酯类抗生素耐药机制研究进展 [J]. 生命科学, 2014 (7).

[80] 万位宁, 陈熹, 居学海, 等. 固相萃取-超高效液相色谱串联质谱法同时检测禽畜粪便中多种抗生素残留 [J]. 分析化学, 2013, 41 (7): 993-999.

[81] 黄晨, 王乃福, 吴冬雪. 微生物抑制法检测活动物红霉素、螺旋霉素残留 [J]. 食品研究与开发. 2016, 37 (7): 167-170.

[82] Petz M, Solly R, Lymburn M, et al. Thin-layer chromatographic determination of erythromycin and other macrolide antibiotics in livestock products [J]. J Assoc Off Anal Chem, 1987, 70 (4): 691-698.

[83] 王宇驰, 唐克慧, 张春然, 等. UPLC 法测定阿奇霉素分散片的含量 [J]. 中国抗生素杂志, 2015, 40 (10): 756-759.

[84] 邢丽红, 冷凯良, 翟毓秀, 等. 鲈鱼组织中阿维菌素、伊维菌素残留的高效液相色谱荧光检测法研究 [J]. 海洋水产研究, 2008, 29 (4): 52-57.

[85] Dickson L C. Performance characterization of a quantitative liquid chromatography-tandem mass spec-trometric method for 12 macrolide and lincosamide antibiotics in salmon, shrimp and tilapia [J]. Journal of Chromatography B Analytical Technologies in the Biomedical & Life Sciences, 2014, 967: 203-210.

[86] 贾涛. 液相色谱-串联质谱法检测牛奶中林可胺类与大环内酯类药物 [J]. 中国奶牛, 2016 (6).

生物毒素

6.1 概述 >>>

6.1.1 生物毒素的分类及其多样性

2016 年发布的《国家卫生计生委办公厅关于 2015 年全国食物中毒事件情况的通报》中，微生物性食物中毒人数最多，占全年食物中毒总人数的 53.7%。有毒动植物及毒蘑菇引起的食物中毒事件报告起数和死亡人数最多，分别占全年食物中毒事件总报告起数和总死亡人数的 40.2% 和 73.6%。食物中毒事件的主要致病因子为沙门氏菌、副溶血性弧菌、蜡样芽胞杆菌、金黄色葡萄球菌及其肠毒素、致泻性大肠埃希氏菌、肉毒毒素等。有毒动植物及毒蘑菇引起的食物中毒事件报告起数和死亡人数最多，病死率最高，是食物中毒事件的主要死亡原因，主要致病因子为毒蘑菇、未煮熟四季豆、乌头、钩吻、野生蜂蜜等，其中，毒蘑菇食物中毒事件占该类食物中毒事件报告起数的 60.3%。主要原因是食物污染或变质、加工不当、储存不当及交叉污染等[1]。这也从另一个侧面说明当前食品生产中受生物毒素污染的环节多、程度重、危害大。因此，需要对其及时监测和有效控制，确保餐桌安全。

所谓生物毒素，也叫天然毒素，是由各种生物包括动物、植物、微生物等的代谢产物，这些产物对其他生物物种有毒害作用。生物毒素使生物中毒的机制一般作用于神经系统，阻碍神经传导，或抑制酶的活性，或破坏组织细胞，目前尚没有特效抢救、治疗药物，病死率高。生物毒素广泛存在对食品安全领域，特别是对餐饮业的影响非常大，严重威胁着人类的生命健康。人类在历史长河中，经过了无数次的食物中毒事件，逐渐地归纳了很多经验，从开始的外观判断是否有毒，到最终形成一门比较成熟的科学，这就是毒素学。美籍华裔毒素学家Anthony T. Tu主编的《天然毒素学手册》[2,3]，以最新的视角、最全的范围和最权威的理论分析了当代世界上有关天然毒素问题。毒素的分类也基本由此确定，根据不同的分类方式，生物毒素有不同的分类。

根据毒素产生的生物分类，分为细菌毒素、真菌毒素、植物毒素、动物毒素和海洋生物毒素[4]；根据致病作用分类如下。

① 引起光敏反应的毒素。食物中的光敏性物质进入体内后，容易引发日光性皮炎等症状，如裸露部位皮肤的红肿、起疹，并伴有明显瘙痒、烧灼或刺痛感等症状。比如新鲜木耳中含有光敏物质卟啉，食用后经阳光照射会发生日光性皮炎。光敏性食物：泥螺、灰菜、紫云英、雪菜、莴苣、茴香、苋菜、荠菜、芹菜、萝卜叶、菠菜、荞麦、香菜、红花草、油菜、芥菜、无花果、柑橘、柠檬、芒果、菠萝等。

② 引起神经系统病变的毒素。神经毒素是对神经组织有毒性或破坏性的内毒素，可使周围神经（如髓鞘、脑和脊髓及其他组织）产生脂肪性变。多为天然存在，肉毒梭菌产生的肉毒毒素、破伤风梭菌产生的破伤风毒素、产气荚膜梭菌产生的产气荚膜梭菌 ε 毒素等[5]。

③ 引起胃肠道和肝脏病变的毒素。肠道毒素被吸收以后随血液流经全身，会对全身的器官有所损伤，如呕吐毒素[6]；还能影响肝脏的解毒功能，加重肝脏的负担。比如夹竹桃，全株都有剧毒，中毒早期有恶心，呕吐，腹泻最后累及心脏；黄曲霉素、蓖麻毒素等都能导致肝脏细胞癌变[7,8]。

④ 致癌的毒素。黄曲霉素、赭曲霉素等容易污染谷物、玉米的毒素是一些地方致癌的罪魁祸首，目前发现的植物性致癌毒素有百余种，有千里光碱、野百合碱等，还有一些海洋生物毒素、端镰菌肽等对细胞的癌变有强促进作用。

生物的多样性决定了生物毒素的多样性，多样性特征具体表现为：来源的多样性、毒素的化学结构多样性、作用机制多样性等。因为生物毒素具有多样性，所以它对于不同学科的研究发展都具有重大的吸引力，是生物学、化学、医学、药物学以及生命科学的多方面交叉学科。来源多样性是生物毒素多样性的基础特征，包括如细菌、真菌、植物、昆虫、爬行动物、两栖动物以及海洋生物。产生的毒素具有化学结构多样性，目前已经探明其结构的生物毒素可达数千余种，包括了小分子化合物，比如萜类；复杂的有机化合物，比如黄曲霉素的基本结构为二呋喃环和香豆素；还有多肽类和蛋白质大分子等化学类型结构。表 6-1 为食品中生物毒素的主要种类[9]。

表 6-1　食品中生物毒素的主要种类

类别	有毒生物	结构类型	重要代表物
细菌毒素	病原性细菌	双组分蛋白毒素、脂多糖内毒素	肉毒毒素、霍乱毒素、肠毒素
真菌毒素	真菌	环系有机化合物	黄曲霉毒素、杂色曲霉毒素、单端孢霉烯毒素、T-2 毒素
植物毒素	广泛分布	生物碱、苷类、非蛋白氨基酸、蛋白毒素	茄碱、氰苷、皂苷、血凝素
动物毒素	雪卡鱼、河豚	多肽毒素、蛋白毒素	西加毒素、河豚毒素
海洋生物毒素	毒贝、西甲鱼类	海洋生物碱、多肽	沙蚕毒素、刺尾鱼毒素、西加毒素

这些生物毒素通过不同的作用，以高特异性选择作用于特定靶位，发挥各自的作用，比如溶解细胞、抑制蛋白质合成、破坏离子通道、作用于突触、凝血和抗凝血等，产生各类不同的致死或毒害效应。表 6-2 是食品中常见毒素的化学参数、作用靶位以及毒性参数。

表 6-2　食品中常见生物毒素的相关数据

毒素	分子量	化学类型	作用靶位	毒性 LD50(小鼠)/(μg/kg)
肉毒毒素 D	150000	蛋白毒素	神经细胞膜	0.001
霍乱毒素	84000	蛋白毒素	肠黏膜上皮细胞	0.002
白喉毒素	62000	蛋白毒素	细胞膜	0.1
黄曲霉毒素 B1	310	环系有机化合物	抑制核酸合成	300
T-2 毒素	466	环系有机化合物	血液系统	1210
刺尾鱼毒素	3400	梯形聚醚	钙离子通道	0.05
岩沙海葵毒素	2700	链式聚醚	心肌细胞膜	0.15
河豚毒素	319	有机胍胺分子	钠离子通道	8.0
石房蛤毒素	299	有机胍胺分子	钠离子通道	8.0

6.1.2　食品中生物毒素的危害

中毒食品的种类往往与饮食习惯有关。在我国，多为家庭制豆、谷类的发酵制品，如臭豆腐、豆瓣酱、豆豉和面酱等引起；因肉类制品或罐头食品引起的中毒较少。在国外，欧洲各国主要的中毒食品多为火腿、腊肠及其他肉类制品。美国主要为家庭制水果、蔬菜罐头，而日本则主要因鱼和鱼子制品引起中毒者居多。食源性细菌能产生多种类型的毒素，其中，肉毒毒素是肉毒梭菌产生的外毒素，可以引起以神经症状如眼症状、延髓麻痹、分泌障碍等为主要临床表现的细菌毒素型食源性疾病。肉毒毒素经消化系统进入血液后，主要作用于中枢神经系统的脑神经核、神经肌肉连接部位和自主神经末梢，抑制 Ach 的释放，导致肌肉麻痹和神经功能的障碍。其他的致病菌如蜡状芽孢杆菌、金黄色葡萄球菌等都能产生肠毒素，引发呕吐、腹泻等病症。真菌毒素以黄曲霉毒素为主，有两种通过膳食可以摄入，一是由受黄曲霉毒素（主要为 B1）污染的植物性食物摄入，二是经饲料而进入奶或乳制品（包括乳酪、奶粉等）的黄曲霉毒素（主要为

M1）。黄曲霉毒素是一种毒性极强的物质，对人及动物肝脏组织有破坏作用，严重时可导致肝癌甚至死亡。生产企业如果使用劣质的原料，如发霉的花生、菜籽、玉米等生产食用油，则有可能造成黄曲霉素超标，对消费者的身体健康造成威胁。

大多数动植物毒素如蓖麻毒素、河豚毒素等均为剧毒物质，如 0.5mg 的河豚毒素可以使一个体重 70kg 的人致死[10]；毒参属于毒参属，所含的毒芹碱（Coniine）只需 0.2g 就能致命。毒芹碱的结构类似于尼古丁，能够结合细胞表面的尼古丁受体，从而起到麻痹肌肉的作用，受害者最终会由于呼吸肌和心肌的麻痹而死，这也就是毒杀苏格拉底的真凶。海洋三大生物公害是人类过度利用海洋生物的结果，赤潮、西加中毒和麻痹神经性中毒事件时有发生，现代研究发现多种海洋生物毒素，如海兔毒素，能强烈促进细胞癌变。

6.1.3 食品中生物毒素的研究现状

海洋中的微藻类所释放的毒素可以污染鱼类以及贝类，进而通过食物链对人类产生毒性作用。为了研究清楚藻类毒素对人类的作用机制，2010 年法美两国经合作研究，取得了突破性成就[11]。研究发现两种藻毒素 spirolide 和 gymnodimine 是速效的神经毒素，能引起小鼠出现严重的神经系统症状，几分钟内就会致命。这些毒素的作用靶点是生物体的重要受体——烟碱型乙酰胆碱受体，即迅速并且是几乎不可逆转地阻止烟碱型乙酰胆碱受体的功能，会造成肌肉以及大脑出现功能障碍。通过 X 线晶体照相技术显示出藻毒素与受体之间所形成复合体的三维结构，并且每个毒素都镶嵌在受体的天然神经递质乙酰胆碱上，这是该毒素抑制烟碱型乙酰胆碱受体发挥功能的关键所在。这些毒素的结合方式也为我们研制新的重新激活烟碱型乙酰胆碱受体的治疗药物提供了机会。

扩展青霉（P. expansum）存在于多种不同种类的果实中，意大利青霉（P. italicum）只能侵染柑橘类果实，这种现象可以为深入研究青霉属真菌寄主转化性切入点。2015 年中国科学院植物研究所田世平研究组对两种青霉进行了全基因组 De Novo 测序，分别获得了 33.52 Mb 和 28.99 Mb 的高质量基因组草图[12]。通过基因组学分析发现，扩展青霉的次生代谢基因组群非常发达，包含 55 个次生代谢基因簇，数量相当于意大利青霉的两倍。进一步研究发现，扩展青霉中含有一个完整的棒曲霉素合成基因簇。基因敲除实验证明 PePatL 和 PePatK 在棒曲霉素合成途径中起到关键作用。该结果为进一步解析棒曲霉素生物合成调控的分子机制以及青霉属真菌寄主专化性等生物学问题奠定了基础。

6.2 细菌毒素 ▶▶▶

6.2.1 细菌毒素概述

(1) 细菌毒素分类

细菌毒素（toxin）分为内毒素（endotoxin）及细菌的外毒素（exotoxin）。

内毒素是由革兰氏阴性菌所产生、存在于菌体内的一类毒素，是菌体细胞壁的组成成分。细菌在生活状态时不释放，只有当菌体自溶或用人工方法使细胞裂解后才可释放出来。其化学成分是磷脂-多糖-蛋白质复合物，其中主要成分是脂多糖（lipopolysaccharide，LPS），脂多糖按化学结构及生物活性分为 O-特异性多糖、核心多糖和类脂 A 三部分，位于细胞壁的最外层[13]。内毒素的特点有：耐热，60℃以上数小时不失活；经甲醛处理不能形成类毒素；可刺激机体对多糖成分产生抗体，不形成抗毒素；毒性比外毒素稍弱，对实验动物致死作用所需量较大；各种细菌内毒素的毒性作用大致相同。

而外毒素主要是革兰氏阳性菌产生的，也有例外是由革兰氏阴性菌产生的，根据目前进行研究的结果，认为这种毒素都是蛋白质，所以其具有蛋白质的基本性质，即对温度和化学药品敏感；具有类似于酶的特性，即具有高生物学活性和专一性。外毒素另外一个重要特点就是毒性极强。肉毒杆菌外毒素毒性最强，1mg 可杀死 2000 万只小白鼠；破伤风毒素对小白鼠的致死量为 6～10mg，1mg 破伤风毒素具有足以杀死 100 万只以上豚鼠的效力；白喉毒素对豚鼠的致死量为 3～10mg。毒性依据不同的动物种类和器官而具有相当强的特异性。通过种种试剂的处理，可以制出失去毒性而保留抗原性的类毒素。根据毒素作用的器官不同，可分为细胞毒素、肠毒素和神经毒素等；根据毒素的作用机制，可分为膜损伤、抑制蛋白质的合成、激活刺激信使通路、激活免疫应答和蛋白酶等。

外毒素具亲组织性，选择性地作用于某些组织和器官，引起特殊病变。例如，破伤风杆菌、肉毒杆菌及白喉杆菌所产生的外毒素，虽对神经系统都有作用，但作用部位不同，临床症状亦不相同。破伤风杆菌毒素能阻断胆碱能神经末梢传递介质（乙酰胆碱）的释放，麻痹运动神末梢，出现眼及咽肌等的麻痹[14]；白喉杆菌外毒素有和周围神经末梢及特殊组织（如心肌）的亲和力，通过抑制蛋白质合成可引起心肌炎、肾上腺出血及神经麻痹等。有些细菌的外毒素已证实为一种特殊酶。例如，产气荚膜的甲种毒素是卵磷脂酶，作用在细胞膜的磷脂上，引起溶血和细胞坏死等（表 6-3）。

表 6-3　内毒素与外毒素的区别[15]

类别	外毒素	内毒素
来源	多数革兰氏阳性菌;少数革兰氏阴性菌	多数革兰氏阴性菌;少数革兰氏阳性菌
存在部位	多数活菌分泌出,少数菌裂解后释出	细胞壁组分,菌裂解后释出
化学成分	蛋白质	脂多糖
稳定性	60℃半小时被破坏	160℃ 2~4h 被破坏
毒性作用	强	较弱
毒性反应	对组织细胞有选择性毒害效应	各菌的毒性效应相似
	引起特殊临床表现	引起发热、白细胞增多、微循环障碍、休克等
免疫原性	强,刺激宿主产生抗毒素	弱
甲醛处理	脱毒成类毒素	不形成类毒素

（2）细菌性食物中毒的类型

能引起食物中毒的常见细菌有：沙门菌、致病性大肠埃希菌、葡萄球菌、致病性链球菌、肉毒梭状芽孢杆菌、副溶血弧菌、空肠弯曲菌、志贺菌等。细菌性食物中毒一般分为以下三种类型。

① 感染型：由致病菌直接参与引起的食物中毒，如沙门氏菌和大部分变形杆菌等，其毒性与致病菌量密切相关；

② 毒素型：由致病菌在食品中产生毒素，因食入含有毒素的食物而引起食物中毒，如葡萄球菌毒素和肉毒梭状芽孢杆菌毒素等；

③ 混合型：某些致病菌引起的食物中毒是致病菌的直接参与和其产生的毒素的协同作用，因此称为混合型，如副溶血性弧菌引起的食物中毒等。

（3）细菌污染的危害

细菌对食品的危害主要有两种：一是细菌通过食品进入人体，造成食源性污染，从而引起食源性疾病；二是导致食物本身的变质。其中食源性污染又分为内源性污染和外源性污染：凡是作为食品原料的动植物体在生活过程中，由于本身带有的微生物而造成食品的污染称为内源性污染，也称第一次污染；食品在生产加工、运输、贮藏、销售、食用过程中，通过水、空气、人、动物、机械设备及用具等而使食品发生微生物污染称外源性污染，也称第二次污染。在各类食源性食物中毒中，细菌性食物中毒最常见，占食物中毒总数的一半左右。同时，在引起食源性疾病的众多因素中，细菌及其毒素是最重要的病源之一。在我国，微生物污染食品是最重要的卫生问题之一，它所引发的细菌性食物中毒是所有食物中毒中最普遍、最具暴发性的一种食物感染。因此，可以说细菌是污染食品和引起食品腐败变质的主要微生物类群，多数食品卫生的微生物学标准都是针对细菌制订的。

细菌毒素的种类很多，本书只针对小分子毒素危害物内毒素和大肠杆菌耐热肠毒素进行论述。

6.2.2 内毒素

一般情况下，不同的细菌内毒素具有特异性的类脂 A 结构。脂多糖对宿主是有毒性的，而类脂 A 又是脂多糖的主要毒性组分，位于三部分的最内层，连接 LPS 分子和外细胞膜，由两个分别连有磷酰基的 D-葡萄糖胺组成，磷酰基上又可以连接磷酸盐、乙醇胺、乙醇胺磷酸等基团（图 6-1）。糖基的酰化程度和脂肪酸的分布决定了类脂 A 的三维结构，这与其生物活性相关。

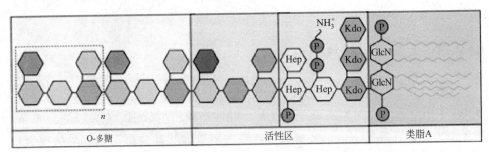

图 6-1　LPS 的结构示意图及脂质 A 的结构（GlcN：D-葡萄糖胺；
Hep：L-甘油基-D-甘露醇庚糖；Kdo：2-酮-3-脱氧-D-甘露醇辛酮糖酸；P：磷酸盐）

LPS 具有生物活性，能活化凝血系统，使纤维蛋白的合成增加，从而使其降解减少，人体内的这些成分变化会造成患者弥漫性血管内凝血。LPS 还能诱导生物体内的巨噬细胞等效应靶细胞产生多种活性因子。LPS 作用于机体后可以刺激机体产生肿瘤坏死因子、白细胞介素-1、白细胞介素-6、干扰素等多种细胞因子和活性氧，引起机体内毒素血症、脓毒症等疾病。LPS 引起毒性的机制是：LPS 在细菌周围形成一层保护屏障，这样能逃避抗生素的作用；LPS 作用于寄主细胞，诱导肿瘤坏死因子、白细胞介素等细胞因子的释放，从而使机体内环境处于紊乱状态，严重时可导致脓毒症性休克。内毒素血症及脓毒症是临床上两种由革兰阴性菌引起的综合征。

内毒素血症是受到创伤或感染时肠黏膜或其他组织器官受损，导致功能性破坏，致使肠黏膜通透性增加，肠道吸收的过多的内毒素进入人体血液循环；通过组织器官直接进入血液循环的称为外源性内毒素。进入人体血液后，通过与内毒素结合蛋白作用，使细胞活化，产生大量细胞因子。内毒素血症能引发人体产生发热反应、促使血管释放活性物质、引起白细胞和血小板减少以及直接或间接损坏肝脏。内毒素还能引发多种炎症介质参与的全身炎性反应，导致机体无法自我调整，可能会发展成严重脓毒症和脓毒症性休克。

6.2.3 大肠杆菌耐热肠毒素

大肠杆菌是生活在人和动物肠道中的埃希氏属细菌（escherichia coli），该菌外形呈杆状，细胞壁外层有鞭毛，在初生儿或动物出生数小时后就会进入肠道。世界卫生组织资料显示，正常情况下，绝大多数大肠杆菌都对人和动物没有伤害，不仅如此，它还能竞争性抵御致病菌的进攻，与人体互利共生。但是有些菌株却能产生肠毒素，使人得肠胃炎，比如产肠毒素大肠杆菌，这是致病性大肠杆菌之一，在人体中普遍存在，它可以通过污染的水和食物进入肠道，通过产生肠毒素导致腹泻。这些肠毒素包括不耐热肠毒素（heat labile enterotoxin，LT）和耐热肠毒素（heat stable enterotoxin，ST），其中耐热肠毒素有两个亚型，即STI 和 STII。STI 能溶于甲醇，可在乳鼠和乳猪小肠中引起肠积水；STII 不溶于甲醇，在乳鼠小肠内没有表现出生物活性，而是在断奶乳猪及家兔小肠内引起肠积水。

依据 DNA 杂交试验将 STI 分为 STIp（亦或 STap 或 STp，猪源与牛源菌株）和 STIh（抑或 STah 或 STh，人源菌株）。STIp 和 STIh 分别为 18 肽和 19 肽，对蛋白酶水解有一定的抵抗力，毒性强，能够引起肠道细胞分泌电解质。STIp 和 STIh 的氨基酸序列如图 6-2 所示[16]，在分子内部形成 3 个位置相同的二硫键，分别对应于 STIp 分子的 5 和 10、6 和 14 以及 9 和 17 位氨基酸；对应于 STIh 分子的 6 和 11、7 和 15 以及 9 和 17 位氨基酸。

目前人们普遍认为 ST I 会导致回肠上皮细胞内的环磷酸鸟苷（cGMP）增多，从而引起肠液储留，进而导致腹泻。这种致病性具有组织特异性，对其他组织器官没有生物活性，这可能与受体分布有关。而 ST 的致泻作用可能的机理为：cGMP 能使氯离子的转运蛋白磷酸化，导致氯离子的主动转运受到抑制，进而肠腔内电解质与水潴留引起腹泻，水和 Na^+ 等短时间内大量流失造成脱水、代谢性酸中毒、高血钾等症状，最后导致心力衰竭。

近年来人们发现腹泻的断奶仔猪中 ST II 具有非常高的检出率，表明 ST II 与

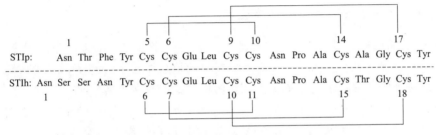

图 6-2　STIp 和 STIh 的氨基酸序列（"▯"表示二硫键）

断奶仔猪腹泻密切相关。STⅡ前体是由 71 个氨基酸组成的单肽，成熟的 STⅡ为 48 个氨基酸，其中有 4 个半胱氨酸残基，可形成两个分子内二硫键，即 10 与 48 位氨基酸和 21 与 36 位氨基酸；10 与 22 位氨基酸之间、38 与 44 位氨基酸之间存在 α-螺旋[17]。STⅡ（图 6-3）对热稳定，100℃下加热 30min 仍可保持生物活性。

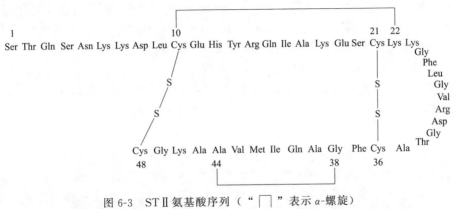

图 6-3　STⅡ氨基酸序列（"▯"表示 α-螺旋）

STⅡ的致病机理与STⅠ不同，主要是因为在黏膜组织和肠腔液中均未发现STⅡ导致的 cAMP 水平变化。一方面，STⅡ能需要激活 GTP 结合调节蛋白，该蛋白又能激活位于细胞膜中的一种 Ca^{2+} 通道，使细胞内部 Ca^{2+} 浓度升高，这又会激活钙调蛋白依赖的蛋白激酶Ⅱ，进而调控小肠中某些离子的转运；另一方面，细胞内部 Ca^{2+} 浓度会调节磷脂酶 A2 和磷脂酶 C 的水平，继而催化膜脂释放花生四烯酸，从而合成前列腺素 E2，进而激活肠神经系统，引发动物腹泻。

6.2.4　食品中细菌毒素的预防与检测

了解细菌在自然界分布规律及其生长繁殖的动态，掌握食品微生物主要来源，对于切断污染途径、控制微生物对食品的污染，延长食品保藏时间、防止食品腐败变质与中毒事件发生具有十分重要意义。

（1）食品中细菌污染的具体途径

① 食品原料本身的污染。食品原料品种多，来源广，细菌污染的程度因不同的品种和来源而异。凡是作为食品原料的动植物体在生活过程中，由于本身带有的细菌而造成食品的污染称为内源性污染，如畜禽在生活期间，其消化道、上呼吸道和体表总是存在一定类群和数量的微生物。当受到沙门氏菌、布氏杆菌、炭疽杆菌等病原微生物感染时，畜禽的某些器官和组织内就会有病原微生物的存在。

② 食品在生产、贮存、运输、销售过程中的污染。这是最容易导致食品污染事件发生的一些环节。食品在生产加工、运输、贮藏过程中，原料对成品所造成的交叉污染；不经消毒灭菌的设备造成细菌的污染；已经过消毒灭菌的食品，如果使用的包装材料未经过无菌处理也会造成食品的重新污染。

③ 食品从业人员及动物接触的污染。从事食品生产的人员，如果他们的身体、衣帽不经常清洗，不保持清洁，就会有大量的微生物附着其上，通过皮肤、毛发、衣帽与食品接触而造成污染。在食品的加工、运输、贮藏及销售过程中，如果被鼠、蝇、蟑螂等直接或间接接触，同样会造成食品的微生物污染。

④ 烹调加工过程的污染。细菌种类和数量会随着食品所处环境和食品性质的变化而不断地变化。在食品加工过程中，未能严格贯彻烧熟煮透、生熟分开等卫生要求，使食品中已存在或污染的细菌大量生长繁殖，从而损坏食品质量和卫生。

因细菌污染造成的食品安全事件时有发生。2015 年 4 月，美国疾病控制与预防中心（CDC）宣布，因食用美国知名冰淇淋品牌"蓝钟"（Blue Bell）相关产品而染上食源性李斯特菌病造成 3 名堪萨斯州的食客死亡。2015 年 8 月，郑文琪龙虾盖浇饭五角场店致 7 人因疑似食物中毒，出现呕吐、腹泻等症状，是由于食品受到了副溶血性弧菌的污染，进而引发细菌性食物中毒。导致食品受到副溶血性弧菌污染的原因，与该店存在超负荷加工、从业人员操作不规范等情况有关。杨浦区市场监管局拟依法对该店造成食物中毒事故的违法行为实施行政处罚。

（2）食品中细菌毒素的预防与检测

由于致病性细菌引起食物中毒主要是产生细菌毒素引起的，因此预防手段主要集中于防治细菌污染和阻碍细菌毒素的形成两个方面。具体措施包括：防止细菌污染食品，如防止带菌人群对食品的污染和细菌对食品原料的污染，防止带有细菌毒素菌株的蔓延。细菌毒素中毒的防治还可以采用类毒素疫苗预防和使用中和性抗体进行被动免疫治疗。目前国内外使用较多的类毒素疫苗是福尔马林灭活的疫苗，比如肉毒毒素疫苗只含有 A～E 这 5 个血清型，不能抵抗 F 型和 G 型毒素的攻击。BoNT 的 Hc 片段包含保护性抗原基本决定簇，作为免疫原能引发显著保护性免疫应答，但是需要有效区分中毒的毒素类型。

① 传统检测方法。针对细菌毒素的传统检测方法一般是用动物作为研究对象，通过动物的毒素反应来判断毒素的毒性。举例来说，最早的内毒素检测方法是家兔法，即用家兔作为药品的热原检查方法，该法于 1953 年被收录进中国药典。具体方法是将一定剂量的毒素通过静脉注射注入家兔体内，规定时间内观察家兔体温变化，以判定样品中所含内毒素是否超标。而目前法定的内毒素检测方法是鲎试验，是利用鲎血中的变形细胞作为鲎试剂，鲎试剂能与内毒素发生一系列的酶促反应，导致变形细胞凝集。目前以凝胶法、浊度法和显色法为主，该方法灵敏度远远高于家兔法，操作简单、成本低廉、标准化程度高，且重复性好，中国药典收录用于检测内毒素。

而针对金黄色葡萄球菌肠毒素的检测，通常选用幼猫和猴作为研究对象，通过腹腔注射或喂食含有肠毒素的菌株培养液，再观察动物可能出现的各种异常的生理化如呕吐、腹泻等现象来判断 SEs 的存在。但是这种生物学实验的动物来源比较困难，个体差异也比较大，所以受到一定的限制[18]。

再如，肉毒毒素的检测用小鼠致死实验，是检测 BoNT 活性的金标准，可以检测所有类型的 BoNT[19]。但该试验也存在许多缺点，主要表现在检测周期长、工作量大、成本高、需要大量实验动物、无法实现自动化，一般不宜作为常规检测方法。此外，当样本中含有革兰氏阴性菌产生的内毒素、其他芽孢杆菌或破伤风毒素时，小鼠试验也会出现假阳性。理想的检测方法应该具备简单、快速、易于自动化、准确性好以及灵敏度高等优势。因此，开发一种灵敏度高且可以用于检测有活性/无活性的细菌毒素的体外试验则显得尤为重要。

② 免疫学检测技术。酶联免疫吸附法（ELISA）是利用酶标记的抗原或抗体在固相载体上进行抗原或抗体的测定，用酶促反应的放大作用来显示初级免疫学反应。有三种基本方法：间接法、双抗体夹心法和抗原竞争法。双抗体夹心法常被用来检测肠毒素，其灵敏度为 1ng/mL，检测速度快，4h 就可出结果。一般样品不需要进行任何前处理，可直接用于肠毒素的检测，目前已有商品化的ELISA 试剂盒，可用于检测肠毒素中的 A、B、C、D 和 E 亚型等。ELISA 法还可以检测纯毒素，肉毒梭菌培养物、血液标本等其他干扰成分较少的样本，但是复杂样本（如食物、粪便、脓等）中的一些成分会对实验产生干扰，导致灵敏度降低。所以 ELISA 的主要缺点是非相关抗原易引起交叉反应，会造成假阳性，或由于食品加热处理过程中，毒素蛋白发生聚集，虽仍保持毒性，但反应原性降低，而出现假阴性。

反向间接血凝实验法（RPHA）是先将各型毒素抗血清通过化学试剂吸附或偶联于绵羊、鸡和人的红血球表面，然后再加入被检的含有相应细菌毒素的标本，出现血细胞凝集即为阳性。该试验简便、快速，检出灵敏度高，可达 1ng/

mL，只需 1～3h 即可判定结果[20]；其最大优点是能检出食物样品中微量毒素，而不需要浓缩样品浸液。

反向被动乳胶凝集实验法是用聚苯乙烯乳胶颗粒吸附特异性抗体，当遇到合适的抗原时，抗原就会与抗体快速结合，同时乳胶颗粒就会被带动凝集起来，然后通过观察乳胶颗粒凝集的数量和程度，判定待检样品中细菌毒素的含量。该法不需要特殊仪器和设备，成本较低，灵敏度高，可达 0.5ng/mL，检测时间短，可用于快速测定被怀疑污染有肠毒素、肉毒毒素的食品或用于工厂、实验室中食品的常规质量检测。该方法的缺点是致敏乳胶常发生自凝，降低了其检测的灵敏度。

放射免疫测定法（RIA）是以标记抗原和非标记抗原对特异性抗体的竞争性抑制反应为基础，将放射性同位素 I^{125} 等标记到特异性抗体上，用于检测未知样品中的细菌毒素。RIA 法将同位素测定的高灵敏性和抗原抗体反应的高度特异性有效结合起来，特异性强、敏感性高，检测样品中各型金黄色葡萄球菌肠毒素可达 1ng/mL。但 RIA 需要有放射性废物处理系统，也需要复杂放射性计数设备，从事 RIA 的工作人员还必须进行专门培训，熟悉技术，持有从事该项工作的许可证，这些均限制了 RIA 法的使用。

③ 分子生物学检测技术。聚合酶链反应技术（PCR）是在体外模拟自然 DNA 复制的过程，通过设计配对的引物，在 DNA 聚合酶的作用下快速大量合成特定的 DNA 或 DNA 片段的一种核酸扩增方法；PCR 技术可从基因水平进行诊断和同时检测大量样品，其高敏感和特异性可以直接应用于检测很多细菌的产毒基因。与传统培养或免疫学方法比较，PCR 技术具有敏感性高、特异性强、重复性好等特点，可及时提供快速、准确的病原学诊断，且易自动化操作。但其缺点也很突出，即易受到食品基质、培养基成分的干扰，残留食物成分也会抑制 PCR 反应的顺利进行，死亡的细菌残留 DNA 造成的假阳性结果。

以标记特异性荧光探针为特点的荧光定量 PCR 技术，在一定程度上能克服传统 PCR 的不足和缺点。有以下特点：完全闭管式的操作，能大大减少扩增产物交叉污染的风险；荧光标记的探针能进一步提高检测的特异性，有效消除非特异性扩增；计算机自动分析，在对扩增产物能进行精确定量的同时还能提高检测的灵敏度；高通量与自动化，使其操作简便、节省时间，并且能处理大样本量的筛查。其缺点主要是仪器与试剂较为昂贵、对实验空间与人员的操作能力有一定要求等，这些限制了其大规模的应用。

生物传感器技术通常依赖于毒素和识别分子（抗体或适配体）的直接结合。适配体是用报告的（荧光素）和锚定的（生物素）标签双重标记。以肉毒毒素为例，当没有肉毒毒素 A 时，适配体保持在闭合的状态，来源于传感器表面的位阻抑制来源于报告标签的抗荧光素的抗体；在肉毒毒素 A 存在时，适配体会通过改变构象使抗体结合到报告分子上，从而产生电化学电流信号。因此，仅有特异性的肉毒毒素 A 的靶点可以产生放大的电流。传感器在 15min 内能检测到的肉毒毒素浓度是 1ng/mL[21]。

荧光酶标免疫分析法（ELFIA）是用固相载体吸附已知抗体，加入的待测样本中抗原与抗体结合，然后酶标抗体再与样本中的抗原结合。参与酶反应的底物会被酶催化分解的产物具有荧光性质，根据荧光强度进行定性或定量分析。而 VIDAS 系统就是采用了 ELFIA 技术的检测原理，自动完成全部分析过程。采用 VIDAS 设备进行酶联荧光免疫分析，具有灵敏度高、特异性强、操作简便等优点，而且被检细菌在增菌培养基中即可检出。该方法的缺点是在有些情况下会产生非特异性结合而造成假阳性的结果。

6.3 植物毒素 >>>

6.3.1 植物毒素概述

植物毒素指一类天然产生的（如由植物、微生物或是通过自然发生的化学反应而产生的）物质，通常对植物生长有抑制作用或对植物有毒，并且往往对人、动物也有毒害作用。通常所谓植物毒素是指由植物自身产生的有毒化学物质，即植物产生的次生代谢物，如生物碱、苷类以及萜类等，但是并不是所有的物质都能对植物自身起保护作用。这些次生代谢物或者积累在植物组织中，或者沉积在植物表面。

世界上大多数的植物是不能吃的，主要是因为它们会产生毒素。在植物驯化的过程中，毒素随着时间的推移而逐渐减弱，所以，我们今天食用的植物所含的毒素远远少于未驯化时所含毒素的量。但如果食用不当，很可能会引起中毒的现象。植物性食物中毒通常会发生在以下几种情况。

① 不可食植物。有些植物，比如野生蘑菇、发芽的土豆等含有一些不易通过烹饪手段消除的毒素。

② 未经合理处理或烹调的可食性植物。有些植物比如四季豆、苦杏仁等产氰植物，需要加热足够长的时间，才能将有毒物质破坏。另外有些植物比如木薯、竹笋等，所含的氰化物可以通过切成小块后浸泡洗涤的方法除去。

植物毒素中毒可能会引起轻微的肠胃功能紊乱的，还可能出现严重的中枢神经受损，中毒程度与摄入植物的量、毒素浓度和个人体质有关。从化学结构上说，植物毒素既有有机小分子，也有多肽和蛋白质等大分子。本书中主要介绍常见的食物中的毒素，包括生物碱、氰苷、硫苷、皂苷以及蘑菇毒素，还有新秀黄樟素等，并对植物的预防与检测进行综述。

6.3.2 生物碱

含生物碱的植物不可避免地存在于人们的食物中，如菜豆、未成熟的西红柿和发芽变绿的土豆。自古以来，人们就已经开始利用生物碱作为毒药、兴奋剂、麻醉剂、杀虫剂、催情药以及临床药物。生物碱主要来自于氨基酸，而有些萜类也能作为制备某些生物碱的前驱体。

(1) 秋水仙碱

秋水仙碱是一种常见的生物碱，最初是从百合科植物秋水仙中提取出来，也称秋水仙素（图 6-4）。新鲜的黄花菜中含有大量的秋水仙碱，若未经处理会造成中毒。秋水仙碱本身无毒，但被人体摄入后进入人体组织会被氧化而迅速生成剧毒物质二秋水仙碱，成年人一次食入 $0.1 \sim 0.2 \text{mg}$（相当于 $50 \sim 100 \text{g}$ 黄花菜）就能引起中毒症状，一次摄入 $3 \sim 20 \text{mg}$ 即可导致死亡。黄花菜中毒一般在食用后 4h 内出现症状，主要是嗓子发干、心慌胸闷、头痛、呕吐、腹泻、腹痛等，严重者会出现血尿、血便、尿闭、昏迷等症状。

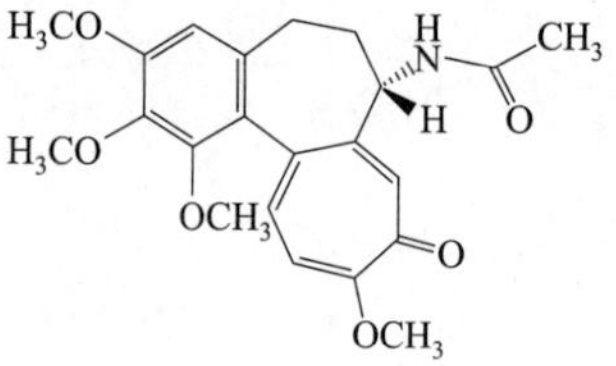

图 6-4　秋水仙碱结构式

在食用黄花菜时以干制品较安全，为了预防新鲜黄花菜中毒，我们需要在食用前进行处理。先用开水焯一下，然后浸泡 $2 \sim 3 \text{h}$，即可除去大部分秋水仙碱；或者用水将鲜黄花菜煮开 $10 \sim 15 \text{min}$，把菜煮熟煮透即可充分破坏秋水仙碱。

(2) 糖苷生物碱

糖苷生物碱（glycoalkaloids）是在茄属植物中（如土豆、番茄和茄子等）普遍存在的一种次生代谢物，其共同特征是具有一个甾环，在甾环的环戊烷上有一个氮杂环，甾环和氮杂环构成了糖苷生物碱的糖苷配基之一——茄啶，代表性的糖苷生物碱有龙葵碱、卡茄碱、番茄碱和茄边碱（图 6-5）。糖苷生物碱的产生主要是植物为了抵抗害虫和致病菌，但是很明显，它们对人类甚至真菌也表现出与浓度相关的毒性。

环境会影响马铃薯中糖苷生物碱含量的变化，比如极端温度等天气能使糖苷生物碱增多，灯光或太阳光照射会导致马铃薯中的糖苷生物碱激增 300 倍[22]。在食用之前，削去约 1.5mm 的皮以后，糖苷生物碱的含量会去除 $50\% \sim 95\%$。而且龙葵碱易溶于水，遇醋酸极易分解，高温也可破坏其毒性。所以在食用时可以在水中多泡一会，烹调时加入一些食醋等都可以将龙葵碱等去除。通常情况下，糖配体的毒性要比对应的非糖基化的生物碱（糖苷配基）毒性要小得多，因为糖配体的生物有效性低。

但是，一旦被摄入，糖苷生物碱很容易被胃液消化水解或者被细菌糖苷酶分解，所以尽量不要食用不成熟的西红柿和茄子，再者就是不能食用发芽变绿的土豆，关于食用土豆后中毒的报道已经屡见不鲜。即使摄入少量的 α-龙葵碱或 α-卡茄碱都会引起肠胃的消化系统紊乱，出现呕吐、腹泻，并伴随剧烈的腹痛；如果摄入量比较大，会造成神经紊乱、虚弱、视力模糊等症状。人们摄入的糖苷生物碱的量应低于 100mg/kg（人的体重）才能避免中毒[23]。

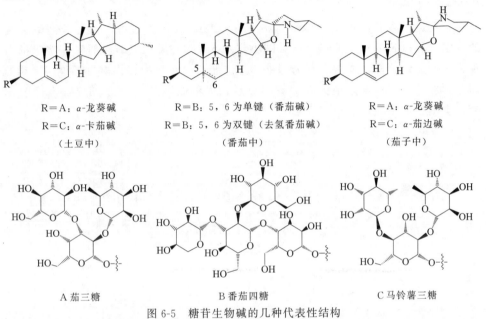

R＝A：α-龙葵碱   R＝B：5，6 为单键（番茄碱）   R＝A：α-龙葵碱
R＝C：α-卡茄碱   R＝B：5，6 为双键（去氢番茄碱）   R＝C：α-茄边碱
（土豆中）   （番茄中）   （茄子中）

A 茄三糖   B 番茄四糖   C 马铃薯三糖

图 6-5   糖苷生物碱的几种代表性结构

（3）托品烷类生物碱

托品烷类生物碱（tropane alkaloids）广泛分布在自然界中，目前已经确定的有 200 多种，有些重要的托品烷类生物碱如（＋）-莨菪碱、（－）-莨菪碱、外消旋莨菪碱（阿托品）以及可卡因（图 6-6）。尽管很多含托品烷类生物碱的植物被用于传统药物，但是它们仍然能通过食物如大豆、亚麻籽等对人体造成伤害。荷兰科学家 Adamse 研究表明，荞麦、大豆和亚麻籽等作物中托品烷类生物碱的含量需要严格控制，以避免造成中毒事件[24]。

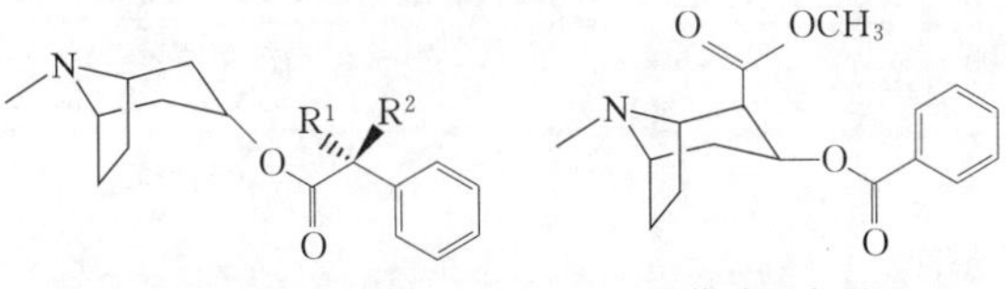

R¹＝H，R²＝-CH₂OH：（＋）-莨菪碱可卡因
R¹＝-CH₂OH，R²＝H：（－）-莨菪碱

图 6-6   莨菪碱和可卡因的结构式

(4) 双稠哌啶类生物碱

双稠哌啶类生物碱（quinolizidine alkaloids，QAs）羽扇豆蛋白正在逐渐代替动物蛋白和其他植物成分加入到多种食物中，比如烘焙食品、人造乳制品和肉制品以及饮料[25]。而主要的问题在于羽扇豆制品中含有双稠哌啶类生物碱，这是一种有苦味的化合物。在不同的羽扇豆属植物和多种豆科植物中已经发现了大约 70 种不同的 QAs，其中鹰爪豆碱、臭豆碱和羽扇豆烷宁及其同分异构体都是很普遍的生物碱（图 6-7）。

苦羽扇豆含有比较高的 QA 含量（10～20g/kg），不过可以通过浸泡或清洗的方法进行脱苦处理，使 QA 含量减小到 0.5g/kg。鹰爪豆碱和羽扇豆烷宁都表现为中度急性毒性，通常表现为心神不宁、恶心、呼吸困难、视力障碍、运动失调、虚弱，甚至昏迷，根据有关数据显示，人的致死量约为 30mg/kg，这要比啮齿类动物的致死量低很多[26]。

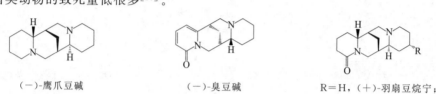

（一）-鹰爪豆碱　　　　　　（一）-臭豆碱　　　　　R＝H，（＋）-羽扇豆烷宁；
　　　　　　　　　　　　　　　　　　　　　　　R＝OH，（一）-羟基羽扇豆烷宁

图 6-7　几种代表性双稠哌啶类生物碱

6.3.3　苷类

(1) 氰苷

氰苷属于植物次生代谢产物，主要存在于某些豆类、核果和仁果的种仁以及木薯的块根等植物性食物中（图 6-8）。氰苷本身无毒，但其在 β-糖苷水解酶催化下降解，分解成氰醇糖苷配基和一个糖部分，糖部分通常是 D-葡萄糖，糖苷配基则会分解释放剧毒性的氰化氢气体，氢氰酸可造成人体组织缺氧，可导致呼吸循环衰竭而致死[27]。很多的植物包括食用性植物都不同程度地含有氰苷，比如苦杏仁中的苦杏仁苷、亚麻和木薯块根中的亚麻仁苷、高粱中的蜀黍苷、百脉根苷等，这些植物分布的地域非常广泛，而且大约有 2500 种植物中存在氰苷，因此造成了人类潜在的健康隐患[28]。

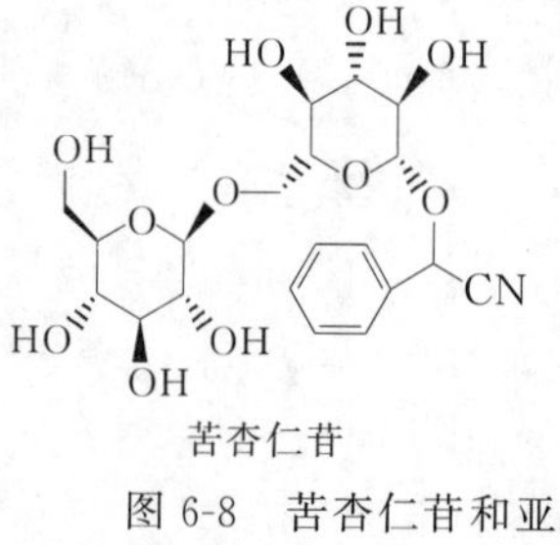

苦杏仁苷 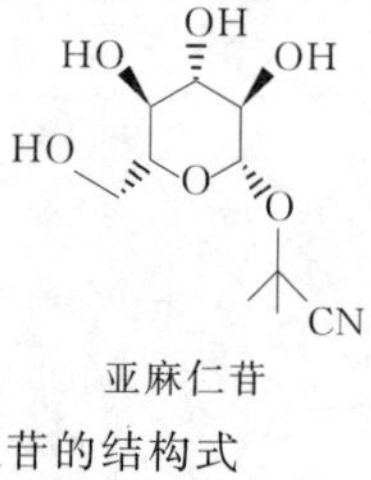　　　　　　　亚麻仁苷

图 6-8　苦杏仁苷和亚麻仁苷的结构式

木薯是非洲、亚洲和拉丁美洲等地约 5 亿人的食物来源之一，其毒性是由亚麻仁苷造成的，木薯中的氰苷含量在 $50\sim100\mu g/g$（以 CN^- 记）[29]。WHO 将木薯类食物中氰苷的安全值定为 $10\mu g/g$。为了预防木薯中毒，可利用氢氰酸遇热挥发或氰苷易溶于水的特点来除去有毒物质。食用木薯前要先剥去薯皮，用水浸泡薯肉，蒸煮时要将锅盖打开，使氢氰酸挥发后方可食用。

（2）硫苷

硫苷，又称硫代葡萄糖苷，是一种含硫含氮的阴离子亲水性植物次生代谢产物，分解产物具有多种化学和生物功能[30]。主要分布在十字花科蔬菜、葱及大蒜等植物中。目前在双子叶植物的 16 个科中，人们已知的硫苷类毒素有 120 余种，它们都有一个共同的骨架和一个 R 侧链（图 6-9）。

硫苷及其水解酶、黑芥子酶与植物组织是分离的，所以一般保存较为完整，当植物组织被破坏以后，硫苷的生物活性被激活，也就是说，黑芥子酶开始靠近并作用于硫苷使其水解，从而生成异硫氰酸酯和其他生物活性成分[31]。有毒成分被称为致甲状腺肿原，可导致人体甲状腺肿大。但因为硫苷主要贮藏在种子中，可食用部分较少，所以较少引起甲状腺肿大。

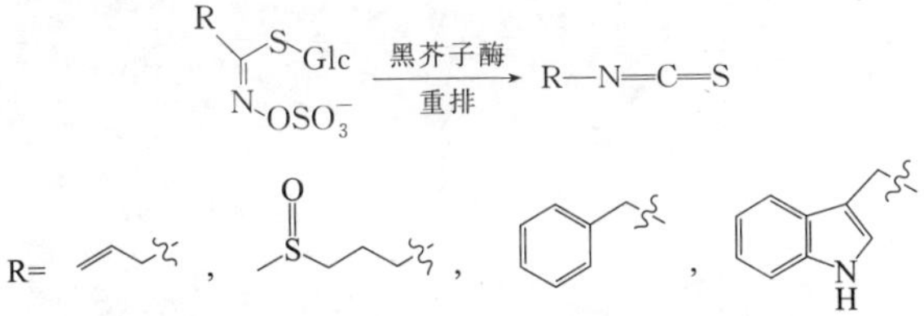

图 6-9　硫苷结构式

（3）皂苷

皂苷是一类结构复杂的化合物，可溶于水，水溶液经强烈振荡能产生大量持久性的肥皂样的泡沫，因此得名，常被用作饮料如啤酒、柠檬水等中的起泡剂或乳化剂。皂苷由皂苷元和糖、糖醛酸或其他有机酸组成，已知皂苷元有两大类，其一为甾体皂苷，另一为三萜皂苷。皂苷广泛分布在植物中，而且有些皂苷具有溶血作用，能破坏红血球，使用过量可引起中毒。目前人们已经从菜豆中分离出了五种大豆皂苷，结构式如图 6-10[32]所示。

根据国家卫生计生委通报，今年以来因食用未烧熟菜豆导致的食物中毒事件报告起数和中毒人数均较去年同期有所上升。菜豆中的皂苷毒性较大，且含量较高，特别容易引起中毒。除皂苷外，菜豆中还含有红血球凝集素等有毒物质。菜豆中毒的潜伏期多在 1h 左右，一般不超过 5h，主要为胃肠炎症状，如恶心、呕吐、腹痛和腹泻，也有头晕、头痛、胸闷、出冷汗、心慌、胃部烧灼感等，病程一般为数小时或 $1\sim2d$，一般程度的中毒可自愈，严重者需就医治疗。由于这些有毒物质易溶于水且不耐高温,所以预防菜豆中毒最有效的措施是烧熟煮透,无论是炒、炖、凉拌,都要加热至菜豆失去原有的生绿色,食用时无豆腥味,不能贪图色泽或脆嫩的口感而减少烹煮时间。烹调时,要使厨具内所有菜豆均匀受热,尤其是学校(含托幼机构)、建筑工地等集体食堂,在烹调量较大时,应保证所有菜豆烧熟煮透。

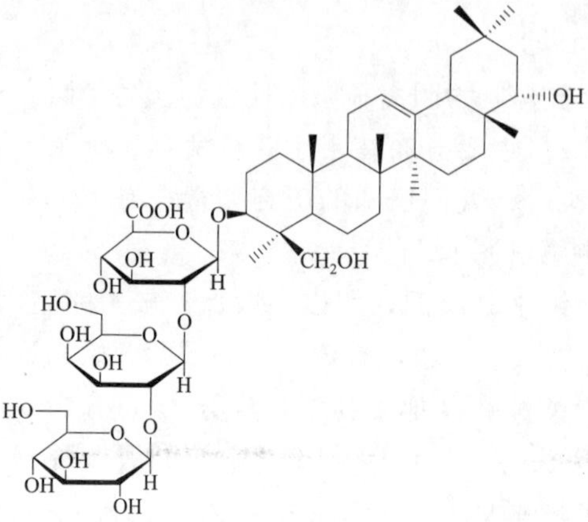

大豆皂苷 A(1) 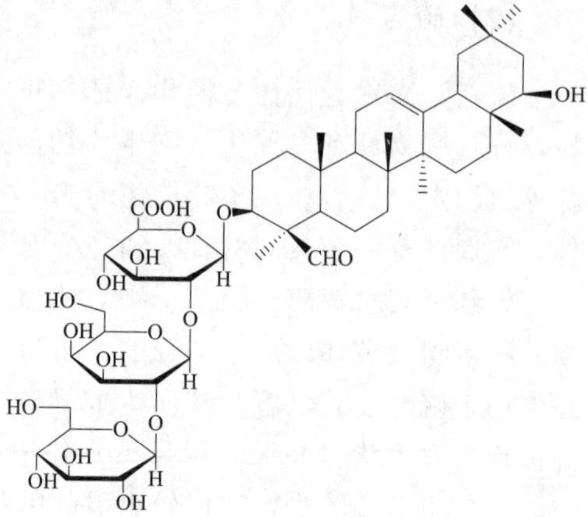   大豆皂苷 B(2)

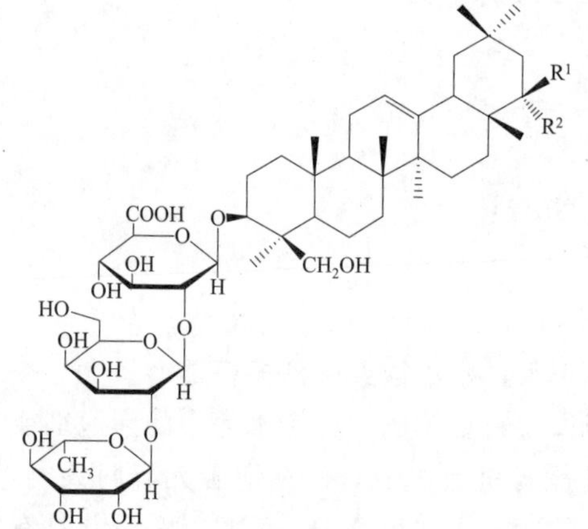

R¹＝OH,R²＝H;大豆皂苷 I(3);   大豆皂苷 V(5)
R¹＝R²＝O:脱氧大豆皂苷 I(4)

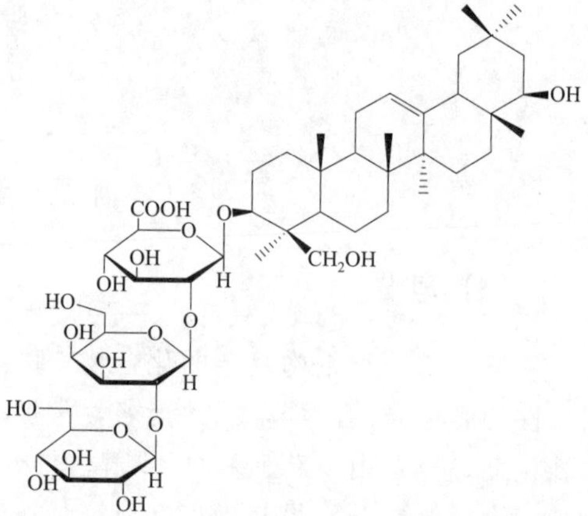

图 6-10　从菜豆中分离出的几种大豆皂苷结构式

6.3.4　蘑菇毒素

蘑菇是一类大型真菌类植物,而毒蘑菇是指大型真菌的子实体食用后对人或畜禽产生中毒反应的物种,绝大部分属于担子菌,少数属于子囊菌。在我国,毒蘑

菇有 100 种左右，但多数种类的毒性轻微或尚不能确定，常引起人严重中毒的有
10 种，分别是：褐鳞环柄菇、肉褐麟环柄菇、白毒伞、鳞柄白毒伞、毒伞、秋生
盔孢伞、鹿花菌、包脚黑褶伞、毒粉褶菌、残托斑毒伞等。蘑菇味道鲜美，由于某
些毒蘑菇的外观与无毒蘑菇相似，较难区别，常因误食而中毒，多散在发于高温多
雨季节，误食者死亡率高。我国几乎每年都有食用毒蘑菇中毒致死的报告，2004～
2014 年，全国（不包括港澳台地区）共报告蘑菇中毒事件 576 起，占食源性中毒
事件的 12.19%；中毒 3701 例，占食源性中毒人数的 2.74%；死亡 786 例，占食
源性中毒死亡人数的 35.57%（图 6-11）[33]。因此，弄清楚毒蘑菇毒素种类、中毒
机理，掌握及寻找新的毒蘑菇识别方法对预防及治疗毒蘑菇中毒十分重要。

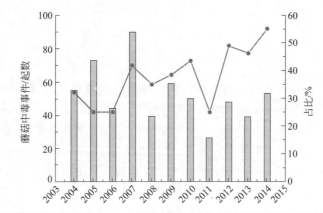

图 6-11　2004～2014 年全国蘑菇中毒事件报告起数和
蘑菇中毒死亡人数占食源性中毒事件的比例

　　蘑菇的毒性主要是由其含有的毒素所致，毒蘑菇含有的毒素，很多还不清
楚，一种毒蕈可含多种毒素，多种毒蕈也可含有一种毒素。毒素的形成和含量常
受环境影响。中毒程度与毒蕈种类、进食量、加工方法及个体差异有关。部分蘑
菇毒素的结构及中毒机理已经确定，按毒素来源分类，主要包括鹅膏肽类、毒蝇
碱、色胺类化合物、异恶唑衍生物、鹿花菌素、鬼伞毒素以及奥来毒素等。

（1）鹅膏肽类

　　含有鹅膏肽类毒素的蘑菇主要有鹅膏属、盔孢伞属和环柄菇属中的一些种
类，但导致人们中毒死亡的绝大多数是鹅膏菌属的种类，鹅膏肽类毒素根据其氨
基酸的组成和结构可分为鹅膏毒肽、鬼笔毒肽和毒伞素三类。鹅膏毒肽是一种环
状八肽，目前已经分离纯化的鹅膏毒肽主要有：三羟鹅青毒肽酰胺、羧基鹅青毒
肽酰胺、一羟鹅膏毒肽羧酸；鬼笔毒肽是一种双环七肽，目前已经分离纯化的主
要有二羟鬼笔毒肽、一羟鬼笔毒肽、羧基二羟鬼笔毒肽、羧基一羟鬼笔毒肽、羧
基三羟鬼笔毒肽等；毒伞肽毒素包括 α-（图 6-12）[34]、β-、γ-和 ε-毒伞肽、三羟

毒伞肽、一羟毒伞肽酰胺。

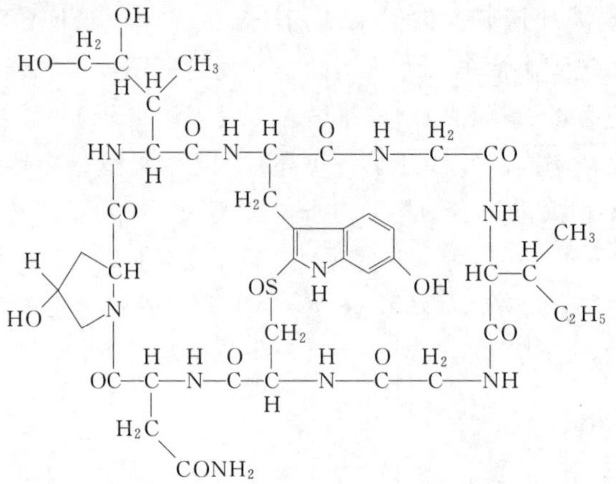

图 6-12　α-毒伞肽

鹅膏肽类毒素的毒性机理目前已经基本明确，鹅膏毒肽可破坏细胞核周围环境，能强烈抑制细胞核 RNA 多聚酶，导致 DNA 不能转录为 RNA，进而阻断蛋白质的合成；鹅膏毒肽的 LD_{50} 为 $0.4\sim0.8mg/kg$，毒性非常强，食用后至少 8h 后才出现中毒症状，其毒性比鬼笔毒肽强 20 倍。鬼笔毒素主要是破坏肝、肾脏等细胞的内质网膜，阻止蛋白质的合成，并引起 K^+ 外渗；其 LD_{50} 为 $2\sim3mg/kg$，属速效毒素，静脉或腹腔注射实验动物一般 $2\sim5h$ 内就死亡；鬼笔毒肽在摄入后 $6\sim24h$ 出现中毒症状，因肝脏受损引起的黄疸较常见，死亡率高达 50%，死亡多在起病后 $5\sim8d$ 内发生。毒伞肽会进入肝细胞，严重破坏肝功能，继而导致其他器官衰竭，最终死亡，其 LD_{50} 为 $2.5mg/kg$；与酒同食最容易引起中毒，表现为心悸、心跳加快、精神不安、耳鸣、发冷及四肢麻木、脸色苍白等。

（2）毒蝇碱

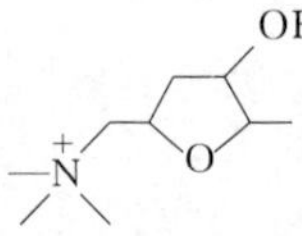

图 6-13　毒蝇碱结构式

毒蝇碱是一类具有神经致幻作用的神经毒素，常见产生毒蝇碱的蘑菇有毒蝇鹅膏菌、豹斑毒伞、松果伞、毒红菇等（图 6-13）[35]。毒性机理一般认为其作用于副交感神经后引起心跳减慢，加强腺体分泌，使血压降低、瞳孔收缩、中枢神经也异常兴奋，食用后出现症状通常是在摄入 1h 左右，产生与酒醉相似的症状，出现意识模糊、狂言谵语、手舞足蹈、产生幻觉，并伴有恶心、呕吐。轻者数小时可恢复，重者可导致死亡。

（3）色胺类毒素

色胺类毒素包括蟾蜍素、光盖伞素、裸盖菇素、光盖伞辛、羟基色胺及其脱甲基类似物，属神经毒素（图 6-14）。柠檬黄伞、褐云斑伞、毒蝇伞、豹斑毒伞等都含有蟾蜍素，主要作用是产生明显的色幻视。花褶伞、钟形花褶伞中含有光盖伞素，可产生明显的幻觉、听觉和味觉错觉，还可以出现欢欣与焦虑，淡漠与紧张相交替的情绪变化，狂笑；此外，可引起瞳孔散大、心跳过速、血压上升、体温升高等交感神经兴奋的症状。其毒性机理一般认为该毒素与LSD（lysergic acid diethylamide，一种致幻剂）作用类似，作用于中枢神经至脊髓后，导致交感神经和生理机能的变化。

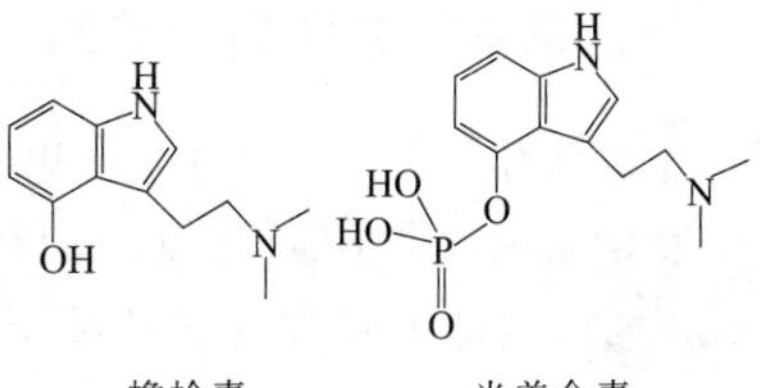

蟾蜍素　　光盖伞素

图 6-14　蟾蜍素与光盖伞素的结构式

(4) 异恶唑衍生物

异恶唑衍生物是从毒蝇鹅膏菌中发现并成功分离出来的一种毒素，作用于中枢神经系统，目前已纯化并确定结构的异恶唑衍生物有：鹅膏蕈氨酸、毒蕈醇（异鹅膏蕈氨酸的脱羧衍生物）、口蘑氨酸和麦斯卡松（图 6-15）。近年来认为，异恶唑衍生物作用于中枢神经系统，其中鹅膏蕈氨酸和毒蕈醇，包括异鹅膏蕈氨酸，均可使神经错乱，出现幻觉和色觉紊乱，而后两者均无毒且具有明显的鲜味。

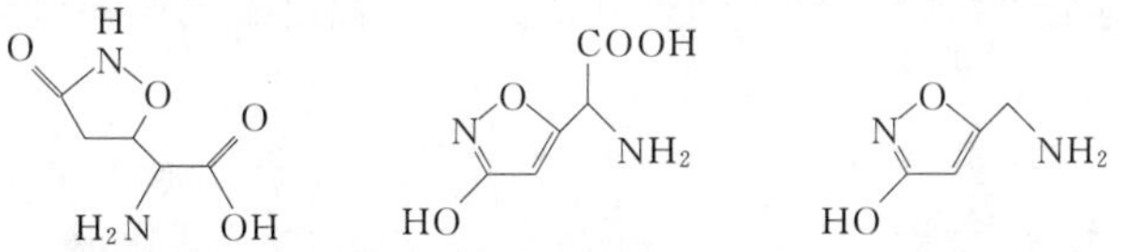

鹅膏蕈氨酸　　异鹅膏蕈氨酸　　毒蕈醇

图 6-15　三种异恶唑衍生结构式

(5) 鹿花菌素

鹿花菌素主要存在于鹿花菌、马鞍菌、疣孢褐盘菌中（图 6-16）。研究表明，鹿花菌素会与5-磷酸吡哆醛产生化学反应形成肼，从而抑制谷氨酸脱羧酶和γ-氨基丁酸转氨酶的作用，使得γ-氨基丁酸的合成受阻，继而影响了神经递质γ-氨基丁酸的生成。再者就是其水解产物甲基肼为主要毒性物质，甲基肼会造成人体内的氧化压力，而且代谢过程中产生甲基根，甲基根会导致肝脏坏死，抑制二胺氧化酶会令组织胺水平上升，导致头痛、反胃、呕吐及腹痛[36]。

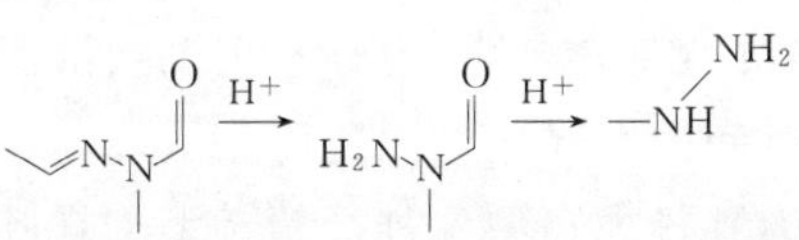

图 6-16　鹿花菌素及其水解生成甲基肼的流程图

(6) 鬼伞毒素和奥来毒素

鬼伞毒素[37]是一种由墨汁鬼伞蘑菇（鸡腿菇）和一些同科属的其他蘑菇产生的真菌毒素。食用墨汁鬼伞原本并不能引起中毒，但在食用的同时或食用后2～3d内饮酒即可引起脸部红肿、心率上升、头晕、恶心、呕吐，并出现呼吸困难等现象，其毒性机理尚不确定。但实验证明鬼伞属及其代谢产物可抑制肝脏中的乙醛脱氢酶，使乙醛的代谢受阻，导致乙醛在体内积累并造成伤害[38]。奥来毒素[39]作用的靶器官是肾，其对肾损伤的机制目前还没有完全弄清楚（图6-17）。

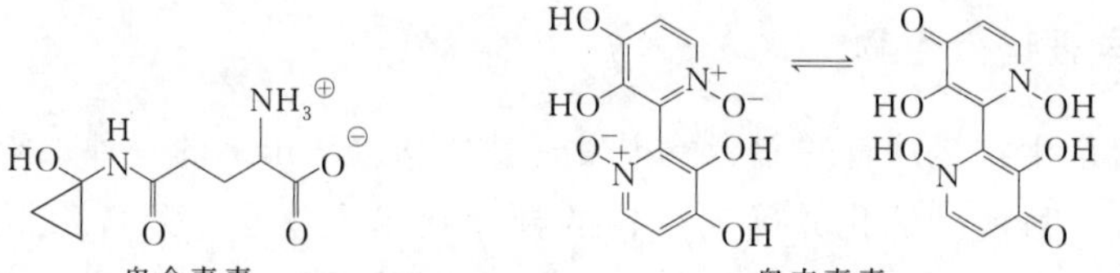

鬼伞毒素　　　　　　　　奥来毒素

图 6-17　鬼伞毒素和奥来毒素

(7) 新蘑菇毒素

中国科学院昆明植物研究所刘吉开研究员课题组与中国疾病预防控制中心曾光研究员课题组合作在 Angew Chem Int Ed. 在线发表一篇论文，报道了从云南新种蘑菇——毒沟褶菌（trogia venenata）中发现了两个新的非蛋白质氨基酸毒性成分 [(2R)-氨基-(4S)-羟基-5-己炔酸；(2R)-氨基-5-己炔酸]，并证实误食该蘑菇是 30 多年来导致云南某些地区居民不明猝死的原因（图 6-18）。

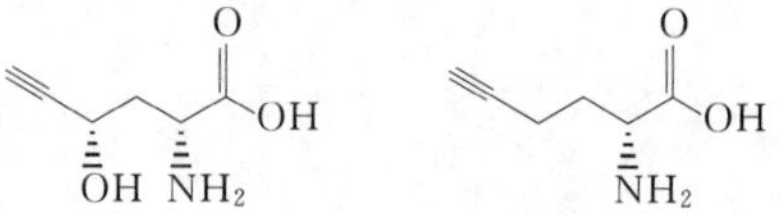

图 6-18　两种新氨基酸毒性成分

通过全合成证实了化学结构，确定了绝对构型，并通过 LC-MS/MS 方法从死者血液中检测出蘑菇中所含的新氨基酸，首次通过直接证据证实死者生前食用过该菌。上述两个化合物对小鼠的半数致死量 LD_{50} 分别为 71mg/kg 和 84mg/kg，而干菌体中两种化合物的含量为 2mg/g，则小鼠的 LD_{50} 值相当于 60kg 的人食用 400g 干菌体。化合物的致死机理比较复杂，目前能确定对心脏和代谢方面起作用，根据小鼠的腹腔内用药实验，发现小鼠的肌酸激酶升高。进一步动物试验表明：该菌提取物短时间内引起血糖急剧降低[40]。

按致病类型又可分为肝肾损害型、神经精神型、胃肠毒型、溶血型和呼吸与循环衰竭型。

肝肾损害型：这是引起蘑菇中毒死亡的主要类型，占蘑菇中毒病死率的95％以上。毒素主要是毒伞肽和毒肽。毒伞肽直接作用于肝脏细胞核，使细胞迅速坏死。

神经精神型：引起神经精神型的毒性物质比较多，主要有毒蝇碱、异恶唑衍生物、色胺类化合物以及致幻素等。此类型主要表现为神经兴奋、精神错乱、精神抑制，以及各种幻觉。此类症状可在发病过程中交替出现，或仅有部分反应，有些病人还伴有胃肠毒型症状，偶尔因呼吸或循环衰竭而死亡。

胃肠毒型：这是最常见的中毒类型，一般在摄入后 10min～6h 内发病。其主要有毒成分可能为类树脂物质或酚、甲醛类化合物。中毒表现为急性恶心、呕吐、腹痛及水样腹泻，或者伴随头昏、头痛、全身乏力。一般病程短，恢复较快，病死率低。但是严重者会出现吐血、脱水、电解质紊乱、昏迷，以及急性肝、肾功能衰竭，最终导致死亡。

溶血型：此类中毒主要由鹿花菌素引起，潜伏期较长，一般在食后 6～12h 发病，除了恶心呕吐、腹痛或头痛、烦躁不安等症状以外，还可使大量红细胞破坏，出现急性溶血症状。主要表现为急性贫血、黄疸、血红蛋白尿、肝及脾脏肿大等。严重者脉弱、抽搐、出现幻觉，可能因肝脏、肾脏严重受损及心力衰竭而导致死亡。

呼吸与循环衰竭型：此类型主要由红菇素引起，以中毒性心肌炎、急性肾功能衰竭和呼吸麻痹为主，瞳孔稍散大，致病机理尚不确定。

6.3.5 黄樟素

黄樟素是存在于很多香料中的一种天然成分，比如肉豆蔻、肉桂、大茴香和黑椒等，而经常食用的姜中也含有大量的黄樟素，美国食品药物管理局（FDA）的研究显示，黄樟素可引起肝癌，在小鼠的饲料中添加 0.04％～1％的黄樟素，150 天到 2 年，可诱导小鼠产生肝癌。黄樟素经过代谢转化为活性致癌物的过程，目前已经比较清楚：黄樟素在小鼠体内首先代谢为苯乙醇形式，接着被激活转化为乙酸盐或硫酸盐，成为最终的致癌物。黄樟素若与氧化剂结合，会生成更强致癌活性的环氧黄樟素。

在美国不再允许黄樟素作为食物添加剂。最近，欧盟专家委员会决定，在欧盟范围内进一步降低黄樟素的允许剂量，以减少对人体的危害。国际食品添加剂法典委员会正在启动制订的《食用香料使用准则》中规定，黄樟素在食品和饮料中最大限量为 1mg/kg。中国的生姜等作料，需要少用或者限制使用这些作料。不要天天在菜肴中加生姜等作料，尽量少吃卤菜，因为卤菜制作中，八角、桂皮、茴香、花椒等香辛料是主要作料。生姜等天然香辛料中，或多或少含有黄樟素。如同"土豆长芽不能吃"一样，生姜烂了也不能再用，而且烂生姜的黄樟素含量更高。

黄樟素在人体内的两种代谢路径如图 6-19 所示[41]，其中化合物依次为：1 和 7 是黄樟素，2 是 1′-黄樟素，3 是 1′-磺酰基黄樟素，4 是黄樟素的碳正离子，5 是 2′,3′-环氧黄樟素，6 是 1′-羟基-2′,3′-环氧黄樟素，8 是 4-丙烯基邻苯二酚，9 是 4-丙烯基邻苯醌，10 是亚甲基醌中间体。途径 I 中，化合物 2 和 8 为主要的代谢产物，化合物 5 和 6 是引起肝癌的主要物质，化合物 4 能形成黄樟素-DNA 加合物，从而引起细胞的癌变。途径 II 中，通过 8 氧化成 9，继而生成 10，这也是一种毒性物质（图 6-19）。

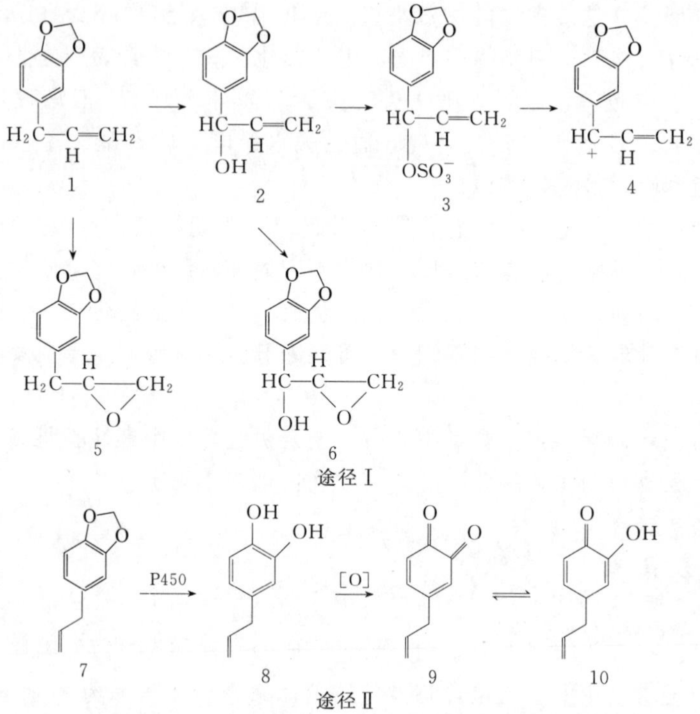

图 6-19　黄樟素及在人体内的两种代谢途径

此外还有一种植物中富含的化学物质——亚硝酸盐。亚硝酸盐是谷类、蔬菜、水果的天然成分，其含量在新鲜蔬菜中无明显变化，但是随着蔬菜腐烂程度的增长而迅速增高，尤其是腌制的蔬菜在 8d 左右达到亚硝峰期，含量最高。亚硝酸盐中毒表现为头昏、头晕、心率加快、呼吸急促、恶心、呕吐、腹胀、腹痛、嗜睡及烦躁不安。主要症状为口唇突然青紫，指甲及全身皮肤呈紫黑色或蓝褐色，严重者可死亡。所以，腌制蔬菜一般应在 20d 以后再食用。

6.3.6　食品中植物毒素的预防与检测

不同的植物产生的毒素不同，预防措施也应根据不同的食物而定。

① 豆类。烹调时不要贪图脆嫩或色泽，要充分加热破坏其所含毒素，最好

采用炖煮等方法，彻底烧熟、烧透，经烹调食用。家庭自制豆浆或煮黄豆时，应在 95～100℃ 的条件下，加热 10min 后才能放心饮用。

② 马铃薯。未成熟、绿皮和发芽马铃薯不可食用。少许发芽未变质的马铃薯，可以将发芽的芽眼彻底挖去，将绿皮部分削去，然后在冷水中浸泡 30～60min，使残余毒素溶于水中，然后清洗。加热和醋能加速龙葵碱的分解，使之变为无毒。但是以上作法不适用于发芽过多及皮肉大部分变绿的马铃薯，这些马铃薯即使加工处理也不能保证无毒。

③ 青番茄。应食用熟透的番茄，且不宜空腹食用大量成熟番茄，因为番茄中含有较多的胶质、果质、柿胶酚等成分，易与胃酸结合生成块状结石，造成胃部胀痛。

④ 含氰苷食物。食用经充分加热脱毒的杏仁、木薯时必须去皮，用水煮熟，煮时要敞开锅盖；不能空腹吃木薯，一次也不能吃得太多，儿童、老人、孕妇等均不宜食用。

⑤ 食油类。粗制生棉籽油中含游离棉酚、棉酚紫、棉绿素等化合物，因此，不吃粗制生棉籽油，而应食用经过炒、蒸或碱炼后的棉籽油。菜籽油中含有大量芥酸和芥子苷等物质，最好把油加热到冒烟可除毒素，不要长期食用菜籽油，可以吃几天菜籽油再吃几天其他油，或者把菜籽油与其他油混合一起吃。

⑥ 鲜黄花菜。鲜黄花菜中含有秋水仙碱，经过肠胃道的吸收，在体内氧化为二秋水仙碱，具有较大的毒性。为预防鲜黄花菜中毒，每次不要多吃，而且应先将鲜黄花菜用开水焯过，再用清水浸泡 2h 以上，经烹调食用。晒干的黄花菜无毒，可放心食用。

⑦ 毒蘑菇。采摘食用野生蘑菇需注意以下几点：a. 对照有关的彩色蘑菇图册，逐一辨认采摘食用菌或毒蘑菇；b. 毒蘑菇一般比较黏滑，菌盖上常黏些杂物或生长一些像补丁状的斑块。菌柄上常有菌环，无毒蘑菇很少有菌环；c. 毒蘑颜色鲜艳，呈金黄色、粉红色、白色、黑色、绿色，无毒蘑菇多为咖啡色、淡紫色或灰红色；d. 毒蘑菇有土豆或萝卜味，无毒蘑菇为苦杏或水果味；e. 将采摘的新鲜野蘑菇撕断菌杆，无毒的分泌物清亮如水，个别为白色，菌面撕断不变色，有毒的分泌物稠浓，呈赤褐色，撕断后在空气中易变色。如果没有把握确定蘑菇是无毒的，千万不要食用，误食毒蘑菇中毒，应及时采取催吐、洗胃、导泻等有效措施进行处理，并及时送医院救治。

植物毒素种类多、结构复杂、毒性大，对植物毒素的筛查分析难度较大，随着科技的不断进步，植物毒素的分析手段也在不断更新发展，下面就对植物毒素的几种检测手段进行介绍。

薄层色谱法（TLC）亦称薄层层析法，是将吸附剂或载体均匀地铺在玻璃板、塑料板或铝基片上形成一均匀薄层，待点样、展开后，与适宜的对照物按同法在同板上所得的色谱图对比，并可用薄层扫描仪进行扫描，用以进行植物毒素的鉴别或含量测定的方法。按分离机制可分为吸附、分配、离子交换、凝胶过滤等法，适用于微量样品的分离鉴定，具有分离速度快，分离效率高的特点。Singh等[42]利用薄层色谱法，对10种含有毒素的植物提取物进行分离，鉴别其中的毒素。而薄层扫描法系指用一定波长的光照射在薄层板上，对薄层色谱有吸收紫外光或可见光的斑点，或经激发后能发射出荧光的斑点进行扫描，将扫描得到的图谱及积分数据用于药品的鉴别、杂质检查或含量测定，牛丽颖等[43]即用该方法测定洋金花中东莨菪碱的含量。但缺点是操作繁琐，不适合大范围推广。

气相色谱法（GC）和气相色谱-质谱（GC-MS），气相色谱法及其与质谱联合的方法应用越来越广，前者的优势在于分离，而后者能更准确地定性分析。气相色谱法适用于热稳定性好、低沸点易挥发物质。陈丽等[44]利用气相色谱法测定鲜沙蚕及熟制品中沙蚕毒素含量，检出限为0.06mg/L，加标回收率为90.5%～93.5%，相对标准偏差（$n=6$）为2.31%～3.03%。GC-MS的应用非常广泛，可以用于检测麻黄生物碱、脱氧肾上腺素、蓖麻毒素、阿托品等[45]。

高效液相色谱法（HPLC）和液相色谱-质谱（LC-MS），液相色谱法对分析对象要求低，能应用于大部分有机物，逐步成为检测的主流，通过改进检测条件，同时与其他技术更有效地结合，寻找更简便、更有效检测样品方法成为目前研究的热点；高效液相色谱更是以高压输液系统，使分析手段更快捷。LC-MS采用选择离子监测或多反应监测模式，更可大大提高分析的专一性和灵敏度，完全有望解决复杂生物体系中痕量有毒动植物成分的检测，并在分析目标物不明确或系统中可能存在数种不同性质的目标物时，用一个分析系统同时检测多种不同性质的目标物。这类方法称为植物毒素的首选手段，中国科学院昆明植物研究所刘吉开研究员课题组新发现的两种毒素，就是通过LC-MS/MS方法从死者血液中检测出蘑菇中所含的新氨基酸，首次通过直接证据证实死者生前食用过该菌[40]。

另外还有高效液相色谱电喷雾质谱（HPLC/ESI/MS）、反向色谱法（RPC）等都是在液相色谱的基础上发展起来的分析测试方法。液相色谱-质谱联用仪的大气压电离源主要有电喷雾电离源有正、负离子两种模式，陈晓红[46]利用高效液相色谱-电喷雾质谱法，在正离子模式下，同时检测体液中的马钱子碱、士的宁、麻黄碱、乌头碱和秋水仙碱，该方法灵敏度高、专属性强，而且能同时检测多种生物碱，可用于临床中毒筛查和辅助诊断及法医毒物检测。

6.4 海洋生物毒素 ▶▶▶

6.4.1 海洋生物毒素概述

海洋生物毒素为海洋生物体内存在的一类高活性的特殊代谢成分，一般拥有剧烈毒性，是海洋生物活性物质中研究进展最迅速的领域。海洋生物毒素能以很快的速度积累下来，但是其浓度并不随积累而增多，一些海洋生物毒素可以转化成其他的毒素，所以结构具有相似性，而且结构的变化伴随着毒性的变化。海洋生物毒素根据化学结构大致可分为生物碱类毒素、聚醚类毒素及多肽类毒素三大类，也可以根据毒性作用机制分为痹性贝类毒素（PSP）、神经性贝类毒素（NSP）、失忆性贝类毒素（ASP）和腹泻性贝类毒素（DSP）四类，这两种分类方法都互有交叉而又不完全包含。

6.4.2　河豚毒素

河豚毒素（tetradotoxin，TTX）是河豚及其他生物体内含有的一种生物碱类毒素，存在于河豚的皮肤和内脏中，是自然界中所发现的毒性最大的神经毒素之一，而且河豚毒素广泛分布在海洋生物和陆生生物中，包括蝾螈和青蛙。

河豚毒素具有与金刚烷类似的笼状骨架，如图 6-20，其药理性质很难与石房蛤毒素区别开来，河豚毒素是典型的钠离子通道阻断剂，能选择性地与肌肉、神经细胞的细胞膜表面的钠离子通道受体结合，阻断电压依赖性的钠离子通道，从而导致动物电位阻滞，继而会抑制神经肌肉间兴奋的传导，主要造成肌肉和神经的麻痹[47]。

经腹腔注射对小鼠的 LD_{50} 为 $8\mu g/kg$，其毒性比氰化物还要高 1250 多倍，0.5mg 即可致人死亡[48]。如煮食时处理不当，即可引起中毒。一般在食后约半小时至 3h 内，即发生中毒症状，先出现胃肠道局部刺激症状，继而口唇、舌、上下肢知觉迟钝；而指尖尤甚，渐至四肢运动麻痹、呼吸困难、皮肤发紫、脉搏细小频数、血压体温均下降、瞳孔散大、言语障碍，终致呼吸麻痹而死。

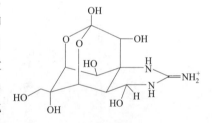

图 6-20　河豚毒素结构式

河豚毒素化学性质和热性质均很稳定，盐腌或日晒等一般烹调手段均不能使其破坏，只有在高温加热 30min 以上或在碱性条件下才能被分解，比如 220℃ 加热 20～60min 可使毒素全部破坏。中毒潜伏期短至 10～30min，长至 3～6h 发病，发病很急，如果抢救不及时，中毒后最快的 10min 内死亡，最迟 4～6h 死亡。中毒后缺乏有效的解救措施。

6.4.3　西加毒素

西加毒素是由冈比甲藻产生的一种脂溶性的、聚醚类毒性极强的珊瑚鱼毒素，是由非极性冈比甲藻毒素经氧化和代谢等过程转化而来，存在于一定的热带鱼和亚热带鱼的肌肉里，使得其容易积累在生物体内，造成积累，最终累积在生物链的末端——人类。目前已经在冈比甲藻、食草鱼类和食肉鱼类中均发现了冈比甲藻毒素和西加毒素，太平洋西加毒素（P-CTX-1）在食肉鱼类中的含量可达$0.1\mu g/kg$。而且由于珊瑚鱼的出口量增多，西加毒素已然成为了一个世界性的隐患。西加毒素中毒事件时有发生，而且常被误诊。

　　西加毒素是人类通过食用海洋食物而中毒的重要形式，中毒症状主要表现在肠胃、神经和心血管运行紊乱，可能引起麻痹、昏迷甚至死亡，目前尚没有免疫手段能有效解除中毒症状。而且中毒症状可能会持续数月或者数年，或者阶段性发作。西加毒素主要分布在热带和亚热带地区的太平洋和印度洋海域，还有热带地区的加勒比海域，即太平洋西加毒素（P-CTX）、印度西加毒素和加勒比西加毒素（C-CTX）（图6-21）。太平洋西加毒素中毒症状主要表现为神经症状，即手指和脚趾尖麻木、局部皮肤瘙痒、出汗，感觉紊乱，对温度的感觉发生倒转，即触摸到凉物体感觉热，触摸到热物体反而感觉凉。加勒比西加毒素中毒症状主要表现为胃肠道病症，即主要表现为恶心、呕吐、腹泻和腹痛，有时与神经症状同时出现。印度西加毒素中毒则表现为一系列幻觉的症状，即身体失衡、缺乏协调性、幻觉、精神沉郁和噩梦等表现。心血管系统症状则表现为血压过低、心搏缓慢或心动过速，严重者会导致呼吸困难甚至瘫痪。

P-CTX-1：R^1＝$CH_2OHCHOH$；R^2＝OH
P-CTX-3（P-CTX-2）：R^1＝$CH_2OHCHOH$；R^2＝H
P-CTX-4B（P-CTX-4A）：R^1＝CH_2CH；R^2＝H

P-CTX-3C

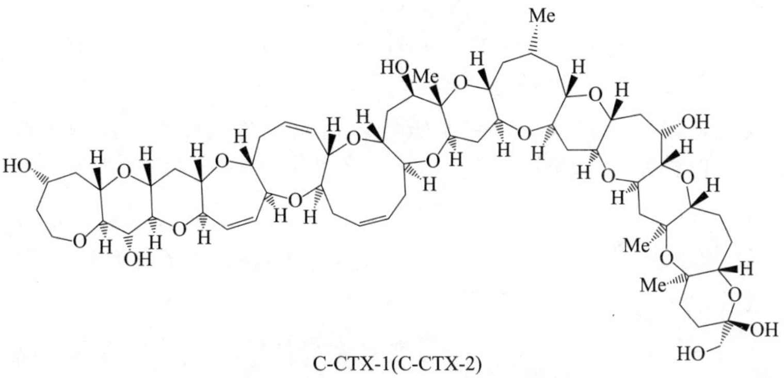

C-CTX-1(C-CTX-2)

图 6-21 太平洋西加毒素和加勒比西加毒素的结构式

西加毒素能强烈激活钠离子通道，与钠离子通道受体靶部位Ⅵ结合，能增强细胞膜对钠离子的通透性，延长钠离子通道的开放时程，产生很强的去极化作用，引起神经肌肉兴奋性传导发生改变，如使机体释放大量去甲肾上腺素，或促进植物神经介质的释放，影响对温度的感觉，使中枢神经对体温的调节不敏感[49]；同时也对 Ca^{2+} 具有抑制作用。

西加毒素与河豚毒素一样，也属神经毒素，由于不易被胃酸破坏，不会被高温分解，故烹煮并不能除去毒素。西加毒素对灵长类动物的半致死量为 $2.0\mu g/kg$，死亡率为 $0.1\% \sim 4.5\%$，死因多为呼吸肌麻痹所致，严重中毒者身体虚弱，较难恢复健康。值得指出的是，西加毒素中毒并不产生免疫作用，多次受西加毒素毒害的病人可能复发西加毒素中毒症状。

6.4.4 贝类毒素

海洋毒素一般都是由海洋中的有毒藻类通过食物链传递给藻食性的鱼、虾及贝类等生物，并在其体内蓄积形成的有毒高分子化合物。海洋毒素种类繁多，其中贝类毒素是危害较大者之一。贝类毒素包括麻痹性贝类毒素（PSP）、神经性贝类毒素（NSP）、失忆性贝类毒素（ASP）和腹泻性贝类毒素（DSP）。贝类毒素危害具有突发性和广泛性，由于其毒性大、反应快、无适宜解毒剂，给防治带来了许多困难。

① 麻痹性贝类毒素（paralytic shellfish poisoning，PSP）。石房蛤毒素（saxitoxin，STX）（图 6-22）是毒性最强的海洋生物毒素之一，是在美国阿拉斯加石房蛤和加州贻贝中发现的且首先确定的麻痹性贝类中毒成分，也是造成麻痹性贝类中毒的主要物质。石房蛤毒素由鞭毛藻类和蓝藻细菌产生，通过滤食性动物比如双壳贝类和以浮游生物为食的鱼类而积累下来，而人们正是通过双壳贝类和这些鱼类将石房蛤毒素摄入体内。

石房蛤毒素的化学结构于 1975 年由 Schantz 等正式确定[50]，分子式为 $C_{10}H_{17}N_7O_4$，分子量 299。STX 属海洋胍胺类毒素，是四氢嘌呤的一个衍生物，活性部位主要在 2 个胍胺基和 2 个羟基。STX 易溶于水，耐热，而且易于被胃肠道吸收，但是不被人体消化酶破坏，在高温和酸性条件溶液中稳定，酸性条件 $-20℃$ 可保存数年不失活。但在碱性条件下可发生氧化反应而使其毒性消失，较高 pH 下迅速失活并产生荧光物质，利用这一性质可进行色谱分析。由于 STX 耐高温和酸性环境，所以通常的烹调加工不能使其破坏，这一点对食品卫生与安全威胁最大。

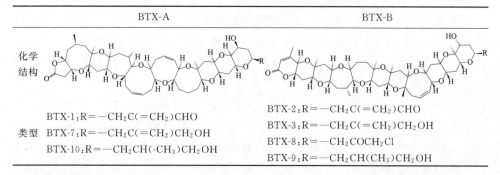

图 6-22　石房蛤毒素分子结构

石房蛤毒素毒性极强，对成年人轻度中毒量为 $110\mu g$，致死剂量为 $540\sim1000\mu g$，LD_{50} 为 $10\mu g/kg$（小鼠）。中毒机制是通过影响钠离子通道而抑制神经的传导，STX 与神经元细胞及肌膜上的钠离子通道蛋白上的毒素受体结合，阻断了钠离子通道，使钠离子不能内流，导致神经肌肉的传导过程受到干扰，使随意肌松弛麻痹，产生一系列的中毒症状。摄入 STX 以后，毒性发作很快，30min 内就会因呼吸肌麻痹而致死。

② 神经性贝类毒素（neurotoxic shellfish poisoning，NSP）。短裸甲藻毒素（brevetoxin，BTX）是由腰鞭毛藻产生的一种神经性贝类毒素，基本结构是由 10 到 11 个环状结构构成的大环多醚类物质。根据结构的骨架不同可以分为 A 型（BTX-A）和 B 型（BTX-B），其各自的结构和包含的类型如表 6-4 所示。由于该毒素属于聚醚类毒素，具热稳定性，能在贝类等生物体中的消除半衰期长达数十天甚至数月，且加热、微波等常规加工方式不仅不能破坏毒素分子，反而因降低了水产品中的含水量而导致毒素浓度更高，因此这类毒素对消费者带来的潜在危害更加严重。

表 6-4　**BTX-A 和 BTX-B 的结构式和各自包含的类型**

BTX-A	BTX-B
化学结构	
类型　BTX-1：R＝—CH₂C(＝CH₂)CHO BTX-7：R＝—CH₂C(＝CH₂)CH₂OH BTX-10：R＝—CH₂CH(-CH₃)CH₂OH	BTX-2：R＝—CH₂C(＝CH₂)CHO BTX-3：R＝—CH₂C(＝CH₂)CH₂OH BTX-8：R＝—CH₂COCH₂Cl BTX-9：R＝—CH₂CH(CH₃)CH₂OH

BTX 是较强的钠离子通道激活毒素，通过与钠离子通道受体靶部位 Ⅵ 结合，开启兴奋膜上的钠离子通道，可以使细胞膜对钠离子的通透性增强、活化电压门

控钠离子通道，产生较强的细胞去极化作用，引起神经肌肉兴奋的传导发生改变，而不影响钾离子通道。因而，BTX 具有胚胎毒性、发育毒性、免疫毒性、遗传毒性和致癌作用等毒性效应。BTX 毒素的毒性大小取决于两个因素：毒素和目标物的亲和力以及靶细胞中诱导反应的效力。BTX 毒素主要对呼吸和心肌功能有抑制作用，产生自发、反复的剂量依赖性肌肉收缩，造成束颤、抽搐或跳跃，与剂量显著相关的呼吸速率下降，中枢和外周神经的支气管收缩。

研究表明，BTX 毒素可致染色体体外断裂[51]。通过单细胞凝胶电泳实验发现，用 BTX-2、BTX-3 和 BTX-9 处理人 T 淋巴细胞后 DNA 遭到了破坏，双链发生了断裂。在 BTX-2、BTX-3 和 BTX-6 处理人 T 淋巴细胞白血病细胞 Jur-katE6-1 后也发现了 DNA 损伤。用 BTX-2 和 BTX-3 对小鼠进行急性毒性试验，研究发现，24h 半致死剂量分别为 200mg/kg 和 170mg/kg。小鼠腹腔注射 BTX-3 在剂量浓度在 300mg/kg 时不具有毒性，而 BTX-B4 和 BTX-B5 的最小致死剂量分别为 100mg/kg 和 300～500mg/kg。

③ 失忆性贝类毒素（amnesic shellfish poisoning，ASP）。软骨藻酸（Domoic acid），与红藻氨酸一样，是从海藻中分离出来起初被用作杀虫剂的有效成分。而且其结构与红藻氨酸和谷氨酸相似，是红藻氨酸受体的兴奋剂（图6-23）。主要由某些拟菱形藻属和菱形藻属的海洋硅藻产生，1987 年，人们食用了从爱德华王子岛捕捞的紫贻贝，造成 100 多人中毒，3 人死亡。很多年以后人们才确定软骨藻酸是让人们中毒、使海鸟和海洋生物中毒死亡的罪魁祸首。人们食用毒化的贝类，可引起记忆丧失、眩晕、昏迷甚至死亡等症状，根据这种毒素的中毒特征，被命名为失忆性贝类毒素。

软骨藻酸的中毒机制有以下三个方面：a. 由于软骨藻酸与谷氨酸神经递质的受体结合效率比谷氨酸高，所以软骨藻酸可以与谷氨酸神经递质的受体进行竞争性结合，这样神经细胞就会错误地认为谷氨酸浓度过剩，从而将谷氨酸排除出去，导致所有的谷氨酸都被排除，使神经细胞死亡。b. 兴奋性氨基酸（L-谷氨酸和 L-精氨酸）作为神经递质与其受体结合，能开启膜上钠离子通道，导致钠离子内流及膜的去极化。而软骨藻酸就是一种兴奋性氨基酸类似物，同样竞争性地与两种兴奋性氨基酸受体结合，且其亲和力更强，使钠离子通道开放，导致钠离子非正常内流及膜的去极化，从而导致钠离子渗透压失衡。c. 通过软骨藻酸与受体结合而打开的通道对钙离子具有高度通透，导致钙离子内流而使细胞致死。

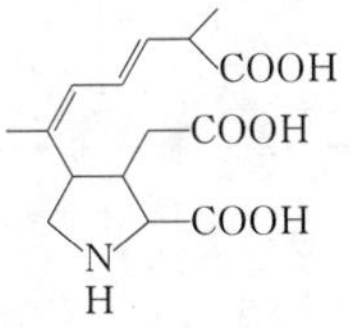

图 6-23　软骨藻酸结构式

软骨藻酸的小鼠半数致死量约 10mg/kg，而且解剖学研究发现中毒死亡小鼠的海马体、丘脑和杏仁核都有损伤，这与用软骨藻酸进行动物试验的病理结果相同。软骨藻酸中毒症状与其他贝类毒素不同，一般在食后 3～6h 发病，除了表现为腹痛、腹泻、呕吐、流涎等症状，另外还会出现记忆丧失、意识混乱、平衡失调，重要的是会发生不能辨认至亲好友的严重精神症状，严重者甚至会处于昏迷状态，并伴有肾脏损害，有时病人的记忆丧失时间可长达 18 个月之久。

软骨藻酸作为一类神经毒素，在贝类组织中积累，而且该毒素具有一定的热稳定性，在烹饪的过程中虽然减少了贝类体内的毒素，但是其中的毒素仍然存在，其结构和毒性并没有被破坏，还是能通过消化道进入人体，间接地影响着人类的健康。目前对由软骨藻酸中毒引起的失忆性贝类中毒尚没有较好的治疗手段，仍然处于研究阶段。吴冬梅利用紫甘薯花青素灌胃的方法对软骨藻酸中毒的小鼠进行处理，研究发现，紫甘薯花青素能有效改善软骨藻酸小鼠学习记忆能力，抑制神经元丢失，提高学习记忆相关蛋白的表达，所以紫甘薯花青素的处理可以有效消除软骨藻酸慢性中毒导致的学习记忆缺陷；改善线粒体电子传递链功能，提高 ATP 含量，缓解软骨藻酸致小鼠海马神经毒作用[52]。

④ 腹泻性贝类毒素（diarrhetic shellfish poisoning，DSP）。冈田软海绵酸（okadaic acid，OA）（图 6-24）是由海绵藻中分离得到的一种能引起腹泻性贝类中毒的物质，是由鳍藻和原甲藻属的鞭毛藻类产生的毒素，1976 年 6 月日本发生因食用紫贻贝而引起的集体食物中毒事件，因中毒症状以腹泻为主，故称腹泻性贝毒。冈田软海绵酸属于聚醚类海洋生物毒素，分子式为 $C_{44}H_{68}O_{13}$。与其结构相近的鳍藻毒素（dinophysistoxin，DTX）DTX-1、DTX-2、DTX-3 也是构成腹泻性贝类毒素的有毒成分。

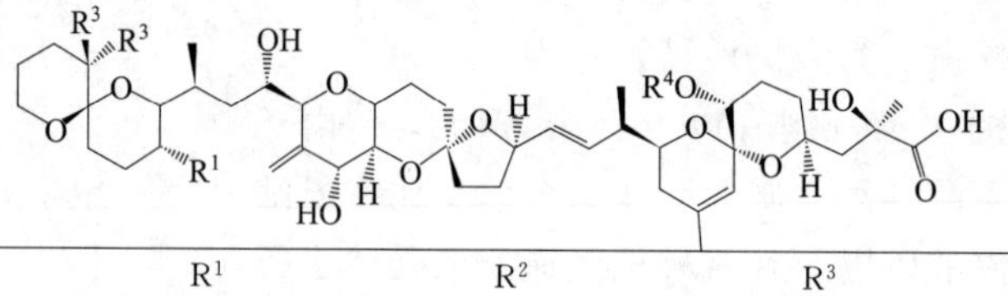

	R¹	R²	R³	R⁴
OA	CH_3	H	H	H
DTX-1	CH_3	CH_3	H	H
DTX-2	H	H	CH_3	H
DTX-3	H/CH_3	H/CH_3	H/CH_3	脂肪酸

图 6-24　冈田软海绵酸的结构式及其衍生物

冈田软海绵酸是分布最广、发病率最高的海洋毒素之一，在动物体内在随血液的循环和代谢过程中，会对体内多种脏器造成损伤，且中毒后无特效药救治。冈田软海绵酸的 LD_{50}（小鼠腹腔注射）为 $192\mu g/kg$（体重），LD_{50}（小鼠静脉注射）为 $166\mu g/kg$（体重）。目前尚未有人类因冈田软海绵酸中毒致死的报道。

冈田软海绵酸毒性作用机制比较复杂，目前主要对 OA 的肠道、肝脏、神经毒性研究较为透彻。流行病学研究结果表明，该毒素是通过激活肠道细胞内环磷酸腺苷（cAMP）介质系统而引起水样腹泻，即细胞内 cAMP 浓度的增加将

cAMP 的蛋白激酶激活，蛋白质磷酸化，细胞分泌大量水、氯及碳酸盐，抑制细胞对钠离子的正常吸收，最终导致水样腹泻[53]。OA 还可能通过电压依赖的钙离子通道增强钙离子内流，OA 在浓度低至 0.5nmol/L 时就会产生神经毒性，首先以神经炎的蜕变和细胞体溶胀为特征，随后细胞死亡。OA 还能促进新生儿肿瘤发生，OA 是蛋白磷酸酶 PP1 和 PP2A 的有效抑制剂，通过与 PP1、PP2A 催化亚单位特异性结合，抑制其活性，使体内蛋白质过磷酸化，使细胞产生一系列形态和功能变化，进而导致腹泻和促进癌变发展。

6.4.5 食品中海洋生物毒素的预防与检测

海洋生物毒素一般都具有较好的热稳定性，不能通过基本的烹饪手段消除毒性，所以说目前尚没有有效的预防甚至治疗手段。若要做到预防海洋生物毒素的侵害，就要做到：①学会科学的食用方法；②在沿海地区加强宣传，使群众认识各种有毒海洋生物、了解海洋生物毒素的毒性，尽量避免误食中毒；③检疫部门做好检查工作，不让有毒海产品流入市场；④加紧研发快速、有效、便捷的检测方法。

目前海洋生物毒素的检测方法基本上可分为两大类：生物学检测法和化学分析法。其中生物学检测法主要包括小鼠生物法、细胞检测法、免疫分析法和受体分析法等。而化学分析法则是基于各种化学仪器来分析生物毒素的方法，主要包括毛细血管电泳法、高效液相色谱法和色谱质谱联用法等。

① 生物学检测方法。小鼠生物测定法（mouse bioassay，MBA）是众多生物检测方法里面最常用的一类海洋贝类毒素的检测方法。具体方法为：用丙酮提取分离出样品中的毒素，经过浓缩后用 1% 的生理盐水溶解，注射到小鼠的体内，观察 24～48h 内小鼠的存活情况来检测毒素的毒性。该方法的优势在于操作比较简单，无需昂贵的设备及毒素标准物质。该方法也是目前我国检测 DSP、PSP 和 NSP 的官方推荐方法。缺点在于耗时，检测限较高，重复性也不是很好。

细胞检测法（cell bioassay，CBA）是基于海洋生物毒素与细胞相互作用而产生特异反应来检测海洋毒素的一种生物检测方法。细胞检测法的原理是通过配体与受体的特异性结合将化学信息转化成确定的细胞反应。以 DSP 毒素为例，冈田软海绵酸能对蛋白磷酸酶 2A（PP2A）产生特异性抑制作用，因此可以利用这一特点开发定量检测方法，如直接比色、荧光分析和电化学分析等，检出限可达 0.2nmol/L。而且很多种细胞都可以用来检测 DSP 毒素，例如，神经细胞株 Neuro2a，肠上皮细胞 Caco-2，人肝癌细胞 HepG2 等。细胞检测法能直观体现某一类毒素的整体毒性，并且可以减少实验动物的实验，而且具有高通量等优点，因此有望发展成一门可以替代小鼠生物法以及其他化学分析法的补充检测方法。

免疫分析法是基于抗体可以与抗原或化合物特异性结合的原理而发展起来的一门生物检测技术，主要包括酶联免疫吸附法（ELISA）、横向流动免疫测定（LFIA）和以表面等离子体共振的生物传感器（SPR）。其中酶联免疫吸附法是最常用的一种检测形式，可用于检测多种海洋毒素，目前以 ELISA 方法检测短裸甲藻毒素已被美国官方认可。已经有多种市售的毒素检测试剂盒，并且在检测某种毒素方面有着比较好的结果与应用。杜伟等[54]用小鼠生物法与 ELISA 法检测麻痹性贝类毒素，通过对比发现，在方法检出限以内的范围，小鼠生物法与 ELISA 法检测结果有较好的吻合度，ELISA 法检测结果略小于小鼠生物法，主要原因是小鼠生物法检测的是样品中 PSP 总量，而 ELISA 能检测单一的毒素。而且 ELISA 法更适合批量检测，这样才能降低检测成本。总之免疫分析法由于其灵敏度高、特异性强、操作较简单而备受欢迎，但是由于毒素抗体比较难获得，因此相对来说所能检测的毒素种类比较少且成本较高。并且由于毒素的种类很多而且每一类毒素又包括很多种结构，因此该方法用于日常监测方面尚有不足。

② 化学分析方法。毛细管电泳检测法是一类结合电泳和色谱的新型检测技术，即用毛细管作为分离通道，用紫外、荧光、二极管阵列等作为检测器对样品进行检测。毛细管电泳需要的样品量非常少，通常只需要几纳升即可满足检测需要。Bouaïcha[55]最先使用毛细管电泳以紫外检测器检测毒素的吸收情况来检测贻贝中的冈田软海绵酸（OA）和鳍藻毒素（DTX-2），但是由于缓冲液选择不佳以及毒素的紫外吸收能力比较弱，因此其检测限和特异性也受到限制。而后各国科学工作者对该方法进行不断改进，通过结合了毛细管电泳法和质谱检测的优势，建立起了具有高分辨率和高灵敏度的毛细管电泳检测法，使其在毒素检测中具有很好的应用潜力。

高效液相色谱分析法（high performance liquid chromatography，HPLC）由于其为集分离与检测为一体，具有灵敏度高、专一性强，且分析时间短等优点，被广泛应用到很多化合物的检测中。与生物学检测方法相比，除了以上优点外，还能通过分析得到更多的毒素信息，以及组分的具体含量和毒性。因此用 HPLC 检测海洋生物毒素成为该领域的一个热点，美国分析化学家协会更是将其列为 PSP 和 DA 的官方推荐检测方法[56]。HPLC-FD 检测方法对于含生色基团的化合物来说具有很大的优势，但是由于很多毒素缺乏生色基团，例如，HPLC 法检测 DSP 时，需要使毒素分子与荧光物质反应带上一个荧光基团后再用于检测，但是这种方法比较耗时。Diener 等[57]开发出离子对色谱-荧光检测方法用于检测石房蛤毒素（STX）等麻痹性贝类毒素，该法不用修饰毒素分子即可用于分析检测，而且检出限很低，可以用于量化食品中的毒素含量。

色谱质谱联用技术（LC-MS）是结合了色谱和质谱优点的一门新型检测技

术，色谱的优势在于能将化合物高效分离，用标准物质作为参照来判断未知物的含量，但是难以获得物质的结构；质谱的优势在于定性能力强，在多组分痕量分析中具有分辨率高的特点，能获得物质的结构信息，但是需要对样品进行纯化处理，二者的结合则正好弥补了各自的缺点。与 HPLC 分析法相比，LC-MS/MS 不需要复杂的衍生和样品纯化过程，且能检测的范围更广，检测限更低，因此近年来液相色谱和质谱联用分析法对于海洋毒素尤其是脂溶性毒素的研究越来越多。2014 年 1 月，欧盟规定该方法正式取代小鼠生物法作为 DSP 检测的官方推荐方法[58]。化学分析法的缺点是不能检测出新的毒素，因此也无法完全取代生物功能性检测方法在海洋毒素检测与分析中的应用研究。

生物传感器是以生物化学和传感器技术为基础的生物分析检测方法，利用功能性的生物体或者生物大分子（如酶、抗体、抗原或细胞）等作为一级识别元件，通过二级换能器将生物分子识别的信号转换成可以测量的电信号或者化学信号等。比如青蛙的膀胱膜上有丰富的 Na^+ 通道，用青蛙膀胱膜覆盖钠离子电极，使之形成一个流动的细胞。然后对 Na^+ 的运输进行研究，可以用于毒素的检测。生物传感器自出现以来，由于具有很好的灵敏度和特异性，易操作并且容易实现小型化等优点，使其在海洋毒素检测中的应用越来越受关注。

参 考 文 献

[1] 中华人民共和国国家卫生和计划生育委员会.国家卫生计生委办公厅关于 2015 年全国食物中毒事件情况的通报［Z］.2016-04-01.

[2] Keeler R F, Tu A T. Handbook of natural toxins. Volume 1. Plant and fungal toxins［J］.Handbook of Natural Toxins，1983.

[3] Tu A T. Handbook of natural toxins. Volume 7［J］.Handbook of Natural Toxins，1992.

[4] 陈宁庆.生物毒素学研究进展［J］.卫生研究，1998，卫生研究（第 27（s1））：109-111.

[5] 辛文文，王景林.梭菌神经毒素的研究进展［J］.生命科学，2016（1）：1-11.

[6] XueJinwen, Gu H, Shi S. Research Progress on Vomitoxin Degradation in Wheat［J］.Cereals & Oils Processing，2014.

[7] Wang T, Li C, Yang L, et al. Inhibition effects of Chinese cabbage powder on aflatoxin B1-induced liver cancer.［J］.Food Chemistry，2015，186：13-19.

[8] Singh A K, Garber E A E, Principato M C, et al. Biotoxins and Food Safety［M］// Biological Toxins and Bioterrorism. 2015：185-210.

[9] 陈冀胜.生物毒素研究与应用展望［J］.中国工程科学，2003，5（2）：16-19.

[10] 李德昆.河豚毒素的快速检测方法研究［D］.中国海洋大学，2004.

[11] Bourne Y, Radić Z, Aráoz R, et al. Structural determinants in phycotoxins and AChBP conferring high affinity binding and nicotinic AChR antagonism［J］.Proceedings of the National Academy of Sciences，2010，107（13）：6076-6081.

[12] Li B, Zong Y, Du Z, et al. Genomic characterization reveals insights into patulin biosynthesis and pathogenicity in Penicillium species［J］.Molecular Plant-Microbe Interactions，2015，28（6）：635-647.

[13] Beutler B，Rietschel E T. Innate immune sensing and its roots：the story of endotoxin［J］. Nature Reviews Immunology，2003，3（2）：169-176.

[14] 黄秀梨. 微生物学（第二版）［M］. 北京：高等教育出版社，2003.

[15] 沈萍，陈向东. 微生物学［M］. 北京：高等教育出版社，2006.

[16] Yamanaka H，Nomura T，Okamoto K. Involvement of glutamic acid residue at position 7 in the formation of the intramolecular disulfide bond of Escherichia coli heat-stable enterotoxin Ip in vivo［J］. Microbial Pathogenesis，1998，24（3）：145-154.

[17] Fujii Y，Hayashi M，Hitotsubashi S，et al. Purification and characterization of Escherichia coli heat-stable enterotoxin II.［J］. Journal of Bacteriology，1991，173（17）：5516-5522.

[18] 徐振波，刘晓晨，李琳，等. 金黄色葡萄球菌肠毒素在食源性微生物中的研究进展［J］. 现代食品科技，2013（9）：2317-2324.

[19] 刘婧，王景林，王汉斌. 肉毒毒素的实验室检测方法及检测技术的研究进展［J］. 毒理学杂志，2016（2）.

[20] 庄金秋，梅建国，王艳，等. 反向间接血凝试验（RIHA）在动物疾病诊断中的应用进展［J］. 中国动物检疫，2016，33（6）.

[21] Lillehoj P B，Wei F，Ho C M. A self-pumping lab-on-a-chip for rapid detection of botulinum toxin.［J］. Lab on A Chip，2010，10（17）：2265-2270.

[22] Lafta A M，Lorenzen J H. Influence of high temperature and reduced irradiance on glycoalkaloid levels in potato leaves.［J］. Journal of the American Society for Horticultural Science，2000，125（5）：563-566.

[23] Organization W H. Evaluation of certain food additives and naturally occurring toxicants：[M]. World Health Organization，1992.

[24] Adamse P，Egmond H P V，Noordam M Y，et al. Tropane alkaloids in food：Poisoning incidents［J］. Quality Assurance & Safety of Crops & Foods，2014，6（1）：15-24.

[25] Sujak A，Kotlarz A，Strobel W. Compositional and nutritional evaluation of several lupin seeds［J］. Food Chemistry，2006，98（4）：711-719.

[26] Food Standards Australia New Zealand A. Pyrrolizidine alkaloids in food：a toxicologicalreview and risk assessment，technical report series no. 2.

[27] Vetter J. Plant cyanogenic glycosides［M］. Springer Netherlands，2016.

[28] Gleadow R M，Woodrow I E. Mini-Review：Constraints on Effectiveness of Cyanogenic Glycosides in Herbivore Defense［J］. Journal of Chemical Ecology，2002，28（7）：1301-1313.

[29] Nambisan B. Strategies for elimination of cyanogens from cassava for reducing toxicity and improving food safety［J］. Food & Chemical Toxicology An International Journal Published for the British Industrial Biological Research Association，2011，49（3）：690-693.

[30] Fahey J W，Zalcmann A T，Talalay P. ChemInform Abstract：The Chemical Diversity and Distribution of Glucosinolates and Isothiocyanates Among Plants［J］. Phytochemistry，2001，56（1）：5-51.

[31] Winde I，Wittstock U. Insect herbivore counteradaptations to the plant glucosinolate-myrosinase system.［J］. Phytochemistry，2011，72（13）：1566-1575.

[32] Yoshikawa M，Shimada H，Komatsu H，et al. Medicinal Foodstuffs. VI. Histamine Release Inhibitors from Kidney Bean，the Seeds of Phaseolus vulgaris L：Chemical Structures of Sandosaponins A and B［J］. Chemical & Pharmaceutical Bulletin，1997，45（5）：877-882.

[33] 周静，袁媛，郎楠，等. 中国大陆地区蘑菇中毒事件及危害分析［J］. 中华急诊医学杂志，2016，

25（6）.

[34] Tonelli A E，Patel D J，Wieland T，et al. The structure of α-amanitin in dimethylsulfoxide solution [J]. Biopolymers，1978，17（8）：1973 - 1986.

[35] Jellinek F. The structure of muscarine [J]. Acta Crystallographica，1957，10（4）：277-280.

[36] Patocka J，Pita R，Kuca K. Gyromitrin，mushroom toxin of Gyromitra spp.［J］. Mmsl Cz，2012.

[37] Anthony S. Encyclopedia of toxicology [J]. 2005.

[38] Causes of Foodborne Illness：Bad Bug Book - BBB - Coprine Structure [J].

[39] Antkowiak W Z，Gessner W P. The structures of orellanine and orelline [J]. Tetrahedron Letters，1979，20（20）：1931-1934.

[40] Dr. Zhong-Yu Zhou，Dr. Guo-Qing Shi，Fontaine R，et al. Evidence for the Natural Toxins from the Mushroom Trogia venenata，as a Cause of Sudden Unexpected Death in Yunnan Province，China [J]. Angewandte Chemie International Edition，2012，51（10）：2368-2370.

[41] Rietjens I M C M，Martena M J，Boersma M G，et al. Molecular mechanisms of toxicity of important food-borne phytotoxins [J]. Molecular Nutrition & Food Research，2005，49（2）：131-158.

[42] Singh R，Singh U，Kumari K，et al. A Novel Solvent System for Profiling Poisonous Plant Extracts Using Thin Layer Chromatography [J]. 2015，5.

[43] 牛丽颖，王继业，曹秀莲，等. 薄层色谱法测定洋金花中东莨菪碱的含量 [J]. 河北中医药学报，2004，19（3）：25-26.

[44] 陈丽，冯艳丽，李苗苗，等. 气相色谱法测定鲜沙蚕及熟制品中沙蚕毒素含量 [J]. 甘肃科技，2014，30（14）：41-43.

[45] Dasgupta A. 10. Plant Poisoning and the Clinical Laboratory [M] // Resolving Erroneous Reports in Toxicology and Therapeutic Drug Monitoring：A Comprehensive Guide. John Wiley & Sons，Inc. 2012：185-211.

[46] 陈晓红. 有毒生物碱中毒的检测技术研究 [D]. 温州医学院，2006.

[47] 杜爱民，宋杰军，邢宝仁，等. 河豚毒素单克隆抗体对河豚毒素阻滞钠通道作用的影响 [J]. 第二军医大学学报，1995（6）：531-534.

[48] 周瑞翠. 河豚毒素单克隆抗体的制备及 ELISA 方法的建立 [D]. 吉林大学，2008.

[49] 李春媛，周玉，张磊，等. 西加毒素的研究概况 [J]. 上海海洋大学学报，2009，18（3）：365-371.

[50] Schantz E J，Ghazarossian V E，Schnoes H K，et al. Letter：The structure of saxitoxin.［J］. Journal of the American Chemical Society，1975，97（5）：1238-1238.

[51] Murrell R N，Gibson J E. Brevetoxins 2，3，6，and 9 show variability in potency and cause significant induction of DNA damage and apoptosis in Jurkat E6-1 cells [J]. Archives of Toxicology，2009，83（11）：1009-1019.

[52] 吴冬梅. 软骨藻酸分子毒理学机制及紫甘薯花青素神经保护机制研究 [D]. 中国矿业大学，2013.

[53] Creppy E E，Traoré A，Baudrimont I，et al. Recent advances in the study of epigenetic effects induced by the phycotoxin okadaic acid [J]. Toxicology，2002，s 181-182（6）：433-439.

[54] 杜伟，王扬，张晓辉，等. 小鼠生物法与 ELISA 法检测麻痹性贝类毒素的比较 [J]. 浙江农业科学，2015，56（11）：1726-1728.

[55] Bouaïcha N，Hennion M C，Sandra P. Determination of phycotoxins in aquatic medium by capillary electrophoresis [J]. Comptes Rendus Des Séances De La Société De Biologie Et De Ses Filiales，1997，191（3）：313-327.

[56] Turner A D. Validation of HPLC Detection Methods for Marine Toxins [M] // Seafood and Fresh-

water Toxins (3rd edition) . 2014：367-408.

［57］ Diener M，Erler K，Hiller S，et al. Determination of Paralytic Shellfish Poisoning (PSP) toxins in dietary supplements by application of a new HPLC/FD method ［J］ . European Food Research & Technology，2006，224 (2)：147-151.

［58］ Soliño L，Sureda F X，Diogène J. Evaluation of okadaic acid，dinophysistoxin-1 and dinophysistoxin-2 toxicity on Neuro-2a，NG108-15 and MCF-7 cell lines ［J］ . Toxicology in Vitro An International Journal Published in Association with Bibra，2015，29 (1)：59-62.

第7章

农用化学品残留

7.1 概　述 》》》

　　我国是农药生产和使用大国。在农业生产过程中，农药能够对病虫害、杂草、鼠害等进行有效防控，促进农业增产、农民增收。然而，农药是一把"双刃剑"，不科学、不合理地使用农药将导致农产品农药残留水平超标、农药使用流失等问题。农药残留是指农药使用后残留在生物体、食品和生态环境中微量农药原药、有毒代谢物、降解物和杂质的总称。由于农药的理化性质、使用方式方法及时间、农产品加工技术的不同，各种农药在食品中残留浓度也不尽相同。当农药不科学、不合理及滥用后，就会导致农产品中农药残留量超过其最大残留限量，进而通过食物链等对生态系统中的人、畜等生物造成毒害。农药残留是食品质量安全中比较敏感且备受关注的话题。近年来，从"超市果蔬农药残留"到"农药鸡尾酒"，公众对食品质量安全问题近乎"谈药色变"。约有90％的受调查者表示对食品中农药残留比较关心。国际癌症研究机构指出，有足够的人体流行病学和动物试验数据证明食品中某些剧毒、高毒、高残留及"三致"（致畸、致癌、致突变）毒性农药会对人体健康产生威胁。农药使用引起的农药残留问题与经济社会快速发展背景下人们对高质、安全、健康生活方式的追求存在了很大矛盾，农药残留限量标准也日趋成为发达国家或农产品进口国主要的技术性贸易壁垒措施。

7.1.1　农药残留产生的原因

　　农药是防治农作物病虫害、去除杂草、调节农作物生长、实现农业机械化和提高农产品产量和质量的主要措施。化学农药的出现对农业的快速发展起了革命性的推动作用，鉴于其优良的防治病虫害的效果，人们盲目地认为农药彻底解决了困扰农业生产的病虫害问题。然而，较高的农药残留会对人类健康和生态环境造成的严重危害，因此有必要对农药残留产生的原因进行梳理，以期为今后相关研究提供有益参考。

　　食品中农药残留问题的出现具有深刻的历史和现实原因。首先，农业生产中生产者对农药的过量、不合理施用、滥用，以及无视国家法律法规仍然使用高毒、高残留、难降解农药。生产者对防止病虫害、杂草或调节作物生长，提高农产品产量、增加收入的主观要求和生产者受教育水平低，缺乏正确、科学、安全施用农药的科学知识，以及对农药不科学、不系统认知能力共同催生了农药的乱施滥用，从而导致农产品中农药残留超标，进而在食品加工过程中产生农药残留；另外，某些高毒农药由于具有杀虫效果好，成本较低的优势，在经济利益的刺激下，生产商、经销商和农户之间形成了生产、销售、使用高毒农药的利益链条。另一方面，我国产业结构处于调整和升级的转型时期，政府把主要精力放在发展生产、提高经济发展速度上，在一定程度上忽视了对食品质量安全的监管。再者，长期以来政府和民众农产品安全意识淡薄，对农药和农药残留等方面的立法与政策缺失，加之我国现代食品加工技术装备整体落后，农产品加工和食品加工过程中农药残留降解技术匮乏等，为问题食品在市场上"横行"提供了可乘之机。

7.1.2　农药残留的危害

　　农业生产过程中大量施用的化学农药，绝大多数会进入农业生态系统。农药可以通过喷雾飘移、从土壤和水中挥发而进入到大气中，并随着空气流动而扩散造成大气污染的范围不断蔓延。研究表明，施用某些含有甲基溴的农药之后，农药会进入大气而导致臭氧层破坏。农药的频繁使用使得土壤中富集大量化学物质，进而间接进入生物体组织，并在食物链中不断传递、迁移，从而对害虫及其天敌、水生及土壤生物造成影响，对长期生活在该环境系统中的人类健康构成威胁，同时也对大气环境、水资源造成污染。许多农药是直接施用于土壤的，即便直接喷施在农作物的农药，在施用后也有绝大部分降落到土壤中，并被土壤吸附和聚集。另外，存在于土壤中的农药很多都具有持久性毒性，有机氯杀虫剂的半衰期甚至可达几十年。农药残留对土壤中的微生物、原生动物以及其他的节肢、环节、软体等动物等均会产生不同程度的毒性作用。研究表明，使用含有机磷农药的废水灌溉农作物会严重影响土壤中的生物群落的种类和数量。与此同时，农药污染对土壤生物的新陈代谢也有很大影响。土壤表面的流失、农药加工厂的工业废料排放、生活污染水等途径都可能使农药进入地下水体。受农药污染的水环境会对各类水生生物产生一定的影响，进而破坏水体生态系统的平衡。当水生动物对农药产生抗性时，它们会把残留在体内农药携带到食物链中，直接影响人体健康。某些高毒、高残留或具有"致畸、致癌、致突变"的"三致"毒性农药通过食物链进入人体后，会参与人体各种生理生化过程，产生病变，破坏体内的酶，影响器官功能，进而导致系统功能紊乱。

农药是防治病虫草害、保证作物高产、实现农业现代化的重要手段，化学农药在农业上的广泛使用大大提高了有害生物防治效率。我国农田每年平均发生病虫害有 1.8 亿公顷，施用农药换回粮食损失约合人民币 60 亿元。然而，蔬菜、水果生产中滥用农药的现象非常严重。施用甲胺磷、氧化乐果等高毒、高残留等国家禁用的农药的行为时有发生，此类农药残留量超标造成的中毒事件屡屡发生。随着有害生物抗药性的增强，农药的边际物质产量不断下降，有些甚至已呈现负增长。而且，由于长期过分依赖于化学农药，"农药是万能的"的思想和人们对生态环境安全问题的忽视，出现了滥用、误用和不合理使用化学农药的现象。据报道，农业部曾对全国 50 多个蔬菜品种、约 1300 个样品进行抽样检测，结果发现蔬菜农药残留检测合格率不足 80％。从湖南有毒四季豆事件到常州 5 起农药连环中毒事件，再到扬州市民食用葡萄中毒事件，农药残留超标引起的食物中毒事件屡见不鲜，由此造成的经济损失十分惨重。有研究表明，如果人们长期食用含有农药残留食品，残留的农药会在人体逐渐蓄积，最终导致机体生理功能紊乱，引起慢性中毒和致畸、致癌、致突变作用。

7.1.3 农药残留的国内外现状分析

(1) 国外研究现状

农药残留成因方面：食品中农药残留是农业生产中农药大量使用的必然结果。Brian 等[1]对采用 IPM 或 NDR 方式生产的农产品、传统方式生产的农产品和有机农产品的农药使用量与残留水平进行了实证研究，结果表明，有机农产品农药残留水平要远低于传统方式种植的农产品，采用 IPM 或 NDR 方式生产的农产品残留检出率和残留水平介于二者之间。由此揭示了农药的使用量与农药残留水平间的正相关关系。Baša[2]等研究发现采用 IPM 管理可有效降低农药使用次数，农药残留情况可以得到缓解。农业生产中，农药使用量受病虫害发生种类、密度、概率等复杂因素的影响和制约。不同地区气候条件、地理位置不同，病虫害发生程度也不同，农药使用量也会有差异。生产者的收入水平，性别，年龄，文化程度，对农药和农药残留的认知水平，以及对农药施用技术的掌握水平等都会影响到农药的使用量。Hubbell[3]等研究表明农药使用技术和使用量间也存在显著关系，采用静电喷雾技术、循环喷雾技术等可以大幅度减少农药的使用量，节省农药50%～95%。然而，在不发达国家，生产者大多数采用传统施药机械喷施农药，效率很低，造成农药浪费、农产品质量下降和环境污染。自由贸易、经济转型、宏观政策、粮食危机等宏观因素也推动了农药使用量的增加。此外，部分欠发达国家越来越严重的粮食危机因素客观上也增加了对农药的使用。

全球范围内不断爆发的大规模的食品安全事件一次又一次地印证了政府的监管对保障食品安全发挥着不可替代的作用。20世纪80年代开始，欧盟、美国、日本等发达国家政府着力通过提高食品安全法规的透明度和效率来降低管制成本，从而确保本国食品安全并提高本国农产品在国际贸易市场上的竞争力。从监管环节上看，Buzby[4]认为政府应该在生产环节和销售环节都加以监管和控制。在政府职能定位上，英国和美国认为政府的主要职责是最大限度地减少食品安全风险，欧盟强调对食品的"全过程管理"以及加强责任的可追溯性，而日本则认为政府应该严加管束农产品从业者。在具体的监管措施上，Crutchfield[5]认为应该通过完善规章制度来引导食品安全。Ryan[6]和Tasiopoulou[7]等认为应该建立食品追溯制度来加强对流通食品质量的监管。农药残留监管属于食品安全监管的重要范畴。发达国家具有技术优势，并积累了长期经验，而发展中国家则缺乏具体的技术、管制措施和经验。发达国家对农药残留问题的重视和积极的态度有效保证了监管体系处于不断完善的动态变革之中，有效地遏制了农药残留，保障了食品安全。而发展中国家对农药残留问题大多数采用"双重标准"，对出口农产品的农药残留问题十分重视，旨在避免非法、超标的农药残留以应对美国等发达国家的进口农药检测，然而，对国内消费的农产品的监管和重视程度则小得多，法律不全、监管混乱、标准缺失成为大多数发展中国家的共同问题，为农产品农药残留状况的不断恶化和的农药残留引发的食品安全事件的频繁发生埋下了一定的隐患。

① 应对农药残留方面。使用低毒、低残留的生物农药作为高毒化学农药的替代可以有效降低农药残留的风险。生物农药不仅可以提高产量，降低成本，在环境保护、食品安全和人类健康方面也具有重要作用。Ramarethinam[8]研究了生物农药在茶叶种植上的重要性。创新农药施药技术如农药精确施用技术等也得到了研究者的关注。Tellaeche[9]等研制了基于计算机视觉的自动杂草识别系统，针对不同的杂草喷洒不同的药量。有关学者还研究了政府政策对农药使用量的影响，Jagger[10]和Ollinger[11]等研究表明政策影响着农药使用量，政策有效组合可在减少农药使用量上发挥积极作用。此外，Juan等[12]研究表明，推广HACCP体系，实施标准化生产可以减少农药使用量，从而确保食品质量安全。

② 农药残留出口影响方面。众所周知，技术性贸易壁垒表面上以保护国民

身体健康和安全的人道主义理念为目的，实际上是对自由竞争市场的干预，以实施贸易保护为宗旨的。技术性贸易壁垒是经济层面基础上的政治行为，其实施与否的最终决定权在政策制订者手中，政府制订的最小标准即使表面上非歧视也是出于贸易保护为目的。Suzanne[13]将技术性贸易壁垒作为非关税壁垒的一种形式，认为技术与管理法规，是不必要的贸易障碍，应当被消除。虽然如此，但它也有矫正外部性和信息不对称等市场失灵，避免劣质产品充斥市场，从而保护消费者安全的积极一面。所以，技术性贸易壁垒是一把双刃剑。但长期看，技术性贸易壁垒使出口企业遭遇到阻碍后更加注重将更多的资源投入到相关的研究中，通过自身的研发而使产品质量得到改善，达到进口国的产品质量标准，那么企业产品的升级无疑会使企业跳出静态比较优势陷阱，通过自主创新实现动态竞争优势。

John 等[14]对香蕉进出口贸易研究显示，农药毒死蜱限量每提高1%，香蕉出口会减少1.63%。结果还显示，农药残留限量标准对于依靠农产品贸易的发展中国家的影响更大。Chen 等[15]通过研究农药残留标准对我国蔬菜和水产品出口影响，结果表明，进口国苛刻的食品安全标准限制了我国农产品出口，并且其效应要远大于关税壁垒的影响。Thom 等[16]比较了欧盟、智利间农药残留限量标准的差异，并评估了由此带来的智利对欧盟农产品出口的影响，得出虽然农药平均消费低于发达国家，但由于管理落后，农药残留限量标准对发展中国家影响更大。

（2）国内研究现状

① 农药残留成因方面。随着农业产业化、工业化和城市化进程的加快，我国农药使用量呈逐年增加的趋势。农药残留是施用农药后的必然现象。随着农药的大量以及不合理使用，我国食品农药残留问题日益显露。在致癌因素中，农药因素占到约60%的比重。90%以上的农药是通过食物链进入人体的，只有10%是通过大气和饮用水。农药品种、使用次数与使用量是影响农药残留的主要因素。在我国，非出口产地农户和出口产地农户对无公害农药、生物农药等农药认知水平都很低，农户对农药残留的认知水平也不容乐观。由于较低的认知水平，在农业生产过程中生产农户经常根据自己的经验选择农药种类，不按规定配兑农药，安全用药及防护意识不够，任意加大农药使用量和使用次数，并倾向于使用高毒、高残留甚至国家明令禁止的高毒农药，这些不合理、不科学的农药使用行为造成了农药的过量和盲目使用，在源头上为农药残留形成埋下了隐患，恶化了我国的食品安全。常规农业生产中农药投入多少与病虫害发生的严重程度有关，不同农药使用方法导致农药的使用量会有区别，进而造成农药的残留量也存在很大差异。

我国农药残留监管体系尚不健全也在一定程度上造成了农产品或食品中农药

的残留。国内对于农药残留监管的研究中，宋稳成等[17]认为我国农药残留监管已经取得了一定成效，但还存在农药残留标准体系不健全、农产品质量安全监管难度大、农药残留监控能力不足等问题，应该尽快加快我国农药残留标准体系、农药残留监控能力建设，健全农药残留监管机制和安全用药宣传教育体系等工作。郑燕丽[18]认为我国蔬菜农药残留超标问题严重，蔬菜中毒事故屡有发生，揭示了政府在蔬菜农药残留监管领域存在缺位。应该制订完善的法律法规和检测标准、引进蔬菜检测的先进手段和技术，构建蔬菜安全监管模式，从健全农药管理的组织机构、建立有效的农药监督制度和制订和实施严格的农药管理和准则三个方面加强出口基地农药和农药残留监管体系建设。殷耀兵等[19]研究了我国农药安全使用监控体系建设现状，认为监控范围小、检测时效性差、检测技术落后、农户技术水平差以及政府技术推广能力不足是当前存在的主要问题。

② 应对农药残留方面。张心明[20]认为由农药所引起的农药残留问题迫切需要解决。因此，必须研究与建立稻米等粮食作物农药残留的全程控制体系，实施病虫草害综合防治、健全无公害生产标准体系、掌握农药残留的快速检测技术、加强生产过程农药残留监管及产后农药残留消除技术研究。刘飞[21]认为农民对农药使用存在较强的依赖性的原因源自农户的生产经营行为是经验种植或模仿种植，从众心理较强，原有的生产习惯较难改变，以及害怕承担风险，不敢尝试新的生产技术与方法。因此，需要以科技示范点的形式，加大新技术、新方法宣传力度，向农户推介科学生产方法，科学合理使用农药。王金良等[22]认为创建植保专业合作社不仅可以通过植保服务平台前移，技术服务到户到田，解决农技推广难题，而且还可以解决转型中劳动力转移后病虫害防治的后顾之忧。除了研究如何在生产环节减少农药使用和农药残留风险外，学者们还从多个角度研究了如何防止农药残留事件。蔡晓霞等[23]认为应施行市场准入机制，积极研究农药残留快速检测技术，在水果蔬菜等农产品上市之前进行农药残留抽检，可以有效防止各种食源性社会事件的发生，保证消费者身体健康。句荣辉等[24]认为我国应该尽快建立农产品农药残留预警系统，保证政府部门及时掌握农产品农药污染程度，进而提出切实可行的解决方案，提高农产品品质，保障农产品安全。

③ 农药残留出口影响方面。以维护国家安全、保护人类和动植物健康和生态环境安全、或防止欺诈行为和保证产品质量为由，采取一些强制性或非强制性的技术性措施，成为其他国家商品自由进入该国市场的障碍。张小蒂和李晓钟[25]研究表明技术性贸易壁垒可能妨碍农产品自由贸易，但在中长期时间内却可能由于TBT的"倒逼机制"促使出口方奋起应对，提高出口农产品的质量，从而促进农产品出口贸易的发展，获取更多的比较利益。因此，技术性贸易壁垒具有双重影响。许德友等[26]以2007年金融危机为背景研究进口国技术性贸易壁垒与出口国相关技术创新的关系，认为金融危机会在两个方面影响进口国的进口行为：首先在政治上，进口国会将进口产品的技术性贸易壁垒提高，借此以防止

食品安全中的化学危害物——检测与控制

本国经济持续下滑；其次在经济上，进口国居民收入水平的下降也会导致对进口产品需求量的下降。政治和经济方面的出口冲击将会对出口国企业的技术进步和创新产生积极影响，形成产业升级"倒逼"效应。刘瑶和王荣艳[27]的研究结果表明，如果发展中国家的技术水平比较低的企业通过加大研发投入和推进技术创新，或是获得政府补贴而可以达到或超过进口国产品质量标准，从而绕过发达国家的技术性贸易壁垒而继续出口，那么两国企业的产品质量都会提高，发达国家的高技术企业的利润将会由于发展中国家产品的竞争而下降。模型结论还表明，面对技术性贸易壁垒，中国企业可以通过增加研究开发投入，或政府扶植而实现整体的产业和贸易结构升级。

倪月菊等[28]运用引力模型实证分析了技术性贸易壁垒对中日茶叶贸易的影响，结果表明，日本茶叶农药残留法规的颁布意味着技术壁垒的加强，对中国茶叶出口贸易额有着显著的负面影响，我国茶叶农药残留标准的提高并不会对茶叶出口形成显著的推动作用。陈红蕾等[29]研究了欧盟进口茶叶农残限量新标准对我国茶叶出口的影响，结果表明，欧盟实施的进口茶叶新标准严重阻碍我国茶叶对欧盟的出口。日本是我国最大的农产品贸易出口国，同时也是世界上农药残留标准最严格的国家。2006 年，世界上制订残留限量标准值最多、涵盖农药和食品品种最全的管理制度——日本"肯定列表制度"正式实施。大量学者研究了该制度对我国农产品的影响，肯定列表制度严重影响了我国农产品的对日出口已经成为共识，需采取积极、有效应对措施。

7.1.4　农药残留的控制措施

(1) 应制订严格法律法规，强化农药监管力度

完善食品中农药残留法规和限量标准是目前亟需解决的问题，及时对受质疑的农药、高毒、高残留的农药采取严格的措施，适时对农药对人类健康风险进行重新评估，或考虑到其安全性进行限制或禁止使用。进一步完善农药的监管制度是满足消费者对使用农药信任的前提和保证，也是规范其市场管理、维护农药市场秩序的保障。《农药登记规定》要求国内生产农药新产品投产前必须进行登记，未经批准不得进行生产、销售和使用。《农药管理条例》是我国第一部具有法规性质的农药管理文件，标志着我国农药生产、经营、使用及管理纳入规范化、法制化轨道。这些法律法规在农药的生产、销售和使用领域起到了一定的作用，但对于使用后对生态环境及人体健康造成的危害仍未涉及。目前，国家已对高残留、高毒农药明令禁止使用，且对于农药的使用范围、使用量和上市前的安全使用时间进行了规定。然而，一些不法商贩和生产者出于对农药使用效果和经济方面的考虑，仍对规定的使用量、使用范围和安全间隔期视而不见，所以我国需完善相关农药监管法律法规，从法律上强化对农药监管力度。

（2）需加大宣传力度，倡导科学、高效使用农药

造成食品中农药残留超标的原因往往是多方面的，既有农药本身质量问题，也有农药使用技术等方面原因。只有提高生产者使用农药技术水平，提高辨别真假农药的能力，增强其遵法守法意识，才能在源头上解决农药残留超标的问题。各级农业行政主管部门应定期对农民进行农药知识科普宣传，倡导生产者选用针对性的施药方法，合理的用药方式，减少用药次数和用药量，减少对环境的污染及农药残留。加强对有关法律法规的宣传，使生产者增强遵法守法意识，从而严格按照相关的技术标准用药。积极进行以生产者为中心的参与式农技推广服务，让生产者成为真正的决策者。充分发挥各级政府农业技术推广部门在提供病虫害预警情报等信息咨询、技术培训和指导等方面的作用，提高农民的决策能力。要加强生产者农药科学、合理使用技术的宣传指导，加强农药销售和使用的监管力度。对违反国家有关规定，不合理及滥用农药的行为，要依法予以严惩。

（3）加强化学农药替代产品的技术研发，生物农药是未来农药的发展方向

减少食品中农药残留，优化加工生产工艺是一方面，更重要的是从源头控制农药的使用。免疫栽培与健身栽培技术是减少化学农药使用量的重要前沿技术之一。抗病品种的推广、合理轮作与混栽、肥水的调控都可以一定程度上改善农产品的避病、抗病、耐病及抗再侵染的能力，植物控制技术是利用植物忍耐和超量积累环境中农药的能力控制残留农药，充分发挥植物个体发育中的栽培免疫和系统发育中的品种免疫的作用，可以比较容易地迅速消灭并逐步肃清植物病虫害的要求，从而减低农药的施用量和施用频率。此外，微生物控制技术也是未来农药发展方向，微生物控制技术的本质是酶促反应，即农药通过一定的方式进入细菌体内，然后在各种酶的作用下，经过一系列的生理生化反应，最终将农药完全降解或分解成分子量较小的无毒或毒性较小的化合物的过程。应着力研究开发高效、无毒、无残留、无污染的生物农药，逐渐淘汰传统化学农药的施用，从而在根源上杜绝农药残留，保障食品安全。

（4）强化对食品加工过程中农药残留动态变化研究，提供食品加工技术装备力量和水平

了解农药在食品加工过程中残留动态，不但可以为加工技术的优化升级提供依据，还可以为今后食品污染物风险评估提供数据支撑。目前，我国进行农药残留监测主要针对初级农产品，未考虑加工过程对农药残留的影响，利用这些数据进行人群膳食暴露评估，由于农产品加工过程会对农药进行稀释或浓缩，因此往往会造成高估、低估其真实暴露风险。未来我国需提高食品加工技术装备条件，重视商业化加工过程对农药残留降解动态的研究，关注加工过程中农药残留成分的代谢变化，将加工中的代谢途径、代谢物的毒性情况以及加工影响因子共同应用于食品质量安全风险评估。

（5） 建立健全的食品中农药的残留限量标准

家庭联产承包责任制实行 30 多年以来，部分农民片面追求高产，在短期行为和经济利益的诱惑驱动下滥用、不合理施用农药。我国应逐步实施土地使用权的改革，允许农民购买、长期租赁或承包土地，从而调动农民生产经营的积极性。农民为了取得长期的土地高产出，会自发地注重用地与养地结合，减少化学农药的使用量，从而科学施用农药。借鉴美国、欧盟等发达国家的组织经验和技术，并在此基础上，结合我国现有国情，系统开展动植物食品中农药残留降解动态和毒性作用机理研究，并根据农药的蓄积作用、稳定性和对实验动物的致死量等因素综合制订食品中农药残留限量标准。有必要采取一定的强制措施来约束生产者滥用化学农药行为，通过税收等经济手段的调整，在市场上制约化学农药的销售。加强对农药注册（如包括对人体健康、天敌和环境的安全性指标）、生产、销售和使用的管理，制订与国际接轨的农产品农药残留限量标准，建立更为科学、严谨的市场准入制度。

7.2 禁限用农药 ▶▶▶

农药是农业生产过程中必不可少的投入品，在很多人看来，"一死一大片"的、毒性大、见效快的就是好药，但随着农药的广泛使用、超量使用甚至滥用，其引发的食品安全、环境污染等诸多问题已引起社会公众的高度关注。针对我国农药使用量较大、施药方法不够科学引发的生产成本增加、农产品残留超标、生态环境受到污染等问题，农业部提出到 2020 年力争实现农药使用总量零增长。在国家和公众对食品安全、环境保护愈发重视的今天，科学、合理、安全用药已成为广大农业生产者的共识，但仍有个别生产者无意甚至故意滥用禁限用农药，从而引发食品安全和公共安全事件。

7.2.1 禁限用农药名单

为了实现在农业生产中的科学、规范、安全用药，因此，很有必要对禁用、限用农药的品种进行归纳和整理。

① 禁止生产销售和使用的农药名单。六六六，滴滴涕，毒杀芬，二溴氯丙

烷，杀虫脒，二溴乙烷，除草醚，艾氏剂，狄氏剂，汞制剂，砷、铅类，敌枯双，氟乙酰胺，甘氟，毒鼠强，氟乙酸钠，毒鼠硅，甲胺磷，甲基对硫磷，对硫磷，久效磷，磷胺，苯线磷，地虫硫磷，甲基硫环磷，磷化钙，磷化镁，磷化锌，硫线磷，蝇毒磷，治螟磷，特丁硫磷，氯磺隆，福美胂，福美甲胂，甲磺隆单剂，苯胺磺隆单剂。

② 在果树、蔬菜、茶叶、中草药材上禁用的农药。禁止甲胺磷，甲基对硫磷，对硫磷，久效磷，磷胺，甲拌磷，甲基异柳磷，特丁硫磷，甲基硫对磷，治螟磷，内吸磷，克百威，涕灭威，灭线磷，硫环磷，蝇毒磷，地虫硫磷，氯唑磷，苯线磷在蔬菜、果树、茶叶和中草药材上使用。禁止茶树上使用三氯杀螨醇和氰戊菊酯；禁止氧乐果、水胺硫磷、灭多威、硫线磷、杀扑磷在柑橘树上使用；禁止丁酰肼（比久）在花生上使用；禁止灭多威在苹果树、茶树和十字花科蔬菜上使用；禁止硫丹在苹果树和茶树上使用；禁止溴甲烷在草莓和黄瓜上使用；除卫生用、玉米等部分旱田种子包衣剂外，禁止氟虫腈在其他方面使用。自 2016 年 12 月 31 日起，禁止毒死蜱和三唑磷在蔬菜上使用；自 2017 年 7 月 1 日起，禁止国内销售和使用苯胺磺隆和甲磺隆复配制剂产品。按照《农药管理条例》规定，任何农药产品都不得超出农药登记批准的范围使用。

7.2.2 禁限用农药禁而不止的原因

首先，相关管理部门缺乏对禁用农药的监测及相关农药使用安全的管理工作力度不够。卢忠魁[30]在对吉林省 8 种蔬菜农药残留现状调查中检出 7 种禁用农药。另外，农民文化程度相对较低、农药知识缺乏，从事农资经营人员一味追求经济利益。基层从事农资经营人员的文化程度相对较低，绝大多数人是初高中水平，有的经营户缺乏起码的文化知识和相关法律知识，农资知识更是匮乏，根本不清楚哪些是禁止的哪些是没有禁止的农药。大部分经营户为了经济利益而向农民销售和推荐。

7.2.3 禁限用农药的治理途径

首先，从生产源头上加强农药产品的监管，杜绝禁限用农药流入市场，采取禁用农药流向登记制度、农药违法使用溯源制度以及农户田间管理档案登记制度。2010 年年底海南省开展了冬季违禁农药专项整治行动，提出应按照"标本兼治、着力治本、打防结合、综合治理"的地管理原则，侧重于农药企业整治和农药经营店整治。通过例行抽检，对发现农药超标企业进行责任倒追究制度。其次，应切实加强农药市场监管力度，严厉打击制售假劣违禁农药。农药管理部门应加大农药管理的宣传与执法力度，特别是在农药生产和使用旺季。以坚持管理为生产服务，教育、处罚与科普相结合的原则，突出农药监督执法的地位和形象。加强对农业生产过程中各环节的农药安全使用管理，严格农药登记制度、控制市场准入、调整和优化农药产品结构，健全农药残留监测体系，制订有效的奖惩制度。对不按有关规定乱使、滥用农药，造成环境污染的要依法严厉惩处。此外，政府建立农资信息网络，加强农民质量安全意识培训、开展使用农药的技术培训，向农民推荐安全、可靠、有效的农资信息。开展对农民使用农药的技术培训，推荐使用低毒高效农药[9]，加大研发低毒、高效、毒副作用小的农药替代品的科研支出。最后，加强食品中农药残留监测工作，强化生产加工标准化建设，把握好食品质量安全的最后关口。联合国已制订食品质量标准 237 项，农药残留量标准 3754 项。而我国现行的国家标准不仅数量少、标准低，且与国际标准未接轨。如我国制订的农药最大残留限量与 FAO/WHO、CAC 出入较大。要切实加强标准化建设，积极推进良好实验室操作规范建设，提高检测技术水平和能力，用科学、准确的数据为管理决策提供依据。

食品质量安全问题是一个严肃的社会问题，关系着人民群众的膳食安全，也关系着社会的稳定和健康发展。农药残留是食品安全中比较敏感且备受关注的因素。农药禁限用的提出，顺应了历史社会的发展潮流，能够推进我国种植技术的发展，提高农产品和食品质量安全水平。因此，要严格建立和推进市场准入原则、加强相关法律法规宣传教育、持续推进农产品标准化种植生产技术和加大研发低毒、高效、低残留的农药替代品等措施，从而在保证我国农产品产量的基础之上，提高禁限用农药的科学、规范化管理水平，保障我国食品质量安全水平的稳步提升。

7.3 生物农药 》》》

传统农药的毒性在生态环境中的累积，长期以来不仅污染着环境，还给人类、动物的健康带来了危机、隐患，具有强烈的致癌性和遗传毒性。生物农药具有选择性强、对人畜环境安全、原料来源丰富且不易产生抗药性等优点，逐渐成为全球农药发展的新方向。近年来化学农药对食品安全及环境带来的威胁日益引起人们的警惕，各国对生物农药的发展更加重视。未来相当长一段时间内，生物农药将是今后农药发展的一个重要趋势，推广应用生物农药是现代农业不断发展的必然要求。生物农药主要是指利用植物、微生物等产生的具有生物活性的次生代谢产物所开发的农药，用来防治病、虫、草等有害生物的生物活体及其代谢产物，包括真菌、细菌、病毒、植物生长调节剂等。与传统农药相比生物农药具有对人畜安全、无毒、环境兼容性好，选择性强、对生态环境影响小、不易使害虫产生耐药性等优点，符合现代农业生产和农药的要求。生物农药在一定时间内可在动植物体内和外界环境中降解，符合无公害蔬菜生产要求，也是未来生产绿色食品的理想农药。

7.3.1 生物农药分类

目前，生物农药从用途方面可分为微生物源农药、植物源农药、动物源农药等。

微生物源农药是利用微生物或其次级代谢产物作为防治农业有害物质的生物制剂，主要包括微生物源杀虫剂、微生物源杀菌剂、微生物源除草剂和微生物源植物生长调节剂等。其中微生物源杀虫剂又可细分为细菌、真菌、病毒、原生动物及抗生素杀虫剂。如 Bt 是细菌杀虫剂的代表，是世界上用途最广、产量最大、应用最成功的微生物源杀虫剂。已有的文献来看，白僵菌、拟青霉、虫霉等为代表的真菌杀虫剂应用较多，其中白僵菌已在多个国家实现商品化。生物农药在除草和杀菌方面，大多是以影响昆虫或杂草的正常生理代谢而起到抑制或杀灭作用。芽孢杆菌、假单胞菌、木霉、链霉菌等微生物源杀菌剂主要是直接利用活体微生物进行生物防治。该类农药还可以增强宿主的抗逆性，促进作物生长，达到以菌治菌、以菌治虫、以菌除草、以菌养田的效果。其中，苏云金芽孢杆菌是目前世界上用途最广、开发时间最长、产量最大、应用最成功的生物杀虫剂。微生物源杀菌剂能够抑制病原菌的产生，干扰其生物合成并破坏其细胞结构，且内吸性强、毒性低、刺激植物生长。其作用机制是胃毒作用，昆虫摄入微生物源杀菌剂制剂后，通过肠细胞吸收营养进入体腔和血液，从而使昆虫全身中毒死亡，如苏云金芽孢杆菌杀螟杆菌、球形芽孢杆菌等。防除杂草的病原微生物主要有放线菌、病毒和真菌，最常见的微生物源除草剂是锈菌、炭疽病菌。赤霉素、细胞分裂素、脱落酸是微生物生产的重要的植物生长调节剂。

植物源农药是指从植物体内提取、分离纯化的，具有抗菌、抗病毒、杀虫效果或者以其他农药活性的成分为结构模板，从而制造低毒、高效的新型农药。植物源农药以在外界环境中易降解、无公害等优势，成为绿色生物农药首选之一。主要分为植物源杀虫剂、植物源杀菌剂、植物源除草剂、植物内源激素及植物光活化霉毒等，例如，具有农药活性的植物源杀虫剂主要有生物碱类、萜烯类、黄酮类、甾类等、除虫菊素、烟碱、苦参碱和鱼藤酮等。植物激活蛋白通过与植物表面受体蛋白的互作，可诱导植物的信号传导，引起植物体内一系列代谢反应，调节植物的生理机能以适应环境利于生存，诱导和激活植物自身防卫系统和生长系统，从而产生对病虫害的抗性，促进植物生长，提高作物产量，还能够促进植物的生长以及营养元素的吸收，增强宿主植物的抗逆性，调节土壤理化性质。韩宏义等[31]研究表明，苦参碱对防治草莓金龟子有较好的速效性和持效性，且对天敌安全，对生物多样性的影响较小。印楝素、苦皮藤素、茶皂素等均属于萜烯类植物源农药，这类物质有拒食、内吸、麻醉、忌避、抑制生长发育、破坏害虫信息传递和交配，兼有触杀和胃毒作用。

动物源农药在美国、英国、俄罗斯等国已大量生产和应用动物源农药主要用于害虫的防治，如昆虫激素、昆虫信息素、动物毒素等，其中昆虫信息素和昆虫神经肽以及动物毒素研究较为活跃。昆虫信息素又称昆虫外激素，具有引诱、刺激、抑制、报警、控制产卵等作用。动物毒素是动物产生的对有害生物具有毒杀作用的活性物质，如蜘蛛毒素、黄蜂毒素。昆虫激素是由昆虫内分泌腺体产生的具有调节昆虫生长发育功能的微量活性物质，主要有脑激素、保幼激素和蜕皮激素。昆虫神经肽是一个比较活跃的领域，目前主要是基础性研究，尚未实现商业化生产。天敌动物是指对有害生物具有寄生性或捕食性的昆虫，主要通过商品化繁殖、施放而起到防治作用。

7.3.2　生物农药的应用

生物农药 Lepimectin 作为农药杀虫剂，可以在番茄、甘蓝、草莓、柑橘、葡萄等多种蔬菜和水果上安全使用，杀虫广谱，对斜纹夜蛾、棉铃虫和粉蚧类等大多数鳞翅目和同翅目害虫具有较好的驱杀效果。同时生物农药具有残留量低、半衰期短、降解快、毒性小和安全性高等特点。白僵菌菌株对玉米螟幼虫具有较强的致病性，可提高玉米的产量和质量。日光蜂是苹果棉蚜的主要天敌昆虫，在不施药情况下，日光蜂能有效控制苹果棉蚜种群数量，并且效果明显。在害虫生物防治中，杆状病毒几丁质酶基因可直接作为杀虫剂，或作为苏云金杆菌等微生物杀虫剂的增效剂使用，杆状病毒也可转入植物，获得具有持续杀虫及抗病活性的转基因植物。通过基因工程手段，删除病毒基因组，可改善杆状病毒表达系统对分泌蛋白和膜结合蛋白的表达。杆状病毒几丁质酶适应鳞翅目幼虫中肠的碱性环境，同时具有几丁质内切酶和外切酶活性，转基因植物同时具备抗虫和抗真菌特性，因此在害虫生物防治中有着很大的应用潜力和广阔的发展前景。

发酵产生的次级代谢产物一直是并将继续是开发新的生物农药或合成农药的化学结构骨架的最好来源之一。主要包括液态发酵和固态发酵两种方式，液态发酵是用于大规模生产的主要发酵方式，技术和设备研究都比较成熟，但液态发酵存在培养基成本较高、发酵液后处理工序复杂和效率低等问题，使得产品生产成本较高，不利于其推广。而固态发酵方式作为生产生物农药的一种新方式，在生产中有以下优点：培养基含水量少，废水、废渣少；对环境污染小，易处理；能源消耗低，功能设备简单；投资成本低；产物浓度高，后处理简单等，并且随着电子技术、计算机技术和设备在固态发酵中的应用，其优势将更显突出。通过高效微生物菌株的发酵产生具有生物活性的代谢产物，并将其用于病虫草害的控制是目前创制生物农药的重要途径。随着分子生物学、基因工程、细胞生物学以及遗传学等技术的发展，通过筛选新的菌株，利用相适应的发酵方式来生产所需要的生物农药类型，在现代农业中将得到更广阔的应用。

7.3.3　我国生物农药研究中存在的主要问题及对策

生物农药的首要问题就是其防治过程是一个生物学过程，和化学农药相比见效相对缓慢。另外，生物农药的生物活性一般需要较为适宜的环境条件，因此其使用安全性也是需要解决的问题。再者，研发生物农药的科研经费投入较低且分散。与发达国家相比，我国投资研发新的生物农药品种投入量严重不足，比如日本每研制一种生物农药的科研投入 2500 万美元左右，为中国的 5～6 倍。另外，生物农药研究人员科研水平较差，科研成果转化率太低。科研人员之间缺乏团结协作精神，加上科研经费投入较少，从而使得生物农药的基础性研究不够深入，关键技术不能突破，且存在信息不对称，研究低水平重复，造成经费分散，不能集中力量干大事。

因此，急需加强生物农药综合应用技术研究，注重分工合作，联合发展。重视生物农药综合应用技术研究，加强其对人体健康和生态环境安全性评价体制机制研究，在严格控制生物农药产品质量的情况下，针对不同农作物和不同生产条件，稳定和提高商品化生物农药的品种的种类与药效，降低成本，提高安全性，促进其健康、稳定发展。

随着人们对化学农药弊端和环保重要性的进一步认识，以及对生物农药内涵的扩展和新技术的不断涌现，生物农药将是 21 世纪农药领域的研究重点。由于生物农药的作用机理与化学合成农药有很大的不同，因此未来作用机制独特的农药品种将是研究开发的热点之一。生物与化学方法相结合，开发生物化学类农药也是当前科研的新方向。生物农药为化学农药的创制提供了先导化合物，通过对生物农药进行化学结构改造，可创制出新类型的农药。随着细胞工程、基因工程技术的日趋成熟，转基因植物的研究越来越受到重视，生物技术向生物农药研究渗透越来越明显。转基因植物包括具有农药作用的转基因植物与抗农药的转基因植物是未来研究的主攻方向。此外，利用细胞工程改造和生产生物农药、生物农药资源开发、生物农药商品化技术以及生物农药和化学合成农药联合使用技术的研究等，将会在本世纪初生物农药研究中受到越来越多重视。

为了将传统化学农药的毒性、残留降低乃至逐步淘汰此类农药，生物农药研发势在必行。生物农药对生态系统、现代农业发展和人类社会的进步都发挥了不可估量的作用。我国是农业大国，同时也是农药大国，农业的产量关系到我们的经济健康发展和国内的稳定。发展生物农药有利于生态环境保护，提高粮食作物产量，有利于保障我国现代农业又好又快地发展。在国际农产品和食品贸易中，随着我国出口企业面临越来越苛刻的农药残留标准，也为生物农药的发展提供了巨大的机遇。

7.4 亚乙基硫脲 ⟫⟫⟫

随着中国经济社会的快速发展和人民生活水平的不断提高，人们对农产品质量安全的要求也越来越高。农药残留是农产品质量安全中比较敏感且备受关注的话题。施用化学农药是农业生产中病虫害防治的重要手段和措施。然而，大量施用化学农药严重威胁了农产品质量安全，直接影响到中国农产品的国际信誉和出口贸易，如何有效地评估和防范农产品中农药残留给人类带来的危害已成为社会共同关注的焦点。

二硫代氨基甲酸盐（酯）类（DTCs）农药由于其高效、广谱性杀菌效果而在农业生产中广泛使用，其主要品种有代森锰、代森锌、代森钠、代森联、代森锰锌、代森和代森环等，相关化合物及其结构见表 7-1，该类化合物主要环境代谢物是亚乙基硫脲，英文名称 ethylenethiourea，简称 ETU，CAS 登录号 96-45-7，其结构如图 7-1。随着 DTCs 类农药的广泛使用，人们逐渐发现其在施用的植物体内会代谢产生亚乙基硫脲。Aprea 等[32]通过对人体尿液检测发现，亚乙基硫脲也是 DTCs 类农药在人体内的代谢产物，亚乙基硫脲作为 DTCs 类农药的有毒代谢物，可长期影响甲状腺的功能。Nebbia 和 Fink-Gremmels 等[33]研究发现亚乙基硫脲对雄性大鼠甲状腺功能有影响，$50\mu g/mg$ 的亚乙基硫脲就可以降低血液中葡萄糖和血清中胆固醇含量。鉴于亚乙基硫脲在动物体内致癌的证据充分，但在人体内的致癌证据不足，国际癌症研究机构（IARC）将亚乙基硫脲定位 2B 类致癌物。虽然关于其对人类致癌作用的证据尚且不足，但食用含有亚乙基硫脲残留的食品是否会对人体健康产生危害，已引起有关专家学者的关注。

表 7-1　二硫代氨基甲酸酯类农药主要化合物及其结构式

化合物	英文名称	CAS 登录号	结构式
代森锰	maneb	12427-38-2	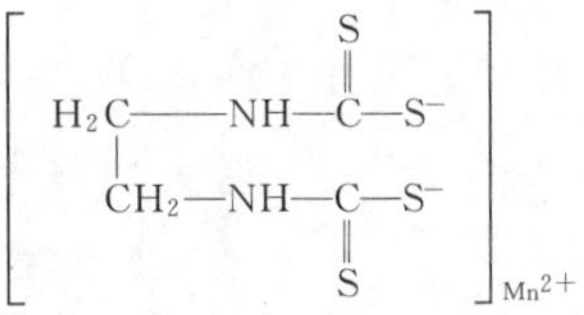 $\left[\begin{array}{c} H_2C-NH-C-S^- \\ \mid\quad\quad\parallel \\ CH_2-NH-C-S^- \end{array}\right]_{Mn^{2+}}$
代森锌	zineb	12122-67-7	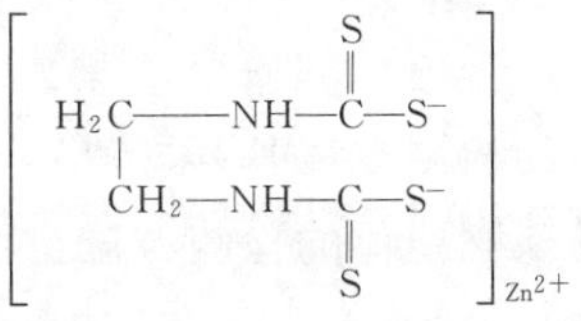 $\left[\begin{array}{c} H_2C-NH-C-S^- \\ \mid\quad\quad\parallel \\ CH_2-NH-C-S^- \end{array}\right]_{Zn^{2+}}$

化合物	英文名称	CAS登录号	结构式
代森钠	nabam	142-59-6	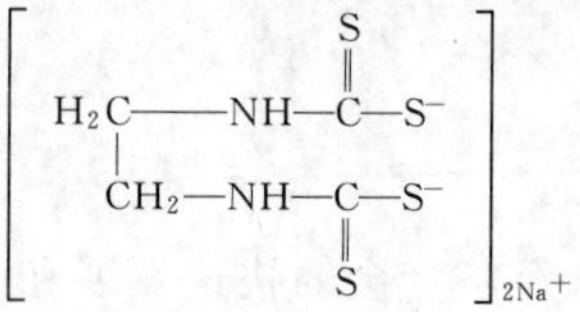 (结构式)
代森联	metiram	9006-42-2	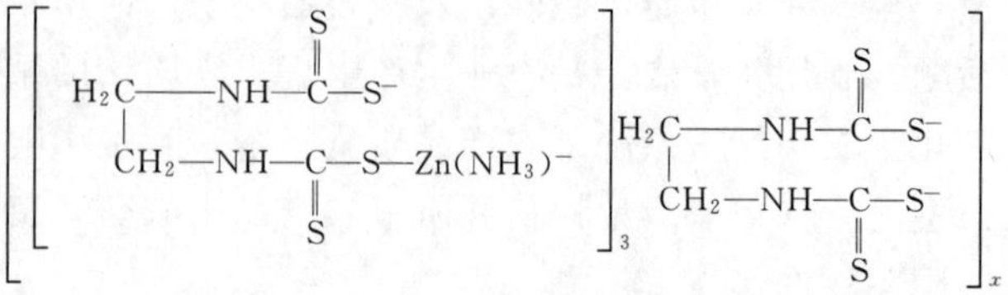 (结构式)
代森锰锌	mancozeb	8018-01-7	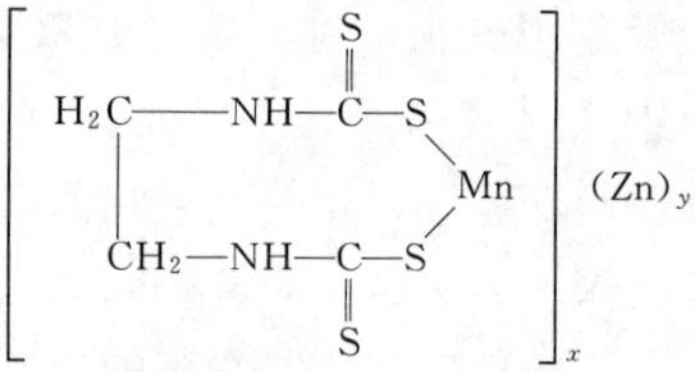 (结构式)
福美双	thiram	137-26-8	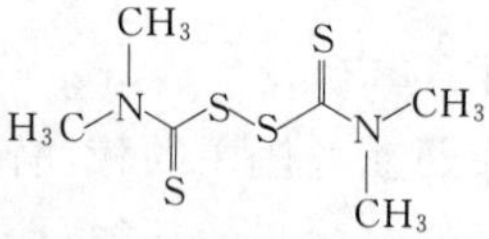 (结构式)
福美锌	ziram	137-30-4	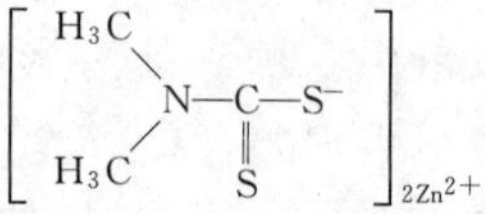 (结构式)
福美铁	ferbam	14484-64-1	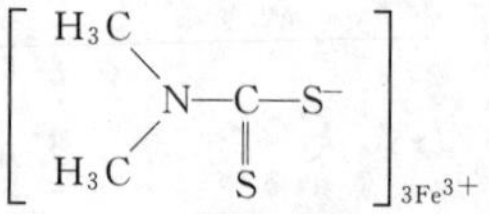 (结构式)

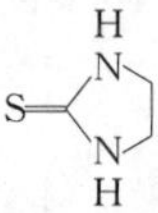

图 7-1　亚乙基硫脲的化学结构

(1) 亚乙基硫脲检测技术

目前对亚乙基硫脲的研究多集中于对其残留降解动态及分析方法的研究之上。准确高效的检测方法是开展亚乙基硫脲残留风险监测与评估的基础。已报道的关于亚乙基硫脲残留的检测方法主要有气相色谱法、高效液相色谱法、液相色谱-串联质谱法。

气相色谱法：ETU 是强极性化合物，蒸气压极低，很难直接利用气相色谱法测定其残留量。已报道的文献多采用衍生化法间接对亚乙基硫脲进行定量分析。用于衍生的化合物主要有 1-溴丁烷、苄基氯、溴化苄和三氟乙酸酐等。石利利等[34]采用甲醇/水溶液提取，经苄基氯衍生回流、甲苯萃取处理和 GC-NDP 方法对荔枝果肉中亚乙基硫脲残留量进行了测定，方法回收率为 84.4%～109.0%。卢植新等[35]利用溴化苄衍生、无水乙醇回流、二氯化碳萃取、苯溶液提取浓缩后利用 GC-NDP 方法对香蕉中亚乙基硫脲残留量进行了测定，方法回收率为 82.9%～98.2%。谭头云等[36]利用苄基氯回流、二氯甲烷萃取和 GC-NDP 方法对苹果中亚乙基硫脲残留量进行了测定，方法回收率为 106.6%～109%。衍生法使得亚乙基硫脲残留分析的操作程序复杂化，降低了样品分析的效率，且易产生误差。

高效液相色谱法：王钟等[37]利用甲醇提取、石油醚萃取、旋蒸浓缩和 HPLC 方法测定了柑橘中亚乙基硫脲残留量，方法回收率为 82.9%～91.8%，检出限为 0.006mg/kg。许允成等[38]利用 HPLC-UVD 方法对人参茎叶中亚乙基硫脲残留量进行了监测，研究表明，在 0.01～0.1mg/kg 范围内，线性关系良好，回收率为 92.24%～95.5%，变异系数为 2.16%～4.54%，人参茎、叶样品检出限分别为 2.8×10^{-3} mg/kg。纪然等[39]利用 HPLC 方法对西瓜和瓜叶中亚乙基硫脲残留量进行了检测，研究表明，当添加浓度为 0.05～10.0mg/kg 时，平均回收率为 83.2%～90.7%，变异系数为 1.7%～12.5%，方法检出限为 0.02mg/kg。Lopez-Fernandez 等[40]利用乙腈提取、PSA 净化和 HPLC/DAD 方法对草莓和苹果中亚乙基硫脲残留量进行了检测，研究表明，0.07～5.0mg/kg 范围内，线性关系良好，平均检出率为 70.7%～88.2%，变异系数为 8.1%～10.7%，检出限分别为 $3\mu g/kg$ 和 $4.8\mu g/kg$。

液相色谱-串联质谱法：Lemes 等[41]利用甲醇提取、二氯甲烷洗脱和 LC-MS/MS 方法对巴西苹果、木瓜和草莓中亚乙基硫脲进行了监测，研究表明，1～25ng/mL 范围内线性关系良好，添加回收率为 75%～110%，相对标准差为 5%～17%，检出限为 $0.5\mu g/mg$。Tran 等[42]利用甲醇提取、氧化铝小柱净化和 HPLC-MS/MS 方法对甘蓝、什锦蔬菜和番茄中亚乙基硫脲残留量进行了监测，研究表明，10～100ng/g 范围内，线性关系良好，平均添加回收率为 71%～121%，标准差为 7%～25%，检出限为 5.0ng/g。Zhou 等[43]利用乙腈提取和 HPLC-MS/MS 方法对马铃薯和黄瓜中的亚乙基硫脲残留量进行了检测，研究表明，0.005～0.05mg/kg 范围内，线性关系良好，添加回收率为 90.5%～103.5%。相对标准差为 2.1%～6.9%，方法检出限为 0.002mg/kg。叶孟亮等[44]利用碱性乙腈提取、弗罗里硅土净化和 HPLC-MS/MS 方法对苹果、桃、葡萄、柑橘和香蕉中亚乙基硫脲残留量进行了监测，研究表明，5～200μg/L 质量浓度范围内线性关系良好，相关系数均大于 0.999；5 种基质中亚乙基硫脲的加标回收率分别为 93.6％～101.4％，91.2％～98.4％，84.6％～95.1％，86.8％～97.5％ 和 79.5％~96.3％；检出限分别为 0.08μg/L、0.13μg/L、0.11μg/L、0.23μg/L、0.26μg/L；定量下限分别为 0.28μg/L、0.42μg/L、0.37μg/L、0.75μg/L、0.86μg/L。总体而言，HPLC-MS/MS 法具有分离和检测效能高、分析快速、检出限低等特点，是目前亚乙基硫脲检测的最重要方法，应用极为广泛。

（2）亚乙基硫脲的转化及影响因素

Newsome 等[45]研究表明还有 DTCs 类农药残留的胡萝卜、菠菜、苹果和西红柿煮沸后亚乙基硫脲的含量增加 3.64～18.67 倍，转化率为 4.21％～28.52％，且转化率随煮沸时间成正相关。Watts 等[46]研究发现菠菜、马铃薯和西红柿等农产品烹饪加工可使 11.2％～26.5％ 的 DTCs 转化为亚乙基硫脲。Ripley 等[47]研究发现葡萄中 DTCs 类农药在煮沸后向亚乙基硫脲转化率为 18.6％±5.6％。综上所述，烹饪和煮沸等加工过程可使残留在农产品中的 DTCs 类农药转化为亚乙基硫脲，因此，残留在农产品上的 DTCs 类农药对人体存在潜在的危害。

朱鲁生等[48]研究发现，用自来水洗涤可去除大白菜叶片上 91.94％～97.60％的 DTCs 残留，可显著降低烹饪过程中 DTCs 类农药向亚乙基硫脲的转化。Lesage 等[49]研究发现在 CuSO₄ 过量存在的情况下可以减少此类热转化，在 Cu^{2+} 与 DTCs 的摩尔比为 8～16.6 时，转化率甚至为 0。然而，Nitz 等[50]在对 DTCs 类农药在生产过程中研究发现 Cu 的存在对该转化过程没有明显抑制作用。总之，亚乙基硫脲不仅在农产品上有残留，在农产品加工过程中 DTCs 农药也会转化成亚乙基硫脲，而且在贮存环节也会部分转化为亚乙基硫脲，从而造成农产品中亚乙基硫脲残留量的增加。Bontoyan 等[51]研究发现农产品在贮存 39 天后，亚乙基硫脲残留量增加 4.5～33.9 倍，温度和湿度都会加快农产品中 DTCs 类农药向亚乙基硫脲的转化。

（3）亚乙基硫脲的降解和代谢

Rhodes 等[52]研究表明亚乙基硫脲在西红柿上的代谢物主要是亚乙基脲和 Jaffes 碱。Vonk 等[53]研究表明亚乙基硫脲在黄瓜和小麦上的主要降解产物为亚乙基脲。Cruickshank 等[54]研究表明水解对亚乙基硫脲在环境中的降解无明显作用，但光照能显著提高亚乙基硫脲光解速率。另外，光敏物质 1-乙酰萘能提高亚乙基硫脲在水相中的光解速率。Ross 等[55]研究表明在丙酮、核黄素、叶绿素等光敏物质存在时，亚乙基硫脲光解迅速，光照 4h 后，95％的亚乙基硫脲发生光解，光解产物主要为亚乙基脲和甘氨酸。Hoagland 等[56]研究表明亚乙基硫脲在玉米、莴苣、胡椒和西红柿等农产品中的主要降解产物为亚乙基脲。Nash

等[57]研究发现亚乙基硫脲在大豆中的主要降解产物也是亚乙基脲。Marshall
等[58]研究发现次氯酸盐可促进亚乙基硫脲转化为亚乙基脲，过氧乙酸则不能彻
底氧化亚乙基硫脲转化为亚乙基脲，且用次氯酸盐溶液清洗带有 DTCs 和亚乙基
硫脲残留的番茄可显著降低番茄中 DTCs 和亚乙基硫脲残留，从而降低其对人体
健康带来风险。

（4）亚乙基硫脲风险评估

二硫代氨基甲酸酯类（dithiocarbamates，DTCs）农药具有高效、广谱性杀
菌效果，是目前世界上使用最广泛的杀菌剂，主要用于水果、蔬菜、观赏植物等
作物生产中真菌病害的防治。亚乙基硫脲是 DTCs 类农药的环境代谢产物，具有
致畸、致癌和致突变作用。早在 1989 年，美国就逐渐取消了该类农药在水果和
蔬菜上的登记使用，对尚未取消登记使用的农药进行施药次数、用量和安全间隔
期的限制，从而减少公众对该类农药的暴露风险。加拿大有害生物管理局
（PMRA）也呼吁结束 DTCs 类农药在玉米、小麦、亚麻籽、马铃薯、苹果、梨、
葡萄、番茄等农作物上使用，其理由是 DTCs 类农药代谢产物亚乙基硫脲具有致
癌风险。DTCs 类农药对防治黑星病、落叶病、霜霉病、锈病等病害方面具有显
著效果，因此仍在中国苹果、柑橘、葡萄、西甜瓜等农作物上登记使用。鉴于亚
乙基硫脲具有"三致"毒性，评价其膳食摄入风险具有十分重要的意义。

目前，关于农产品中亚乙基硫脲残留风险评估研究较少。Lemes 等[41]对巴
西圣保罗州苹果、木瓜、草莓中亚乙基硫脲残留水平进行了监测和风险评估研
究。结果表明，上述 3 种水果中亚乙基硫脲膳食摄入风险分别为 0.01%～
0.03%、0.01%～0.05%和 0.00%～0.01%，均远低于 100%。叶孟亮等[59]基
于渤海湾（辽宁、山东、河北）和西北黄土高原（陕西、山西、河南）两大苹果
优势主产区采集的 282 份苹果样品，运用专业风险评估软件@Risk，尝试构建非
参数概率评估模型，对中国居民亚乙基硫脲膳食摄入风险进行概率评估。结果表
明：不同年龄组人群膳食摄入风险存在明显差异，幼儿（2～6 岁）和儿童（7～
13 岁）亚乙基硫脲膳食摄入风险均明显高于青少年（14～17 岁）和成年（18～
59 岁），为重点监控对象。总体来说，不同年龄组人群亚乙基硫脲膳食摄入风险
均很低，其中慢性膳食摄入风险介于 0.35%～13.12%，急性膳食摄入风险介于
0.22%～3.94%，均远低于 100%；不同省份和不同主产区苹果亚乙基硫脲膳食
摄入风险虽存在明显差异，但均远低于 100%，不同省份和不同主产区苹果亚乙
基硫脲膳食摄入风险也是可以接受的。

亚乙基硫脲具有慢性毒性，对哺乳动物具有致癌、致畸和致突变作用。亚乙
基硫脲在施用 DTCs 的农产品中残留量低且消失迅速，不会对人体健康构成危
害。但 DTCs 类农药在在贮存过程中可以分解为亚乙基硫脲，分解的速率与温度
和湿度有关，残留在农产品中的 DTCs 有一部分可以在农产品食用前的烹饪过程

中热分解为亚乙基硫脲，从而对人体健康造成危害。但残留在农产品上的 DTCs 类农药可以通过水洗或次氯酸盐溶液洗涤的方法加以去除，减少向亚乙基硫脲转化。亚乙基硫脲在环境中以光降解为主，水解作用微弱，光敏物质如叶绿素、核黄素可以促进光解作用进行。

我国是生产和使用杀菌剂较多的国家，目前我国对该类杀菌剂的环境毒理学研究很少，建议我国加强对 DTCs 农药和亚乙基硫脲的环境毒理学研究，制订该类杀菌剂在不同作物上的安全使用标准，同时加强对该类杀菌剂的生产和使用管理，以确保该类杀菌剂的使用不给人体健康带来危害。目前，我国尚未制订食品中亚乙基硫脲最大残留限量标准，仅见欧盟国家规定了植物性农产品中亚乙基硫脲最大残留限量值为 0.05mg/kg。未来如何更有效地提高亚乙基硫脲降解速率和制订亚乙基硫脲残留限量标准从而更好地保障消费者膳食安全，仍是广大科研工作者努力的方向。

7.5 植物源食品中的农药残留的检测 »»»

食品是人类赖以生存和发展的物质基础，食品安全问题更是关系到人民健康和国计民生。然而，随着农药使用范围的不断扩大和使用量的逐渐增加，农药残留造成的食品安全问题和环境污染问题也越来越受到我国政府和社会公众的关注，引起了相关学者对农药残留分析技术的高度重视。食品中农药残留分析技术主要包括样品前处理和检测方法，其中样品前处理技术是农药残留分析中的关键，其在很大程度上决定了样品分析结果的准确性和科学性，也是目前国际上农产品和食品安全领域研究的瓶颈和主要热点问题之一。

(1) 样品的提取和净化

食品中农药残留物含量不高，且基质复杂，干扰因素较多，残留物不容易被分离和纯化。为了准确测定各种食品基质中不同种类、不同浓度的农药，有效的样品前处理过程是非常关键的。尤其是对于传统的液相色谱和气相色谱检测手段，更需要前处理技术对样品进行必要的净化和浓缩。安全、快捷、准确、高效是未来食品中农药残留分析的发展方向，因此，有必要对近些年来食品中农药残留分析的样品前处理技术领域中迅速发展和广泛应用的，诸如固相萃取法、固相微萃取法、超临界萃取法、加速溶剂萃取法和凝胶渗透色谱法等技术进行归纳梳理，以期为今后食品中化学污染物检测的前处理技术改进和优化提供有益借鉴和参考。

固相萃取（solid phase extraction，SPE）是 20 世纪 80 年代中期发展起来的

样品前处理技术，目前在净化材料种类、商品化 SPE 种类和应用方法都已比较成熟。其原理主要是利用固体吸附材料将液体样品中的目标化合物吸附，使其与样品的基体和干扰化合物分离，再用洗脱液洗脱或热解吸附，从而达到分离和聚集目标物的目的。目前常用的 SPE 填料有无机材料类（硅胶、佛罗里硅土、氧化铝）和键合硅胶类（C18、PSA）。作为高效的基质富集和净化方法，SPE 仍是实验室检测和科学研究中非常重要的样品前处理手段，频繁应用于日常检测和污染物监测研究中。但近几年随着新型的样品前处理技术如 QuEChERS 等的出现，单独使用 SPE 技术的农药残留方法研究报道较少，且多集中在基质较复杂的农产品如茶叶、谷物等食品中农药残留分析。如对于油脂类样品，可加入与样品等量的丙酮混匀，用己烷/乙腈进行液液萃取，或加入乙腈后，−20℃冷冻去脂，再进行固相萃取；对于多水分低脂肪的水果和蔬菜样品，一般先用极性溶剂如甲醇、乙腈等溶剂提取，然后根据所分析农药的理化性质，再选择相应的固体吸附材料进行净化、分离和提纯；对于低水分低脂肪的粮食类样品，则先加入一定量的蒸馏水润湿后，再用极性溶剂提取和过固相萃取柱净化后测定。Chen 等[60]、Pang 等[61]使用 SPE 小柱系统考察了其对茶叶中农药残留的提取和净化效果。Dong 等[62]使用 SPE 方法测定了谷物中的 50 种除草剂残留，方法加标回收率介于 61.6%～110%，相对标准差均低于 12%。李南等[63]使用 SPE 方法测定了坚果中的 185 种农药残留，方法回收率为 70%～120%。除使用商品化的 SPE 小柱之外，也有研究报道开发新型的 SPE 填料，以提高对样品的富集、净化能力和节约成本。这些新型材料包括分子印迹、介孔材料、多壁碳纳米管等。

固相微萃取（solid phase micro extraction，SPME）是 20 世纪 80 年代末由 Pawliszyn 和 Arhturhe 教授提出的，由 Su-pelco 公司（美国）于 1994 年推出其商业化产品。固相微萃取技术是一种新型的样品前处理技术，包括采集、净化、浓缩和进样，具有无溶剂、高效、快速方便等优点。常见的 3 种萃取形式：纤维针式固相微萃取、搅拌棒固相微萃取和管内固相微萃取。固相萃取技术已有商品化的纤维膜和搅拌棒，目前对于该技术的研究主要集中在新型吸附材料的制备。如 Song 等[64]制备的碳纳米管修饰的中空纤维膜，Ke 等[65]制备的石墨烯修饰的固相微萃取膜。SPME 不仅广泛应用于食品风味、食品中有机物的分析检测，在农药残留检测方面也具有极大的优势，如 Volante 等[66]建立了蜂蜜中的农药残留检测的 SPME-GC/MS 方法，表明 SPME 是分析蜂蜜中农药残留物的有效手段，具有快捷、简便和高效等优点。González 等[67]应用 SPME-GC/MS 方法分析了牛奶中的农药残留，结果表明，该方法对于牛奶中的农药检测具有较低的检出限。董春洲等[68]采用顶空固相微萃取气相色谱法测定了马铃薯中的有机氯农药，结果表明，该方法与传统的液液萃取气相色谱法比较，具有简便、快速、成本低的优点。

超临界流体萃取（supercritical fluid extraction，SFE）是 20 世纪 90 年代发

展起来的以超临界流体作为色谱流动相的新型物质分离技术，也是当前发展最快的分析技术之一。其主要原理是利用处于超临界状态的流体为萃取溶剂对样品中待测组分进行提取，将样品中的待测物从基质中分离出来，从而达到提取或分离的目的，现已广泛应用于食品中的农药残留分析。李新社等[69]建立了用超临界二氧化碳流体萃取蔬菜中的农药残留方法，结果表明，其萃取效率较高，且不影响分析的准确性。徐敦明等[70]用超临界流体萃取和气相色谱联用（SFE-GC）测定鱼肉中的毒死蜱残留量，研究表明，该方法的萃取效果优于常规萃取方法，且萃取时间短、有机溶剂用量少。

加速溶剂萃取（accelerated solvent extraction，ASE）是近年来发展起来的一种新型的处理固体和半固体样品的萃取方法，其原理是选用合适的有机溶剂，利用升高温度和增大压力的方式提高物质溶解度、溶质扩散效率和萃取效率，从而对待测组分进行提取和分离。特别是在食品分析上，ASE 不仅为其提供了简单、快速和节省材料的前处理方法，而且满足了食品检测需要处理大批样品量的要求，常被用来确定食品中的脂肪含量和食品中的有毒有害物质含量分析等。其中，ASE 在食品农药残留分析方面，可对蔬菜、鱼肉、水果等食品中的有机磷、有机氯等多种农药进行萃取。张桃英等[71]研究了 ASE 快速溶剂萃取对茶叶中六六六、DDT 农药残留的提取效果，并与索氏提取法进行比较，结果表明，ASE 萃取法对茶叶中六六六、DDT 的提取效果比索氏提取好，加标回收率介于 $89.6\% \sim 108.6\%$。张桃英等[72]建立了快速溶剂萃取技术-气相色谱法同时测定果蔬中 15 种有机氯农药的残留量的检测方法，研究表明，与振荡萃取法相比，该技术具有前处理时间短、消耗试剂少的优点。

凝胶渗透色谱（gel permeation chromatography，GPC）是 20 世纪 70 年代发展起来的一种样品净化手段，其原理是根据待测组分分子量的不同，通过具有分子筛性质的凝胶，溶质中小分子物质就会进入凝胶微孔中，而大分子物质则直接通过凝胶颗粒的空隙流出色谱柱，从而分离小分子与大分子物质。栾扬等[73]建立了鱼虾及蔬菜中 9 种有机氯农药残留的检测方法，样品经 GPC 净化处理后，不仅提取效率高，且避免了传统方法中易出现的乳化及多重转移的问题。刘咏梅等[74]采用了 GPC 净化技术，建立了糙米中 50 种有机磷农药残留测定方法，发现该技术可提高对食品样品中蛋白质以及油脂等大分子杂质的去除效率，且平均加标回收率介于 $70\% \sim 120\%$。

其他基于材料的提取和净化方法。近些年，其他基于吸附材料的提取和净化方法例如基质固相分散（matrixsolid phase dispersion，MSPD）、磁性固相萃取（magnetic solidphase extraction，MSPE）等也开始广泛应用于食品中农药残留分析。Li 等[75]采用 MSPD 方法测定了食用油中的 14 种有机氯农药和 7 种多环芳烃。Cao 等[76]采用 MSPD 方法测定了茶叶中的 16 种农药残留。MSPE 也是近年来发展起来的一种新颖的样品前处理方式，该方法使用磁性或磁化的材料提取样品中的待测组分。和 SPE 不同，该方法中磁性材料是分散在样品基质中而不是填充在柱管里。该方法中磁性吸附材料主要以 Fe_3O_4 或 Fe_2O_3 为磁性核心，外层键合或包覆聚合物、碳类物质等制备成微米或纳米级颗粒。该方法主要处理对象为液态食品基质，也有部分研究报道用于农产品的农药残留分析。Luo 等[77]制备了 GCB/PSA/Fe_3O_4 复合材料结合 QuEChERS 方法，并成功运用于蔬菜中的农药残留的检测。Wang 等[78]制备了石墨烯修饰的磁性材料用于富集土豆和油菜中的 14 种农药残留。此外也有研究报道应用 MSPE 提取和检测水果、茶叶等农产品中的农药残留，还有综述文章[79]系统介绍了 MSPE 在农药残留检测领域中的应用。

(2) 常用检测方法

食品中农药残留的检测方法可分为传统检测技术和快速检测技术。传统检测技术主要指使用大型实验仪器设备的检测方法，是食品中农药残留检测中最经典、最常用的技术。其中包括气相色谱法、高效液相色谱法、色质联用法、超临界流体色谱、毛细管电泳法等。传统的检测方法虽然准确度和灵敏度较高，但存在前期投入成本高、前处理过程繁琐、耗时、复杂、对样品破坏性较大等诸多不足，而快速筛选技术能够实现在较短时间内得出检测结果，且具有特异性、过程更简便、快捷、光谱技术甚至可以实现无损、实时检测。已有文献来看，快速筛选技术主要包括酶抑制检测法、免疫分析法、生物传感器法、现代光谱仪器法等。随着我国食品安全问题广受关注，食品中农药残留的快速检测技术将成为研究的重点、QuEChERS（快速、简易、廉价、有效、稳定、安全）是未来检测技术发展方向。

① 食品中农药残留传统检测技术。气相色谱法（GC）主要适用于具有挥发性、且高温不容易分解类的农药残留检测分析，是农药残留量检测最常用的方法，流动相通常采用高纯氮气。其原理主要是将待测组分和一些干扰物在色谱柱中分离开来，由于农药中常见的如 P、S、Cl 等杂原子，利用选择性检测器如电子捕获检测器、氮磷检测器、火焰光度检测器等进行检测，均具有高选择性、高分离效能、高灵敏度和快速的优点。近几年，毛细管色谱柱由于分离效能高、速度快、样品用量少，越来越广泛的使用在农药残留检测中，气相色谱仪器的发展也很迅速，实现了不同极性双检测器可以进行同时定性和定量分析。

液相色谱法（HPLC）主要用于高沸点或受热易分解类的农药残留检测分析。一般采用 C18 或 C8 的填充柱，以甲醇、乙腈等水溶性溶剂为流动相的反相色谱，用紫外吸收检测器、两极管阵列检测器和荧光检测器等进行检测。与 GC 相比，HPLC 的流动相参与分离机制，其组成、比例和 pH 可灵活调节，使分析物和一些干扰物得到有效分离，尤其是对不易气化或受热易分解的农药检测更能显示出它的突出优势，现已成为农药残留检测领域不可或缺的检测方法。近年来，高效液相色谱柱后衍生技术得到快速发展，对一些氨基甲酸酯类农药通过衍生化技术产生荧光物质，用荧光检测器进行测定，大大提高了检测的灵敏度，灵敏度可达0.1ng以下，而且由于绝大多数杂质不产生荧光物质，有效避免了其他杂质的干扰。氨基甲酸酯类农药残留采用柱后衍生技术进行检测已成为我国行业标准，得到广泛应用。

色谱质谱联用法（GC-MS，HPLC-MS）既具备了色谱的高分离效能优点，又具备了质谱准确鉴定化合物结构的特点，可同时达到定性、定量的检测目的，特别适合于农药代谢物、降解物的检测和多残留检测等。鉴于色谱质谱联用特别适合于多残留分析，所以国外把它也划为农药残留快速检测技术之列。大部分农药（如有机氯、有机磷等）残留可使用GC-MS检测，检出限一般为$1\sim10\mu g/kg$，对分子量较大、极性或热不稳定性太强的农药及其化合物，需采用高效液相色谱-质谱联用（HPLC-MS）来检测。但由于色谱质谱联用仪前期投入昂贵，目前在农药残留检测方法中还未得到普遍采用。

超临界流体色谱（SFC）是以超临界流体作为流动相的色谱体系，超临界流体是指物质处于临界温度和压力时的状态，介于气、液态之间，兼有气体和液体的某些物理特性，SFC可以弥补GC和HPLC的不足，它适用于分析热不稳定、化学性质活泼、极性化合物、分子量高及挥发性化合物等复杂混合物的分离和测定，SFC的优点可以方便地选择某些实验参数（流动相的极性、密度、固定相），SFC常用的流动相为CO_2，即节省了溶剂，又减少了预处理过程中引起的污染。SFC可以和许多通用的检测器联用，如FID、ECD等，它将成为农药残留检测的理想方法之一，但由于商品化的超临界流体色谱价格昂贵，很难广泛应用，有待进一步改进、优化和提高。

毛细管电泳法（CE）是利用毛细管及高电压分离各种农药残留物，互补于某些难于用传统色谱法分离的离子化样品的分离和分析，比HPLC有高$10\sim1000$倍的分析能力，而且所需缓冲液环保无污染，在短时间内就可以完成待测组分的定性和定量分析。该方法以高压电场为驱动力，以毛细管为分离通道的液相分离技术，具有极高的灵敏度与分辨率，检测下限可达$10\sim21mol/L$。另外，CE具有柱效高，分离速度极快，进样量很小，消耗溶剂少等优点。已有毛细管电泳法曾用来分离百草枯和杀草快、苯氧基酸等农药。

② 食品中农药残留快速检测技术。酶抑制检测法主要适用于有机磷和氨基甲酸酯类农药的检测分析，其原理主要是基于食品中含有的有机磷和氨基甲酸酯类农药对胆碱酯酶活性具有抑制作用，且与酶反应实验中颜色或物理化学信号的变化，从而判断是否存在这类物质。酶抑制法因其较高的专一性、灵敏性、准确性和低成本等优点，成为蔬菜生产基地、农贸集市农产品市场、各大超市以及各地农产品检测站广泛使用的农药残留检测技术，但也存在检出限偏高的不足。赵红艳等[80]采用酶抑制法，建立了植物酯酶对敌敌畏、甲胺磷、毒死蜱等5种有

机磷农药检测方法。朱松明等[81]依据酶抑制法原理制备了一种新型农药残留快速比色检测酶片，该酶片可用于农产品中有机磷与氨基甲酸酯类农药残留的快速定性筛查。叶雪珠等[82]利用基于酶抑制法的 4 种农药残留检测速测仪对蔬菜中农药残留含量检测效果进行了结果比对评价，结果表明，酶抑制法检测特异性较强，但存在最低检测限高和基质干扰的影响，容易出现假阳性和假阴性。

免疫分析法原理是利用抗原与抗体特异性结合来检测食品中各种待测组分（农兽药物、激素、蛋白质、微生物等）的分析方法，其特点是特异性高，操作简单，成本低，安全，可靠，检测方法具有较高灵敏度。它使用抗体常作为生化探测器，对蛋白质或酶进行的定性和定量分析。主要分为化学发光免疫分析法、酶联免疫吸附测定、荧光免疫分析法等，由于免疫分析法对样品前处理的要求不是太高，因而是目前应用最广泛、最成熟的一种农药残留快速筛检技术。

酶联免疫吸附检测法是在载体上发生酶联免疫反应、显色，并通过酶标仪来测定，从而确定是否存在未知抗原及待测农药残留物的含量的一种检测方法。邓浩等[83]通过制备对硫磷的多克隆抗体，建立了一种间接竞争酶联免疫吸附分析方法，对蔬菜和水样品中的对硫磷残留进行了检测。曾俊源等[84]采用包被抗体、酶标半抗原的直接竞争酶联免疫吸附分析法（ELISA）测定了桃中氰戊菊酯的残留量，结果表明，加标回收率介于 81%～106%，相对标准差介于 5.1%～7.7%。万宇平等[85]依据对甲基对硫磷残留检测的酶联免疫检测方法，研制出检测苹果、玉米、蔬菜中甲基对硫磷残留的试剂盒，适用于大量样品中甲基对硫磷残留的快速筛查；化学发光免疫分析法是将化学发光测定技术与免疫方法等多学科技术相结合，具有高灵敏度、高特异性农药残留检测分析技术。单云等[86]采用饱和硫酸铵盐析法提纯噻虫啉，并制备了具有稳定且强电致化学发光的 Cd-S 纳米晶膜，并建立了针对噻虫啉残留的电化学发光免疫检测方法。该方法检测限为 0.1pg/mL。刘涛等[87]运用二乙基硫代磷酰氯和鲁米诺为原料，合成了一种新型的化学发光标记物，该标记物具有较强的发光能力，能用于后续的二乙氧基类有机磷农药的多残留的化学发光免疫检测，具有操作方法简单，高效，快捷等优点。

生物传感器法是利用传感器对农药残留物质理化信号进行捕获，从而对待测组分进行定性和定量检测的方法。酶、抗体、细胞、基因等生物活性物质均可用于生物分子识别元件制作。生物活性材料的固定化技术是制作生物传感器的核心技术，主要方法有包埋法、吸附法、交联法、共价键合法、亲和法等。从生物传感器中生物分子识别元件上的敏感材料角度，可分为酶生物传感器、免疫生物传感器、全细胞生物传感器、基因生物传感器。其中，农药残留快速检测用途的生物传感器研究和开发主要集中在酶和免疫两种类型生物传感器上。蒋雪松等[88]研制了一种无标记的电化学免疫传感器，对青菜、苹果等农产品中的毒死蜱残留进行了检测，结果表明，方法加标回收率大于 85%，变异系数小于 5%，具有灵敏度好、准确度高，且可经过再生处理后能重复使用，节约成本。Liu 等[89]采用电化学免疫传感器直接对玉米中的莠去津农药残留进行了检测，方法检出限为 0.016ng/mL，加标回收率介于 95.5％～119.8％，相对标准差介于 2.11％～4.19％，表明该传感器的稳定性和重现性高。Oujji 等[90]利用胆碱酯酶生物传感器对橄榄树上的马拉硫磷、乐果、杀扑磷残留含量进行了检测，表明该方法简单快速，节约时间，可实现对大批量样本同时检测。

可使用现代光谱仪器分析法。传统的仪器分析方法是利用大型的精密仪器设备如气相色谱仪、高效液相色谱仪等色谱仪器进行农药残留的检测分析。仪器设备前期投入费用较高、样品预处理复杂且分析时间较长，严重影响农药残留的检测效率，不适合大批量的快速检测，而现代光谱技术如红外光谱法、荧光光谱法，不需要复杂的样品前处理，可直接并时时检测，是今后食品中农药残留检测的主要发展方向。

近红外光谱法原理是基于可见光和红外光之间波长范围的光谱对食品中农药残留进行快速检测分析的方法。刘民法等[91]采用近红外高光谱成像技术对灵武长枣中农药残留进行无损检测，通过获得能反映毒死蜱性质的特征波长，验证了该技术对灵武长枣中农药残留的无损检测的可行性。陈蕊等[92]利用可见-近红外漫反射光谱分析技术，以野外无任何污染的绿色植物为载体，在 600～1100nm 波段范围内对蔬菜和瓜果上常用农药残留进行无损检测和筛查；拉曼光谱是一种散射光谱，光照射到物质上发生弹性散射和非弹性散射时产生拉曼效应，拉曼光谱法就是利用拉曼效应进行食品中农药残留的快速分析方法。该方法具有高灵敏性，样品不需处理或仅需很少的前处理即可实现对样品的定性和定量检测。李晓舟等[93]运用表面增强拉曼光谱技术对苹果表面的甲拌磷、倍硫磷残留进行了检测。王晓彬等[94]从多菌灵农药的液体拉曼光谱中得到了 $629cm^{-1}$、$727cm^{-1}$ 和 $1001cm^{-1}$ 等 6 个特征峰，这些特征峰与多菌灵农药的特征峰基本吻合，结果表明，拉曼光谱分析技术在食品及农产品中农药残留的快速筛选提供了判别依据。刘文涵等[95]对辣椒表面的农药甲基毒死蜱残留运用激光拉曼光谱进行了分析研究，发现拉曼光谱特征峰相对强度与甲基毒死蜱的残留量有着较高的线性关系，可用于农药残留的快速测定；荧光分析法原理是利用农产品表面的农药残留被 UV 照射后所表现出的荧光特性，从而对农药残留量进行定性或定量分析的一种现代分析方法。薛龙等[96]运用激光诱导荧光，结合高光谱图像技术为手段，在 453～801.5nm 范围内对脐橙表面的敌敌畏农药残留进行光谱无损化快速检测，其预测集样品的农药残留量实测值和预测值之间的相关系数为 0.8101。李满秀等[97]利用荧光光谱分析方法对胡芹、生菜、油麦菜样品中溴氰菊酯残留量进行了检测，结果表明，荧光强度与农药残留含量呈良好的线性关系，加标回收率介于 97.5％～103.8％。

食品中的农药残留分析技术发展至今，已经取得了较大发展，但是随着人们对食品中农药残留问题的越来越重视，世界各国对食品安全卫生的要求也越来越严格，这就使得对农药残留分析工作提出了越来越高的要求，需要更为有效的农药残留分析的前处理方法和灵敏的检测技术。近年来，农药残留分析技术发展迅速，主要体现在样品前处理的简单化、高效化和通用化，以及仪器检测的高通量化和现场快速筛查。

前处理分析是农药残留分析过程中的关键步骤，它对保证结果的准确性和可靠性，减少对色谱柱和检测仪器的污染，提高检测效率都有重要的影响。对于样品前处理，QuEChERS 方法自创始以来就获得了迅速的发展。该方法简单高效，大大提高了样品前处理效率，且样品分析成本较传统的 SPE 方法低，在实际样品检测中得到了广泛的应用。在今后的方法开发中 QuEChERS 方法无疑将是农药残留分析的主要样品前处理手段，但是目前该方法中分散固相萃取材料的种类有限，最常用的只有 PSA、C18 和 GCB，虽然对于蔬菜水果净化效果较好，但是对于茶叶等复杂基质的样品净化效果仍不够理想。对于新兴净化材料的研发虽有很多报道，但是目前仍没有普遍适用的净化效果超过以上 3 种的商品化原材料。传统的 SPE 方法已经非常成熟，具有很好的样品净化能力，对于复杂样品基质包括茶叶、香辛料等农产品比 QuEChERS 方法更有优势，目前仍然是分析实验室最常用的样品前处理手段之一。不同的前处理技术有其各自的优缺点和适用范围，在实际工作中，应根据待测样品种类和基质、测定结果要求和检测仪器的不同，并结合实际条件选用合适的样品前处理方法。未来农药残留量检测的样品前处理技术的发展方向应该是尽可能地快速、精确、环保和高度自动化，以尽可能地避免样品转移的损失，减少各种人为因素的偶然误差。

对于仪器检测，目前液相色谱/气相色谱-串联质谱是应用最为广泛的手段。串联质谱在 MRM 模式下，可同时分析超过几百种农药，具有很高的灵敏度和抗干扰能力。新的离子源技术、更高灵敏度、抗干扰能力和抗污染能力以及更高通量检测将是串联质谱技术发展的方向。同时串联质谱中四级杆串联线性离子阱质谱结合了 QqQ 和 LIT 的优势，在获得 MRM 数据的同时采集二级全扫描图谱增强串联质谱的定性能力。高分辨质谱应用于农药残留检测近年来得到快速的发展。高分辨率和快扫描速度配合精确质量数的数据库使农药残留的高通量快速筛查成为可能。在未来的发展中，高分辨率全扫描结合离子扫描将进一步提高高分辨质谱的筛查和定性能力。同时，高分辨的二级质谱库的建立和标准化也是未来检测技术发展的重要方向。

在食品中农药残留的快速筛检技术中，酶抑制检测法、免疫分析法、酶联免疫吸附法（ELISA）具有简便、快捷、特异性强等优点，适合田间、市场等现场快速筛查，酶联免疫吸附测定是目前应用最广泛、最成熟的农药残留快速筛检技术；生物传感器法具有微型化、高度集成、高灵敏度、高选择性、成本小、样品处理简便甚至不需处理等优点，技术发展比较快；现代光谱仪器分析法更适用于大批量、实时、在线检测。但快速筛检技术也存在着灵敏度不高以及假阳性和假阴性现象，所以目前的农产品中农药残留检测技术是传统检测技术与现代快速筛选技术的相互补充，首先是传统检测技术优化样品前处理过程，提高检测效率，不断扩展检测范围；其次是快速筛检技术积极将生物技术与现代化技术相结合，多学科技术相交织，广泛利用新的分析技术使农药残留快速检测技术向高灵敏度、大通量、特异性、更简便、快捷、无损、实时检测的方向发展。

7.6 植物源食品中的农药残留风险评估 >>>

农药残留是食品质量安全中比较敏感且备受关注的话题。近年来，从"超市果蔬农药残留"到"农药鸡尾酒"，公众对食品质量安全问题近乎"谈药色变"。约有 90% 的受调查者表示对食品中农药残留比较关心。国际癌症研究机构指出，有足够的人体流行病学和动物试验数据证明食品中某些剧毒、高毒、高残留及"三致"（致畸、致癌、致突变）毒性农药会对人体健康产生威胁。为遏制食品质量安全事件的不断发生，建立食品质量安全的长效监管机制，保障公众膳食安全，近年来我国相继出台了《农产品质量安全法》和《食品安全法》，成立了食品安全风险评估专家委员会，已初步建成了具有中国特色的食品质量安全风险评估体系。截至 2014 年 8 月，已建成 98 家专业性、区域性风险评估实验室和 145 家风险评估实验站，国家层面的农药残留标准体系建设已全面展开，将食品中农药残留风险评估作为一项基本制度，对食品中农药残留危害进行预警评估，食品中农药残留风险评估以及科学评估数据在食品质量安全风险管理中的应用受到越来越多关注。

我国是农药使用大国，年使用量 150 万～180 万吨。施用农药是农业生产中提高农产品产量与品质的重要手段和措施之一。然而，农产品生产中大量施用农药会给食品质量安全带来一定的隐患，并直接影响我国食品的国际信誉和出口贸易。如何有效地评估食品农药残留风险，并依据科学的风险评估结果，制（修）订食品农药残留的限量标准，降低食品农药残留危害水平，保障公众食品消费安全和提升食品国际竞争力已成为备受瞩目的焦点。目前，一些发达国家已针对食品的农药残留风险评估进行了深入研究。总体而言，我国在食品农药残留风险评估研究起步较晚，风险评估方面的研究报道甚少。因此，有必要围绕国内外食品农药残留风险评估研究现状、风险评估方法、风险评估软件等方面，对近年来国内外食品农药残留风险评估方面的研究进展进行归纳总结，以期为我国今后的食品农药残留风险评估工作的深入开展提供有益借鉴和参考。

（1）国内外农药残留风险评估研究现状

食品农药残留风险评估是食品质量安全风险评估的重要组成部分，也是食品质量安全管理的国际通行做法。科学的农药残留风险评估数据对食品质量安全监管、正确指导生产和客观引导消费均有十分重要的意义。食品农药残留风险评估的重点是对食品的种植、收获、储存和运输环节存在的风险隐患，风险产生环节及农药的产生、代谢、累积与转化规律等方面开展评估研究，对食品中监测到的农药残留量及污染程度进行科学评价与估计，从而指导食品生产和引导食品安全消费。因此，食品农药残留风险评估是基于食品中农药残留水平监测、居民膳食营养健康状况调查，以及剂量反应评估模型研究等方面所形成的多角度、全方位有机整体。

国外食品质量安全风险评估起步较早，农药残留风险评估也相对比较成熟。美国是较早开展食品农药残留风险评估的国家。20世纪30年代以来，美国出台了一系列法案对食品中农药开始登记，规定食品供应环节中农药残留水平应该足够低，以保证公众食品膳食安全。美国EPA负责农药登记时就已将农药做了风险评估，并引入了"风险杯"概念，较早地开展了聚集和累积两方面的评估。从已有文献来看，美国、韩国、澳大利亚、欧盟、巴西、印度、菲律宾、加纳等国家和组织均开展了本国的农药残留风险评估计划。其中，美国和加纳等国家还开展了进口食品农药残留风险评估研究。Caldas等[98,99]以巴西苹果、草莓、橙子、香蕉等水果中有机磷类和氨基甲酸酯类农药残留检测数据为基础，对巴西居民急性膳食暴露风险进行了评估研究。Polly等[100]基于捷克、丹麦、意大利、瑞典、荷兰5个欧洲国家膳食消费和农药残留数据库，对苹果、梨、草莓、葡萄等水果中的克菌丹和甲苯氟磺胺农药急性膳食暴露风险进行了探讨。Wendie等[101]基于比利时新鲜苹果、柠檬、葡萄、香蕉等水果中农药残留检测数据，对比利时居民农药膳食暴露风险进行了探讨。Mette等[102]对荷兰苹果中啶酰菌胺、乙嘧酚磺酸酯、克菌丹等农药残留进行了风险评估分析，结果表明所检苹果样品中农药残留量均未超过欧盟标准规定的农药最大残留限量，该地区苹果样品中不同农药残留水平差异较大，应制订适宜的农药施用策略，从而更好地保证居民膳食安全。Jeong等[103]和Lee等[104]分别对韩国鲜五味子和香橙中毒死蜱、丙硫磷、伏杀磷等7种农药进行了监测和风险评估，结果表明上述农药残留量不会给公众带来膳食摄入风险。Jardim等[105]对巴西石榴、柿子、桃子等水果中农药进行了累积性暴露评估研究，表明这些水果中有机磷、拟除虫菊酯等农药残留对消费者健康存在一定风险。

国内农产品质量安全风险评估起步较晚，我国风险评估体系研究开始于20世纪90年代末，主要参考和借鉴国外的风险评估技术和研究方法，建立的研究模型、研究方法相对单一，更缺少系统性的研究方法。2006年，我国成为国际食品法典农药残留委员会主席国，设立了农药残留委员会秘书处，标志着农药残留膳食摄入风险评估工作在我国的正式启动。近年来，我国农产品质量安全风险评估体系建设虽取得一些成效，初步建立了农产品农药残留风险评估技术框架体系，但食品质量安全方面研究仍相对薄弱。从已有的文献来看，食品农药残留系统性风险评估报道不多。赵宇翔[106]对上海市市售梨果类、核果类、柑橘类、热带及亚热带水果中毒死蜱农药残留进行了风险评估，结果表明，510个水果样品中，27个样品中检出毒死蜱农药残留，检出率为5.3%，超标率为0.39%，毒死蜱残留对居民健康存在一定风险。Chen等[107]对厦门市果蔬中乙酰甲胺磷、联苯菊酯、百菌清、氯氰菊酯等22种农药进行了检测和风险评估，结果表明该地区果蔬中农药检出率较高，但不会对居民健康产生严重威胁。王冬群等[108]对2008～2010年送检的葡萄、杨梅、梨、草莓、桃子、橘子和枇杷中敌敌畏、甲胺磷、乙酰甲胺磷、甲拌磷等13种有机磷农药残留进行了风险评估，结果表明水果中虽有农药残留检出，但残留量均未超标，水果中有机磷农药不是影响慈溪市水果质量安全的主要因素。张志恒等[109]对葡萄、枇杷和猕猴桃等水果中氯吡脲残留进行了急性和慢性风险评估，结果表明我国各类人群氯吡脲残留的膳食摄入风险均较低，现有氯吡脲最大残留限量标准对消费者具有较高的保护水平。兰珊珊等[110]采用食品安全指数法对我国西南地区食用菌产品中常见的50种农药残留进行了风险评估研究，结果表明，除溴氰菊酯和氰戊菊酯残留风险略高外，其他农药均为低度风险。聂继云等[111]对苹果中氧乐果、联苯菊酯、毒死蜱等26种常用农药的残留情况进行了风险评估，结果表明苹果农药残留检出率相对较高，但超标率极低，所检出的26种农药的急性和慢性膳食摄入风险值均处在合理区间，苹果农药残留膳食摄入风险很低。刘艳萍[112]针对我国居民膳食摄入结构对香蕉中戊唑醇、丙环唑、苯醚甲环唑、氟环唑4种农药进行了长期膳食摄入风险评估和理论膳食摄入风险评估，结果表明上述4种农药膳食摄入风险均较低。叶孟亮等[59,113]基于渤海湾和西北黄土高原两大苹果优势主产区采集的282份苹果样品，运用专业风险评估软件@Risk，尝试构建非参数概率评估模型，对我国居民食用苹果途径的多菌灵、甲基硫菌灵、亚乙基硫脲等5种农药进行了评估研究，结果表明，评估上述5种农药膳食摄入风险很低，幼儿和儿童膳食风险明显高于其他年龄组人群，需重点关注。

（2）农药残留风险评估软件和模型

美国是较早开展风险评估的国家，20世纪90年代以来，先后开发了膳食残留评价系统、膳食暴露评估模型、膳食潜在暴露模型、累积性和蓄积性暴露评估软件系统Calendex、CARES、Crystal Ball、Lifeline软件、@Risk风险分析软件等；欧盟主要用于人体健康风险评估的模型软件有：欧盟预测暴露模型和蒙特卡洛风险评估软件、英国食品标准管理局开发的消费暴露模型、英国健康和安全执行机构开发的能力暴露评估模型、比利时开发的农药职业与环境风险表征模型、荷兰公共卫生与环境国家研究院开发的消费产品暴露摄入模型以及由国际生命科学研究所开发的膳食详细记录模型等。

由 Palisade 公司开发的@Risk 软件可为风险管理者和决策者进行风险预测、制订风险评估策略提供全面、量化的分析。该软件最初主要用于金融领域的风险评估，随着人们对农产品质量安全的关注持续升温，已逐渐开始应用于农产品污染物定量风险评估。国际上越来越多的国家和地区也开始运用该软件对可能及潜在的危害源进行风险评估。近年来，随着我国农产品质量安全风险评估计划的深入开展，国内也逐渐认识并开始运用该软件对可能对农产品造成危害的风险源进行风险评估，并通过科学的风险决策分析来规范农产品安全生产和农药的科学管理。Yuan 等[114]和赵宇翔[106]运用@Risk 软件分别对浙江地区蔬菜和上海市售果蔬中毒死蜱等农药进行了风险评估研究，结果表明农药暴露风险为可以接受。白新明[115]运用@Risk 软件对平凉市蔬菜中农药残留对人体健康急性风险进行了评估研究，得出平凉市部分蔬菜中农药残留风险评估较高，应加强对平凉市蔬菜质量安全的监管力度。白艺珍等[116]、丁小霞等[117]运用@Risk 软件对中国花生中黄曲霉毒素在不同地区、不同年龄人群膳食暴露的风险进行了探讨，结果表明，在高消费水平下，儿童是花生黄曲霉毒素膳食暴露的高危人群，具有较高风险，应引起风险管理者重视。叶孟亮等[59,113]基于渤海湾和西北黄土高原两大苹果优势主产区采集的 282 份苹果样品，运用专业风险评估软件@Risk，尝试构建非参数概率评估模型，对我国居民食用苹果途径的多菌灵、甲基硫菌灵、亚乙基硫脲等 5 种农药进行了评估研究。目前，该软件主要应用在蔬菜、花生、稻米等农产品以及乳制品、肉质食品和水产品中污染物风险评估领域。随着我国食品质量安全风险评估研究工作的不断深入，可预测未来食品中农药残留多途径、多作用机制等复杂暴露场景。该软件将越来越多的进入科研工作者的视野，成为今后食品质量安全风险评估研究及应用热点。

食品中农药残留对人体健康风险评估的理论和技术是近几年发展起来的一个新研究领域，欧美等发达国家已普遍应用。近年来，我国已逐渐关注到风险评估的价值和重要性，但在食品农药残留风险评估技术方面的研究仍相对较少。食品质量安全管理是以风险分析为基础的全程控制，食品农药残留风险评估是突破食品技术性贸易壁垒和应对食品质量安全问题的重要手段和措施，同时也是科学引导食品质量安全管理、促进食品产业健康发展以及保障我国居民食品膳食安全的有力措施。农药残留风险评估既是世界农药管理的发展趋势，也是我国食品质量安全管理工作的薄弱环节。我国食品农药残留风险评估在以下方面均需拓展和深入。

① 建立适合我国国情的食品农药残留风险评估制度和技术体系。由于我国

幅员辽阔，各地气候、经济、文化背景等存在一定差异，食品消费及生产模式也不尽相同，需根据我国食品生产实际、农药残留区域分布现状及食品膳食消费特点等实际情况开展适合我国国情的食品农药残留风险评估研究计划，从而为政府确定食品质量安全监管重点、合理配置资源提供科学依据。另外，在借鉴国外发达国家风险评估方法和模型基础上，探索建立适合我国国民体质、食品消费模式的农药残留风险评估模型和软件。

② 开展食品农药残留风险评估研究需要大量科学严谨的农药残留数据、不同人群食品膳食消费数据及不同种类农药的相关毒理学数据为支撑，有代表性、准确度高的相关数据和系统性的风险评估技术成为我国开展食品农药残留风险评估研究的瓶颈。急需建立和完善食品中农药的毒性数据库、残留数据库和消费者食品膳食数据库，探索适宜我国国民体质的毒性数据外推系数（安全系数）。另外，需系统开展不同消费群体农药暴露风险评估研究工作，为风险预警提供更加科学、准确、有针对性的评估数据，从而更好地保障公众食品膳食安全。

③ 概率评估是今后食品农药残留风险评估重点研究方向。已有文献中，农药残留风险评估多采用点评估方法。该方法虽然简单易行，但评估结果不能反映不同消费人群的个体差异，得出的结果往往为"最差"估计，与实际暴露情况存在较大差异，往往会高估风险，较为保守。概率评估技术由于综合考虑了评估过程中各因子发生概率和可能的响应频率，通过计算机模拟暴露场景，从而量化得出更加接近真实暴露水平的评估结果，已逐渐成为食品农药残留风险评估重点研究方向。

④ 急需开展食品中多种农药累积暴露风险及多种污染物（如农药残留、化工原料、表面活性剂、重金属、真菌毒素等）混合污染联合毒性风险评估研究。目前，国内食品农药残留风险评估研究主要集中在单一农药的急性和慢性膳食暴露风险。然而真实的暴露场景往往是多农药、多暴露途径综合作用的结果，单一农药逐一评估往往会高估或低估风险。因此，急需开展不同农药、不同毒性作用机制下农药累积性风险评估研究，综合考虑暴露过程中的多种农药及其相互作用机制（如剂量相加、效应相加、协同作用和拮抗作用等），从而得出科学、准确的评估结果。美国、欧盟等国家和组织均对食品中农药累积暴露风险进行了评估研究，但仅限于相同作用机制或具有相同作用效应的农药累积毒效评价，对食品上多种农药不同作用机制下的评估较为困难。另外，应开展更为全面的多污染物混合毒效研究，揭示混合污染物联合毒性的相关规律，探索多种污染物混合污染的剂量-反应评估以及多参数累积暴露评估模型，从而提高食品中多污染物联合毒性风险评价预测的准确性和实用性。未来多种污染物混合污染的剂量-反应评估以及多参数累积暴露评估模型研究也将是食品质量安全风险评估工作研究的重中之重。

参 考 文 献

［1］ Baker B P，Benbrook C M，Groth III E，et al. Pesticide residues in conventional，integrated pest management (IPM)-grown and organic foods：insights from three US data sets ［J］. Food Additives and Contaminants，2002，19（5）：427-446.

［2］ Baša Česnik H，Gregorčič A，čus F. Pesticide residues in grapes from vineyards included in integrated pest management in Slovenia ［J］. Food Additives & Contaminants，2008，25（4）：438-443.

［3］ Hubbell B J. Estimating Insecticide Application Frequencies：A Comparison Of Geometric And Other Count Data Models ［J］. Journal of Agricultural and Applied Economics，1997，29（2）：225-242.

［4］ Buzby J C，Ready R C，Skees J R. Contingent valuation in food policy analysis：a case study of a pesticide-reside risk reduction ［J］. Journal of Agriculture and Applied Economics，1995（78）：1248-1253.

［5］ Crutchfield J C，Michael O. An economic assessment of food safety regulations the new approach to meat and poultry inspection ［J］. Agricultural Economics Report，1997（1）：31-33.

［6］ Ryan E G. Overlap of US FDA res idue tests and pesticides used on imported vegetables：Empirical findings and policy recommendations ［J］. Food Policy，2009，34（5）：468-476.

［7］ Tasiopoulou S，Chiodini A M，Vellere F，et al. Results of the monitoring program of pesticide residues in organic food of plant origin in Lombardy (Italy) ［J］. Journal of Environmental Science and Health，2007，42（7）：835-841.

［8］ Ramarethinam S. Role of bio-pesticides in tea cultivation ［J］. International Journal of Tea Science，2004（3）：111-115.

［9］ Tellaeche A，Burgos-Artizzu X P，Pajares G，et al. A vis ion-based method for weeds identification through the Bayesian decision theory ［J］. Pattern Recognition，2008，41（2）：521-530.

［10］ Jagger P，Pender J. Impacts of programs and organization on the adoption of sustainable land management technologies in Uganda ［M］. Washington：Intl Food Policy Res Inst，2003.

［11］ Ollinger M，Jorge F C. Innovation and regulation in the pesticide industry ［J］. Agricultural and Resource Economics Review，1998，27（1）：15-27.

［12］ Juan F，Garcia R，Bienvenida G L，Antonio Molina-Diaz. Determination of pesticide residues in fruit-based soft drinks ［J］. Analytical Chemistry，2008，80（23）：8966-8974.

［13］ Suzanne T. Technical regulations as Barriers to Agricultural Trade ［D］：［Doctor Degree Dissertation］. Virginia：Virginia Polytechnic Institute and State University，1998.

［14］ John S W，Tsunehiro O. To spray or not to spray：pesticides，banana exports，and food safety ［J］. Food Policy，2004，29（2）：131-146.

［15］ Chen C L，Yang J，Christopher F. Measuring the Effect of Food Safety Standards on China's Agricultural Exports. Review of World Economics，2008，144（1）：83-106.

［16］ Thom A，Alejandra E，Marie L R，et al. Measure the measure：the impact of differences in pesticide MRLs on Chilean fruit exports to the EU ［J］. International Association of Agricultural Economists Conference，2009：16-22.

［17］ 宋稳成，单炜力，简秋，等. 我国农药残留监管现状及推进措施 ［J］. 农产品质量与安全，2010（6）：15-18.

［18］ 郑燕丽. 蔬菜安全的政府监管研究 ［J］. 湖南农机，2009，36（9）：45-46.

［19］ 殷耀兵，高会东. 农药安全使用监控体系现状及对策研究 ［J］. 中国植保导刊，2007，27（4）：

40-42.

[20] 张心明, 刘贤金, 洪晓月. 浅析稻米农药残留全程控制体系 [J]. 江苏农业科学, 2007 (5): 26-28.

[21] 刘飞. 用自愿激励政策减施化肥农药-基于太湖流域非点源污染农户调查的实证分析 [D]: 硕士学位论文. 杭州: 浙江大学, 2010.

[22] 王金良, 孙会锋, 敖成光. 创建植保专业合作社开展统防统治的实践与探索 [J]. 上海农业科技, 2008 (3): 16-17.

[23] 蔡晓霞, 张再隆, 梁世强, 等. 果蔬农药残留快速检测技术研究进展 [J]. 粮油加工, 2009 (11): 105-109.

[24] 句荣辉, 罗红霞. 农产品中农药残留预警系统的构建 [J]. 食品工业科技, 2009, 30 (8): 294-295.

[25] 张小蒂, 李晓钟. 论技术性贸易壁垒对我国农产品出口的双重影响 [J]. 管理世界, 2004 (6): 26-33.

[26] 许德友, 梁琦. 金融危机、技术性贸易壁垒与出口国企业技术创新 [J]. 世界经济研究, 2010 (9): 28-33.

[27] 刘瑶, 王荣艳. 技术性贸易壁垒的保护效应研究-基于 "南北贸易" 的 MQS 分析 [J]. 世界经济研究, 2010 (7): 49-54.

[28] 倪月菊. 日本 "肯定列表制度" 的实施及其对我国食品和农产品出口的影响 [J]. 国际贸易, 2006 (7): 22-26.

[29] 陈红蕾, 李旋. 欧盟绿色贸易壁垒对我国茶叶出口影响的实证分析 [J]. 科技管理研究, 2007, 27 (7): 36-38.

[30] 卢忠魁. 2010 年吉林省 8 种蔬菜农药残留现状调查 [J]. 吉林农业科技学院学报, 2011, 20 (1): 15-18.

[31] 韩宏义, 史功成, 白鹏, 等. 0.30% 苦参碱防治草莓金龟子的田间药效试验 [J]. 农业科技与信息, 2008 (5): 17.

[32] Aprea C, Betta A, Catenacci G and Colli A. Urinary excretion of ethylenethiourea in five volunteers on a controlled diet (multicentric study) [J]. Sci Total Environ, 1997, 203: 167-179.

[33] Nebbia C, Fink-Gremmels J. Acute effects of low doses of zineb and ethlenethiourea in the male rat [J]. Bull Environ Contam Toxicol, 1996, 56: 847-852.

[34] 石利利, 单正军, 金怡, 等. 荔枝中代森锰锌及其代谢产物乙撑硫脲残留量的气相色谱测定 [J]. 分析测试学报, 2005, 24 (2): 92-94.

[35] 卢植新, 黄辉晔, 林明珍, 等. 代森锰锌及其代谢物在香蕉和土壤中的消解动态及残留安全性评价 [J]. 农业环境科学学报, 2008, 27 (3): 1194-1198.

[36] 谭头云, 蔡磊明, 王立冬, 等. 气相色谱法测定苹果、土壤中代森铵及其代谢物的残留量 [J]. 农药, 2009, 48 (8): 591-592.

[37] 王钟, 杨仁斌, 李欢, 等. 高效液相色谱法测定柑橘及橘园土壤中乙撑硫脲残留 [J], 环境监测管理与技术, 2008, 20 (5): 30-32.

[38] 许允成, 王春伟, 韩双, 等. 人参茎叶中乙撑硫脲残留检测方法的研究 [J], 吉林农业大学学报, 2001, 23 (1): 69-71.

[39] 纪然, 马恒麟, 张永刚, 等. 西瓜、瓜叶及瓜田土壤中乙撑硫脲残留量的液相色谱分析方法研究 [J]. 化工环保, 2001, 21 (01): 45-49.

[40] López-Fernández O, Rial-Otero R, Cid A, et al. Combined determination and confirmation of ethylenethiourea and propylenethiourea residues in fruits at low levels of detection [J]. Food chemistry,

[41] Lemes V R R, Martins-Júnior H A, de Souza S V C, et al. Ethylenethiourea in fruits: Optimization and in-house validation of a method by liquid chromatography tandem mass spectrometry, occurrence and dietary exposure assessment [J]. Food Control, 2014, 42: 321-328.

[42] Tran K, Mactal L P, Cromer M R, et al. Development and validation of ethylenethiourea determination in foods using methanol-based extraction, solid-phase extraction cleanup and LC-MS/MS [J]. Food chemistry, 2013, 140 (1): 340-342.

[43] Zhou L, Liu X, Kang S, et al. A rapid determination method for ethylenethiourea in potato and cucumber by modified QuEChERS-High performance liquid chromatography-tandem mass spectrometry [J]. Food chemistry, 2013, 138 (2): 1355-1359.

[44] 叶孟亮，聂继云，徐国锋，等. 超高效液相色谱-串联质谱法测定水果中乙撑硫脲残留 [J]. 分析测试学报，2015，34 (11)：1276-1280.

[45] Newsome W H. Determination of ethylenethiourea residues in apples [J]. Journal of agricultural and food chemistry, 1972, 20 (5): 967-969.

[46] Watts R R, Storherr R W, Onley J H. Effects of cooking on ethylenebisdithiocarbamate degradation to ethylene thiourea [J]. Bulletin of environmental contamination and toxicology, 1974, 12 (2): 224-226.

[47] Ripley B D, Cox D F, Wiebe J, et al. Residues of Dikar and ethylenethiourea in treated grapes and commercial grape products [J]. Journal of agricultural and food chemistry, 1978, 26 (1): 134-136.

[48] 朱鲁生. 乙撑硫脲环境毒理学研究进展 [J]. 环境科学进展，1995，4 (3)：64-71.

[49] Lesage S. Reduction of the formation of ethylenethiourea from ethylenebis (dithiocarbamates) by cupric ions in aqueous media [J]. Journal of Agricultural and Food Chemistry, 1980, 28 (4): 787-790.

[50] Nitz S, Moza P N, Kokabi J, et al. Fate of ethylenebis (dithiocarbamates) and their metabolites during the brewing process [J]. Journal of Agricultural and Food Chemistry, 1984, 32 (3): 600-603.

[51] Bontoyan W R, Looker J B. Degradation of commercial ethylene bisdithiocarbamate formulations to ethylenethiourea under elevated temperature and humidity [J]. Journal of Agricultural and Food Chemistry, 1973, 21 (3): 338-342.

[52] Rhodes R C. Studies with manganese [14C] ethylenebis (dithiocarbamate) ([14C] maneb) fungicide and [14C] ethylenethiourea ([14C] ETU) in plants, soil, and water [J]. Journal of Agricultural and Food Chemistry, 1977, 25 (3): 528-533.

[53] Vonk J W, Sijpesteijn A K. Tentative identification of 2-imidazoline as a transformation product of ethylenebisdithiocarbamate fungicides [J]. Pesticide Biochemistry and Physiology, 1971, 1 (2): 163-165.

[54] Cruickshank P A, Jarrow H C. Ethylenethiourea degradation [J]. Journal of agricultural and food chemistry, 1973, 21 (3): 333-335.

[55] Ross R D, Crosby D G. Photolysis of ethylenethiourea [J]. Journal of agricultural and food chemistry, 1973, 21 (3): 335-337.

[56] Hoagland R E, Frear D S. Behavior and fate of ethylenethiourea in plants [J]. Journal of agricultural and food chemistry, 1976, 24 (1): 129-133.

[57] Nash R G. Uptake of ethylenebis (dithiocarbamate) fungicides and ethylenethiourea by soybeans [J].

Journal of agricultural and food chemistry，1976，24（3）：596-601.

［58］ Marshall W D. Preprocessing oxidatire washes with alkaline hypochlorite to remore ethylenbis (dithiocarbamate) fungicide residues from tomatoes and green beans ［J］. J Agric Food Chem， 1982，30：649-652.

［59］ 叶孟亮，聂继云，徐国锋，闫震，郑丽静. 苹果中乙撑硫脲膳食摄入风险的非参数概率评估，农业 工程学报，2016，32（1）：286-297.

［60］ Chen G，Cao P，Liu R. A multi-residue method for fast determination of pesticides in tea by ultra performance liquid chromatography-electrospray tandem mass spectrometry combined with modified QuEChERS sample preparation procedure ［J］. Food Chemistry，2011，125（4）：1406-1411.

［61］ PanG G F G，Fan C L，ChanG Q Y G，et al. High-Throughput Analytical Techniques for Multiresi- due，Multiclass Determination of 653 Pesticides and Chemical Pollutants in Tea—Part Ⅲ：Evaluation of the Cleanup Efficiency of an SPE Cartridge Newly Developed for Multiresidues in Tea ［J］. Journal of AOAC International，2013，96（4）：887-896.

［62］ Dong X，Liang S，Shi Z，et al. Development of multi-residue analysis of herbicides in cereal grain by ultra-performance liquid chromatography-electrospray ionization-mass spectrometry ［J］. Food chemistry，2016，192：432-440.

［63］ 李南，石志红，庞国芳，等. 坚果中185种农药残留的气相色谱-串联质谱法测定［J］. 分析测试 学报，2011，30（5）：513-521.

［64］ Song X Y，Shi Y P，Chen J. Carbon nanotubes-reinforced hollow fibre solid-phase microextraction coupled with high performance liquid chromatography for the determination of carbamate pesticides in apples ［J］. Food chemistry，2013，139（1）：246-252.

［65］ Ke Y，Zhu F，Zeng F，et al. Preparation of graphene-coated solid-phase microextraction fiber and its application on organochlorine pesticides determination ［J］. Journal of Chromatography A，2013， 1300：187-192.

［66］ Volante M，Galarini R，Miano V，et al. A SPME-GC-MS approach for antivarroa and pesticide resi- dues analysis in honey ［J］. Chromatographia，2001，54（3-4）：241-246.

［67］ González-Rodríguez M J，Liébanas F J A，Frenich A G，et al. Determination of pesticides and some metabolites in different kinds of milk by solid-phase microextraction and low-pressure gas chromatog- raphy-tandem mass spectrometry ［J］. Analytical and bioanalytical chemistry，2005，382（1）： 164-172.

［68］ 董春洲，王文芳. 顶空固相微萃取气相色谱法测定马铃薯中有机氯农药［J］. 中华预防医学杂志， 2006，40（5）：364-367.

［69］ 李新社. 超临界流体萃取蔬菜中的残留农药［J］. 食品科学，2003，24（6）：124-125.

［70］ 徐敦明，陈安良，余向阳，等. 超临界流体萃取气相色谱法测定鱼肉中的毒死蜱残留［J］. 分析 化学，2005，33（4）：451-454.

［71］ 张桃英. 用 ASE 快速溶剂萃取茶叶中六六六、DDT 的残留［J］. 食品研究与开发，2004，25 （2）：54-54.

［72］ 张桃英，饶竹. 快速溶剂萃取/气相色谱测定果蔬中有机氯农药残留的研究［J］. 农药科学与管 理，2005，26（10）：10-13.

［73］ 栾扬，李翎. 气相色谱——改良提取法测定鱼虾及蔬菜中多种有机氯农药残留［J］. 中国卫生检 验杂志，1997（3）：143-146.

［74］ 刘咏梅，王志华，储晓刚. 凝胶渗透色谱净化-气相色谱分离同时测定糙米中50种有机磷农药残留 ［J］. 分析化学，2005，33（6）：808-810.

[75] Li J，Liu D，Wu T，et al. A simplified procedure for the determination of organochlorine pesticides and polychlorobiphenyls in edible vegetable oils [J]. Food chemistry，2014，151：47-52.

[76] Cao Y，Tang H，Chen D，et al. A novel method based on MSPD for simultaneous determination of 16 pesticide residues in tea by LC-MS/MS [J]. Journal of Chromatography B，2015，998：72-79.

[77] Luo Y B，Zheng H B，Jiang X Y，et al. Determination of Pesticide Residues in Tobacco Using Modified QuEChERS Procedure Coupled to On-line Gel Permeation Chromatography-Gas Chromatography/Tandem Mass Spectrometry [J]. Chinese Journal of Analytical Chemistry，2015，43 (10)：1538-1544.

[78] Wang L，Zang X，Chang Q，et al. A graphene-coated magnetic nanocomposite for the enrichment of fourteen pesticides in tomato and rape samples prior to their determination by gas chromatography-mass spectrometry [J]. Analytical Methods，2014，6 (1)：253-260.

[79] Wan Ibrahim W A，Nodeh H R，Aboul-Enein H Y，et al. Magnetic solid-phase extraction based on modified ferum oxides for enrichment，preconcentration，and isolation of pesticides and selected pollutants [J]. Critical Reviews in Analytical Chemistry，2015，45 (3)：270-287.

[80] 赵红艳，金甫东，李世平，等. 块茎类植物酯酶对有机磷农药残留的检测 [J]. 生物灾害科学，2014，37 (3)：223-227.

[81] 朱松明，周晨楠，和劲松，等. 基于酶抑制法的农药残留快速比色检测 [J]. 农业工程学报，2014 (6)：242-248.

[82] 叶雪珠，王强，赵首萍，等. 酶抑制法检测蔬菜农药残留的效果评价 [J]. 中国蔬菜，2013，1 (4)：76-81.

[83] 邓浩，孔德彬，杨金易，等. 对硫磷化学发光酶联免疫吸附分析方法的建立和评价 [J]. 分析化学，2013，41 (2)：247-252.

[84] 曾俊源，崔巧利，刘曙照. 直接竞争酶联免疫吸附分析法测定桃中氰戊菊酯的残留量 [J]. 农药学学报，2014，16 (1)：61-65.

[85] 万宇平，孙震，冯静，等. 甲基对硫磷残留酶联免疫检测试剂盒的研制 [J]. 湖北农业科学，2013，52 (5)：1154-1158.

[86] 单云，张红琳，彭智敏. 电化学发光免疫分析方法检测蔬菜中噻虫啉的含量 [J]. 南京晓庄学院学报，2014 (6)：1-5.

[87] 刘涛，孟超，姚鑫，等. 有机磷农药多残留检测化学发光标记物的合成及鉴定 [J]. 食品安全质量检测学报，2014 (5)：1365-1370.

[88] 蒋雪松，王维琴，卢利群，等. 电化学免疫传感器快速检测农产品中的毒死蜱 [J]. 农业工程学报，2014，30 (12)：278-283.

[89] Liu X，Li W J，Li L，et al. A label-free electrochemical immunosensor based on gold nanoparticles for direct detection of atrazine [J]. Sensors and Actuators B：Chemical，2014，191：408-414.

[90] Oujji N B，Bakas I，Istamboulié G，et al. A simple colorimetric enzymatic-assay，based on immobilization of acetylcholinesterase by adsorption，for sensitive detection of organophosphorus insecticides in olive oil [J]. Food Control，2014，46：75-80.

[91] 刘民法，张令标，何建国，等. 基于高光谱成像技术的长枣表面农药残留无损检测 [J]. 食品与机械，2014 (5)：87-92.

[92] 陈蕊，张骏，李晓龙. 蔬菜表面农药残留可见-近红外光谱探测与分类识别研究 [J]. 光谱学与光谱分析，2012，32 (5)：1230-1233.

[93] 李晓舟，于壮，杨天月，等. SERS技术用于苹果表面有机磷农药残留的检测 [J]. 光谱学与光谱分析，2013，33 (10)：2711-2714.

[94] 王晓彬，吴瑞梅，刘木华，等. 多菌灵农药的激光拉曼光谱分析 [J]. 光谱学与光谱分析，2014

(6)：1566-1570.

[95] 刘文涵，张丹，何华丽，等．激光拉曼光谱内标法测定红辣椒表面的农残甲基毒死蜱 [J]．光谱实验室，2012，29（4）.

[96] 薛龙，庄宏，黎静，等．基于激光诱导荧光高光谱技术无损检测脐橙表面敌敌畏残留 [J]．中国农机化学报，2012（1）：189-193.

[97] 李满秀，高首勤．蔬菜中溴氰菊酯农药残留的 β-CD 包结荧光光度法测定 [J]．化学研究与应用，2011，23（6）：788-791.

[98] Caldas E D, Tressou J, Boon P E. Dietary exposure of Brazilian consumers to dithiocarbamate pesticide-A probabilistic approach [J]. Food and Chemical Toxicology, 2006, (44): 1562-1571.

[99] Caldas E D, Boon P E, Tressou J. Probabilistic assessment of the cumulative acute exposure to organophosphorus and carbamate insecticides in the Brazilian diet [J]. Toxicology, 2006, (222): 132-142.

[100] Polly E B, Kettil S, Shahnaz M, et al. Probabilistic acute dietary exposure assessments to captan and tolylfluanid using several European food consumption and pesticide concentration databases [J]. Food and Chemical Toxicology, 2009, (47): 2890-2898.

[101] Claeys W L, Schmit J F, Bragard C, et al. Exposure of several Belgian consumer groups to pesticide residues through fresh fruit and vegetable consumption [J]. Food Control, 2011, (22): 508-516.

[102] Boon P E, Svensson K, Moussavian S, et al. Probabilistic acute dietary exposure assessments to captan and tolylfluanid using several European food consumption and pesticide concentration databases [J]. Food and Chemical Toxicology, 2009, (47): 2890-2898.

[103] Jeong H R, Lim S J, Cho J Y. Monitoring and risk assessment of pesticides in fresh omija (Schizandra chinensis Baillon) fruit and juice [J]. Food and Chemical Toxicology, 2012, 50: 385-389.

[104] Lee K G, Lee S K. Monitoring and risk assessment of pesticide residues in yuza fruits (Citrus junos Sieb. ex Tanaka) and yuza tea samples produced in Korea [J]. Food Chemistry, 2012, 135: 2930-2933.

[105] Jardim A N O, Mello D C, Goes F C S, et al. Pesticide residues in cashew apple, guava, kaki and peach: GC-μECD, GC-FPD and LC-MS/MS multiresidue method validation, analysis and cumulative acute risk assessment [J]. Food Chemistry, 2014, 164: 195-204.

[106] 赵宇翔．市售蔬果中毒死蜱农药残留风险评估的研究 [D]．上海：复旦大学，2009：36-43.

[107] Chen C, Qian Y Z, Chen Q, et al. Evaluation of pesticide residues in fruits and vegetables from Xiamen, China [J]. Food Control, 2011, (22): 1114-1120.

[108] 王冬群，吴华新，沈群超，等．慈溪市水果有机磷农药残留调查及风险评估 [J]．江苏农业科学，2012，40（2）：229-231.

[109] 张志恒，汤涛，徐浩，等．果蔬中氯吡脲残留的膳食摄入风险评估 [J]．中国农业科学，2012，45（10）：1982-1991.

[110] 兰珊珊，林涛，林昕，等．食品安全指数法评估西南地区食用菌中农药残留风险 [J]．江苏农业学报，2014，30（1）：199-204.

[111] 聂继云，李志霞，刘传德，等．苹果农药残留风险评估 [J]．中国农业科学，2014，47（18）：3655-3667.

[112] 刘艳萍．香蕉国际贸易中 4 种特殊杀菌剂的残留及风险评估研究 [D]．北京：中国农业大学，2014.

[113] 叶孟亮，聂继云，徐国锋，等．苹果中 4 种常用农药残留及其膳食暴露评估 [J]．中国农业科学，

2016，49（7）：1289-1302.

[114]　Yuan Y W，Chen C，Zheng C M，et al. Residue of chlorpyrifos and cypermethrin in vegetables and probabilistic exposure assessment for consumers in Zhejiang Province，China［J］. Food Control，2014，36（1）：63-68.

[115]　白新明 . 蔬菜农药残留对人体健康急性风险概率评估研究［J］. 食品科学，2014，35（5）：208-212.

[116]　白艺珍，丁小霞，李培武，等 . 应用暴露限值法评估中国花生黄曲霉毒素风险［J］. 中国油料作物学报，2013，35（2）：211-216.

[117]　丁小霞，李培武，白艺珍，等 . 中国花生黄曲霉毒素风险评估中膳食暴露非参数概率评估方法［J］. 中国油料作物学报，2011，33（4）：402-408.

非法添加物

8.1 概述 >>>

随着我国经济的发展，人们生活水平的不断提高，食品安全逐渐成为国家和社会普遍关注的话题。但是，近几年食品安全问题频发又给食品质量安全敲响了警钟，提示着我们对食品安全的关注不能放松。近年来，由于在非法添加物引起的食品安全问题层出不穷，例如，先后曝光的"三聚氰胺奶粉"、"苏丹红鸭蛋"、"染色馒头"、"墨汁粉丝"、"毒豆芽"、"孔雀石绿"、"甲醛啤酒"、"塑化剂饮料"、"老酸奶"等事件。上述食品安全事件使消费者对"食品添加剂"的敏感度增加，导致消费者把非法添加物和食品添加剂混为一谈，在此，需对其中的概念做必要的澄清与解释，使消费者对其有明确的认识。

8.1.1 非法添加物的定义和种类

根据 2009 年 6 月 1 日起施行的《中华人民共和国食品安全法》，食品添加剂的定义为：为改善食品品质和色、香、味等以及为防腐、保鲜和加工工艺的需要而加入食品的人工合成的或者天然物质。由联合国粮农组织（FAO）和世界卫生组织（WHO）共同建立的国际食品法典委员会（CAC）将食品添加剂定义为：有意识地一般以少量添加于食品，以改善食品的外观、风味、组织结构或贮存性质的非营养物质。因此，食品添加剂的作用主要是防止食物腐败变质，改善食品的品质，利于食品处理加工，保证加工过程中食品的营养价值的保持等。国家标准 GB 2760 目录中所收录食品添加剂，需经过严格的审批程序，在作为市场商品流通之前需进行危险性评估，包括卫生、毒理实验等，并且在使用过程中需按照 GB 2760 所罗列的食品品种、使用范围和使用量规定来添加。在规定的合理范围内食用 GB 2760 中食品添加剂为合理合法合规使用，在法律层面认定为安全。而非法添加物是指违规添加到食物中的物质，不在 GB 2760 目录，并且在一定程度上对人体健康造成损害，不属于食品添加剂的范畴。

食品中非法添加物是指国家食品安全标准中所规定添加物质范围之外，而在食品生产加工过程中添加到食品中的物质。根据卫生部通知，判定一种物质是否属于非法添加物，可参考以下原则[1]：不属于传统上认为的食品原料物质；不属于批准使用的新资源食品；不属于卫生部公布的食药两用或作为普通食品管理的物质；未列入我国食品添加剂《食品添加剂使用卫生标准》（GB 2760）及卫生部食品添加剂公告、营养强化剂品种名单《食品营养强化剂使用卫生标准》（GB 14880）及卫生部食品添加剂公告的添加物。

目前，在食品安全事件发生后，人们认为食品安全问题是食品添加剂所造成的，并且会将非法添加物误认为是食品添加剂。根据上一段落定义阐释，非法添加物不是食品添加剂，食品添加剂在给定范围内可以添加到食品中，而非法添加物是绝对不允许添加至食品中，如若添加即为违法行为。常见非法添加物如苏丹红、碱性嫩黄、美术绿、孔雀石绿、工业火碱、乌洛托品、玫瑰红等；目前，新闻报道中出现的非法添加物如使凉粉凉皮吃起来口感筋道、但是使人轻则呕吐重则致大病的硼酸硼砂；为驱赶苍蝇，防止生虫生蛆，火腿在泡制过程中大量使用的敌敌畏。除在食品加工环节使用非法添加物外，在某些牲畜的养殖环节也会大量使用，例如，可以使生猪精神镇静的镇静剂。

因此，为严厉打击食品生产经营中违法添加使用的非法添加物，国家卫计委、农业部、食药监总局等部门，根据风险监测结果和监督检查中发现的食品安全问题，不断更新非法添加物名单，并将其公布于社会。至今已公布了食品和饲料中非法添加物 151 种，包括可能在食品中"违法添加的非食用物质"47种，"易滥用食品添加剂"22 种和"禁止在饲料、动物饮用水和畜禽水产养殖过程中使用的药物和物质"82 种。根据相关的法律法规，任何单位和个人禁止使用国家标准中规定的食品添加剂目录以外的任何化学物质和其他可能对体健康造成伤害的物质，禁止在食品加工或农产品种植、养殖、加工、收购、运输中使用违禁名单中的药物或其它可能危害人体健康的物质。如若在食品生产过程中涉嫌生产销售有毒有害食品的行为当属犯罪行为，应当依照法律追究刑事责任。

目前，根据国家相关文件公布的食品和饲料中非法添加物名单，将其分类整理为表 8-1～表 8-3，其中将已有的标准检测方法列入其中，供科研工作者参考，同时也可以此为依据进行新的检测方法开发。

表 8-1 47 种违法添加的非食用物质[2]

序号	名称	化学组成及结构	可能添加到的食品品种	标准检测方法
1	吊白块	$NaHSO_2 \cdot CH_2O \cdot 2H_2O$	腐竹、粉丝、面粉、竹笋	GB/T 21126—2007 小麦粉与大米粉及其制品中甲醛次硫酸氢钠含量的测定;卫生部《关于印发面粉、油脂中过氧化苯甲酰测定等检验方法的通知》(卫监发〔2001〕159号)附件2食品中甲醛次硫酸氢钠的测定方法
2	苏丹红	(结构式)	辣椒粉、含辣椒类的食品(辣椒酱、辣味调味品)	GB/T 19681—2005食品中苏丹红染料的检测方法高效液相色谱法
3	王金黄、块黄	NH_2	豆腐皮	GB/T 23496—2009《食品中禁用物质的检测碱性橙染料高效液相色谱法》
4	蛋白精、三聚氰胺	NH_2 NH_2 H_2N	乳及乳制品	GB/T 22388—2008《原料乳与乳制品中三聚氰胺检测方法》 GB/T 22400—2008《原料乳中三聚氰胺快速检测液相色谱法》
5	硼酸与硼砂	$Na_2B_4O_7 \cdot 10H_2O$	腐竹、肉丸、凉粉、凉皮、面条、饺子皮	无
6	硫氰酸钠	$NaSCN$	乳及乳制品	无
7	玫瑰红B		调味品	无
8	美术绿(铅铬绿)	Cr_2O_3	茶叶	无
9	碱性嫩黄O	HCl NH	豆制品	无
10	工业用甲醛	$HCHO$	海参、鱿鱼等水产品、血豆腐	SC/T 3025—2006《水产品中甲醛的测定》
11	工业用火碱	$NaOH$	海参、鱿鱼等水产品、生鲜乳	无
12	一氧化碳	CO	金枪鱼、三文鱼	无
13	硫化钠	Na_2S	味精	无
14	工业硫黄	S	白砂糖、辣椒、蜜饯、银耳、龙眼、胡萝卜、姜等	无

序号	名称	化学组成及结构	可能添加到的食品品种	标准检测方法
15	工业染料		小米、玉米粉、熟肉制品等	无
16	罂粟壳		火锅底料及小吃类	参照上海市食品药品检验所自建方法
17	革皮水解物		乳与乳制品含乳饮料	乳与乳制品中动物水解蛋白鉴定-L-(-)-羟脯氨酸含量测定（检测方法由中国检验检疫科学院食品安全所提供）
18	溴酸钾	$KBrO_3$	小麦粉	GB/T 20188—2006《小麦粉中溴酸盐的测定离子色谱法》
19	β-内酰胺酶（金玉兰酶制剂）		乳与乳制品	液相色谱法（检测方法由中国检验检疫科学院食品安全所提供）
20	富马酸二甲酯	(结构式)	糕点	气相色谱法（检测方法由中国疾病预防控制中心营养与食品安全所提供）
21	废弃食用油脂		食用油脂	无
22	工业用矿物油		陈化大米	无
23	工业明胶		冰淇淋、肉皮冻等	无
24	工业酒精		勾兑假酒	无
25	敌敌畏	(结构式)	火腿、鱼干、咸鱼等制品	GB/T 5009.20—2003《食品中有机磷农药残留的测定》
26	毛发水		酱油等	无
27	工业用乙酸	CH_3COOH	勾兑食醋	GB/T 5009.41—2003《食醋卫生标准的分析方法》
28	肾上腺素受体激动药物（盐酸克伦特罗、莱克多巴胺等）		猪肉、牛羊肉及肝脏等	GB/T 22286—2008《动物源性食品中多种β-受体激动剂残留量的测定、液相色谱串质谱法》
29	硝基呋喃类药物		猪肉、禽肉、动物性产品	GB/T 21311—2007《高效液相色谱串联质谱法》
30	玉米赤霉醇		牛羊肉及肝脏、牛奶	GB/T 21982—2008《液相色谱串质谱/质谱法》
31	抗生素残留		猪肉	无

序号	名称	化学组成及结构	可能添加到的食品品种	标准检测方法
32	镇静剂		猪肉	参考 GB/T 20763—2006《猪肾和肌肉组织中乙酰丙嗪、氯丙嗪、氟哌啶醇、丙酰二甲氨基丙嗪、甲苯噻嗪、阿扎哌垄、阿扎哌醇、咔唑心安残留量的测定 液相色谱-串联质谱法》
33	荧光增白物质		双孢蘑菇、金针菇、白灵菇、面粉	蘑菇样品可通过照射进行定性检测 面粉样品无检测
34	工业氯化镁		木耳	无
35	磷化铝		木耳	无
36	馅料原料漂白剂		焙烤食品	无
37	酸性橙 II		黄鱼、鲍汁、腌卤肉制品、红壳瓜子、辣椒面和豆瓣酱	无，参照江苏省疾控创建的鲍汁中酸性橙 II 的高效液相色谱-串联质谱法（说明：水洗方法可作为补充，如果脱色，可怀疑是违法添加了色素）
38	氯霉素		生食水产品、肉制品、猪肠衣、蜂蜜	GB/T 22338—2008《动物源性食品中氯霉素类药物残留量测定》
39	喹诺酮类		麻辣烫类食品	无
40	水玻璃		面制品	无
41	孔雀石绿		鱼类	GB 20361—2006《水产品中孔雀石绿和结晶紫残留量的测定 高效液相色谱荧光检测法》
42	乌洛托品		腐竹、米线等	无
43	五氯酚钠		河蟹	SC/T 3030—2006《水产品中五氯苯酚及其钠盐残留量的测定 气相色谱法》
44	喹乙醇		水产养殖饲料	《水产品中喹乙醇代谢物残留量的测定 高效液相色谱法》《农业部 1077 号公告-5-2008》；《水产品中喹乙醇残留量的测定 液相色谱法》(SC/T 3019—2004)
45	碱性黄		大黄鱼	无
46	磺胺二甲嘧啶		叉烧肉类	GB 20759—2006《畜禽肉中十六种磺胺类药物残留量的测定 液相色谱-串联质谱法》
47	敌百虫		腌制食品	GB/T 5009.20—2003《食品中有机磷农药残留量的测定》

表 8-2 22 种易滥用食品添加剂

序号	食品品种	可能易滥用的添加剂品种	标准检测方法
1	渍菜(泡菜等)、葡萄酒	着色剂(胭脂红、柠檬黄、诱惑红、日落黄)等	GB/T 5009.35—2003《食品中合成着色剂的测定》 GB/T 5009.141—2003《食品中诱惑红的测定》
2	水果冻、蛋白冻类	着色剂、防腐剂、酸度调节剂(己二酸等)	
3	腌菜	着色剂、防腐剂、甜味剂(糖精钠、甜蜜素等)	
4	面点、月饼	乳化剂(蔗糖脂肪酸酯等、乙酰化单甘脂肪酸酯等)、防腐剂、着色剂、甜味剂	
5	面条、饺子皮	面粉处理剂	
6	糕点	膨松剂(硫酸铝钾、硫酸铝铵等)、水分保持剂磷酸盐类(磷酸氢二钠、焦磷酸二氢二钠等)、增稠剂(黄原胶、黄蜀葵胶等)、甜味剂(糖精钠、甜蜜素等)	GB/T 5009.182—2003《面制食品中铝的测定》
7	馒头	漂白剂(硫黄)	
8	油条	膨松剂(硫酸铝钾、硫酸铝铵)	
9	肉制品和卤制熟食、腌肉料和嫩肉粉类产品	护色剂(硝酸盐、亚硝酸盐)	GB/T 5009.33—2003《食品中亚硝酸盐、硝酸盐的测定》
10	小麦粉	二氧化钛、硫酸铝钾	
11	小豆粉	滑石粉	GB 21913—2008《食品中滑石粉的测定》
12	臭豆腐	硫酸亚铁	
13	乳制品(除干酪外)	山梨酸	GB/T 21703—2008《乳与乳制品中苯甲酸和山梨酸的测定方法》
14	乳制品(除干酪外)	纳他霉素	参照 GB/T 21915—2008《食品中纳他霉素的测定》
15	蔬菜干制品	硫酸铜	无
16	酒类(配制酒除外)	甜蜜素	
17	酒类	安塞蜜	
18	面制品和膨化食品	硫酸铝钾、硫酸铝铵	
19	鲜瘦肉	胭脂红	GB/T 5009.35—2003《食品中合成着色剂的测定》
20	大黄鱼、小黄鱼	柠檬黄	GB/T 5009.35—2003《食品中合成着色剂的测定》
21	陈粮、米粉等	焦亚硫酸钠	GB 5009.34—2003《食品中亚硫酸盐的测定》
22	烤鱼片、冷冻虾、烤虾、鱼干、鱿鱼丝、蟹肉、鱼糜等	亚硫酸钠	GB/T 5009.34—2003《食品中亚硫酸盐的测定》

表8-3 82种禁止在饲料、动物饮用水和畜禽水产养殖过程中使用的药物和物质[3]

类别	名称	具体药物种类名称[4]
I	兴奋剂类	1. 盐酸克仑特罗 (Clenbuterol Hydrochloride)；2. 沙丁胺醇 (Salbutamol)；3. 硫酸沙丁胺醇 (Salbutamol Sulfate)；4. 莱克多巴胺 (Ractopamine)；5. 盐酸多巴胺 (Dopamine Hydrochloride)；6. 西马特罗 (Cimaterol)；7. 硫酸特布他林 (Terbutaline Sulfate)
II	激素类	性激素种类：1. 己烯雌酚 (Diethylstibestrol)；2. 雌二醇 (Estradiol)；3. 戊酸雌二醇 (Estradiol Valerate)；4. 苯甲酸雌二醇 (Estradiol Benzoate)；5. 氯烯雌醚 (Chlorotrianisene)；6. 炔诺醇 (Ethinylestradiol) 7. 炔诺醚 (Quinestrol)；8. 醋酸氯地孕酮 (Chlormadinone acetate)；9. 左炔诺孕酮 (Levonorgestrel)；10. 炔诺酮 (Norethisterone)；11. 绒毛膜促性腺激素 (绒促性素)(Chorionic Gonadotrophin)；12. 促卵泡生长激素 (尿促性素主要含卵泡刺激素 FSHT 和黄体生成素 LH)(Menotropins)； 蛋白同化类激素：13. 碘化酪蛋白 (Iodinated Casein)；14. 苯丙酸诺龙及苯丙酸诺龙注射液 (Nandrolone phenylpropionate)； 精神药品：15. (盐酸)氯丙嗪 (Chlorpromazine Hydrochloride)；16. 盐酸异丙嗪 (Promethazine Hydrochloride)；17. 安定 (地西泮)；18. 苯巴比妥 (Phenobarbital)；19. 苯巴比妥钠 (Phenobarbital Sodium)；20. 巴比妥 (Barbital)；21. 异戊巴比妥 (Amobarbital)；22. 异戊巴比妥钠 (Amobarbital Sodium)；23. 利血平 (Reserpine)；24. 艾司唑仑 (Estazolam)；25. 甲丙氨酯 (Meprobamate)；26. 咪达唑仑 (Midazolam)；27. 硝西泮 (Nitrazepam)；28. 奥沙西泮 (Oxazepam)；29. 匹莫林 (Pemoline)；30. 三唑仑 (Triazolam)；31. 唑吡旦 (Zolpidem)；32. 其他国家管制的精神药品
III	抗菌药物类	1. 金刚烷胺；2. 金刚乙胺；3. 阿昔洛韦；4. 吗啉(双)胍(病毒灵)；5. 利巴韦林等及其盐、酯及单、复方制剂；6. 双嘧达莫（dipyridamole 预防血栓栓塞性疾病）；7. 聚肌胞；8. 氟胞嘧啶；9. 代森铵(农用杀菌剂)；10. 磷酸氯喹(抗疟药)；11. 磷酸伯氨喹；12. 异噁唑咪酮(防腐杀菌)；13. 盐酸地酚诺酯(解热镇痛)；14. 盐酸溴己新(祛痰)；15. 西咪替丁(抑制人胃酸分泌)；16. 盐酸甲氧氯普胺；17. 甲氧氯普胺(盐酸胃复安)；18. 比沙可啶(bisacodyl 泻药)；19. 二羟丙茶碱(平喘药)；20. 白细胞介素-2；21. 别嘌醇；22. 多抗甲素（α-甘露聚糖肽）等及其盐、酯及制剂

续表

类别	名称	具体药物种类名称[4]
IV	杀虫剂类	1. 氯霉素 Chloramphenicol 及其盐、酯(包括:琥珀氯霉素 Chloramphenicol Succinate)及制剂;2. 氨苯砜 Dapsone 及制剂;3. 硝基呋喃类:呋喃唑酮 Furazolidone,呋喃它酮 Furaltadone,呋喃苯烯酸钠 Nifurstyrenate sodium 及制剂;4. 硝基化合物:硝基酚钠 Sodium nitrophenolate,硝呋烯腙 Nitrovin 及制剂;5. 催眠、镇静类:安眠酮 Methaqualone 及制剂;6. 林丹(丙体六六六)Lindane 杀虫剂;7. 毒杀芬(氯化烯)Camahechlor 杀虫剂;8. 呋喃丹(克百威)Carbofuran 杀虫剂;9. 杀虫脒(克死螨)Chlordimeform 杀虫剂;10. 双甲脒 Amitraz 杀虫剂;11. 酒石酸锑钾 Antimonypotassiumtartrate 杀虫剂;12. 锥虫胂胺 Tryparsamide 杀虫剂;13. 孔雀石绿 Malachitegreen 抗菌、杀虫剂;14. 五氯酚酸钠 Pentachlorophenolsodium 杀螺剂;15. 各种汞制剂包括:氯化亚汞(甘汞)Calomel,硝酸亚汞 Mercurous nitrate,醋酸汞 Mercurous acetate,吡啶基醋酸汞 Pyridyl mercurous acetate 杀虫剂

注:表中所列药品,部分收录于《中华人民共和国药典》(2015 年版)。具体出处为:盐酸克仑特罗(二部,972 页);沙丁胺醇(二部,523 页);硫酸沙丁胺醇(二部,1330 页);盐酸多巴胺(二部,948 页);己烯雌酚(二部,1357 页);雌二醇(二部,48 页);炔雌醇(二部,1506 页);苯甲酸雌二醇(二部,612 页);氯烯雌醚(二部,1386 页);醋酸氯地孕酮(二部,1544 页);左炔诺孕酮(二部,151 页);快诺酮(二部,689 页);苯丙酸诺龙及苯丙酸诺龙注射液(二部,608 页);(盐酸)氯丙嗪(二部,1089 页);.盐酸异丙嗪(二部,969 页);安定(地西泮)(二部,330 页);苯巴比妥(二部,606 页);苯巴比妥钠(二部,607 页);异戊巴比妥(二部,406 页);异戊巴比妥钠(二部,407 页);利血平(二部,490 页);艾司唑仑(二部,125 页);咪达唑仑(二部,746 页);硝西泮(二部,1285 页);奥沙西泮硝西泮(二部,1406 页);三唑仑(二部,35 页);双嘧达莫(二部,105 页);氟胞嘧啶(二部,757 页);磷酸伯氨喹(二部,1569 页);磷酸氯喹(二部,1580 页);盐酸溴己新(二部,1107 页);西咪替丁(二部,347 页);盐酸甲氧氯普胺(二部,207 页);甲氧苄啶(二部,206 页);比沙可啶(二部,74 页);二羟丙茶碱(二部,485 页);氨苯砜(二部,1397 页);氯霉素(二部,180 页);呋喃唑酮(二部,464 页)。

8.1.2 非法添加物国内外管控现状及存在问题

随着世界范围内各个国家对食品安全问题的日益广泛关注，确保食品质量安全，严格预防和控制从食品生产原料、加工到包装贮运、销售等全过程中存在的潜在风险，已成为现代食品行业的核心管理目标，也是各国政府相关行政部门不断加大对食品质量安全行政监管力度的重要方向。从目前情况看，基于各自国情，各个国家建立了不同职能组成但行之有效的食品质量安全监管体系[4]。大致可以分为以下三种：以美国为代表，主要是由政府各部门按照各职能共同监管的模式，我国现有的食品质量安全监管体系与该模式大致相同；以加拿大为代表，主要是由政府的某一职能部门负责食品质量安全监管工作，并负责协调其他部门来对食品质量安全工作进行监督；以英国为代表，主要是由政府成立的专门独立的食品质量安全监管机构全权负责。在国家行政管理层面，相关机构的有效监管是对食品质量安全的第一道保护屏障。2011 年 4 月 21 日[5]，国务院办公厅下发了《关于严厉打击食品非法添加行为切实加强食品添加剂监管的通知》，要求全面部署开展严厉打击食品非法添加和滥用食品添加剂的专项行动。

国家虽有行政部门对非法添加物予以管控，但因非法添加物引起的食品安全事件仍时有发生，主要问题体现在以下两个方面[6]：一是事件源头端的生产企业存在的问题。根据近几年媒体曝光的典型因非法添加物引起的食品安全事件，综合分析整个事件中的事发环节中各相关主体的行为及主体责任，可以发现事件的责任主体不仅涉及个体生产经营者、小型企业，也有大中型企业名列其中，甚至包括若干大品牌在内的食品企业。例如，2008 年前后全国范围爆发的三聚氰胺事件，某大型乳品企业所生产产品批次中检出三聚氰胺。在整个食品生产加工、转运贮存、销售过程中，容易引发食品安全事件的关键环节主要为食品深加工环节，事件主要暴露问题几乎都是超量、超限添加食品添加剂或非法添加非食用物质。二是事件监管环节缺乏与监管措施相辅的严厉的惩处措施。目前，国家未出台与监管措施相配套的严厉的惩处措施，或者已出台的措施在打击违法生产者过程中未能有效地根治。非法添加物的使用，主要是由于利益驱使，但是监管部门的相关处罚力度往往小于生产企业的违法收益，因此，诸多惩罚措施会使不法生产者心存侥幸，从而导致了食品违法添加事件屡禁不绝。

8.2 甲醛 ▶▶▶

甲醛（分子式 HCHO）是一种无色、有强烈刺激气味的高毒物质，易溶于水、醇和醚。甲醛在常温下是气态，通常以水溶液的形式出现，其中35%～40%的甲醛水溶液叫作福尔马林，具有防腐、消毒和漂白的功能。甲醛化学性质活泼，可直接作用于氨基、巯基等官能团，特别是在生物体内发生的该类化学反应，可以直接破坏机体蛋白质和酶；并且使组织细胞发生不可逆的凝固、坏死，从而对神经系统、肺、肝脏产生损害。甲醛进入人体后，还能引起免疫功能下降。研究显示，人口服甲醛致死量为10g，世界卫生组织已将甲醛确定为致癌和致畸物质，是公认的变态反应源，也是潜在的强致突变物之一，在我国有毒化学品控制名单上高居前列[7]。

(1) 食品中非法添加甲醛和内源性甲醛

甲醛是一种用途广泛、生产工艺简单、原料供应充足的大众化工原料，世界年产量在2500万吨左右。主要用于塑料、合成纤维、皮革、造纸、医药、染料、油漆和建筑材料等工业品。甲醛具有很强的抗菌、防腐和漂白作用。因此，甲醛也可用作消毒、防腐和熏蒸剂。2014年4月20日颁布的GB 2760—2011《食品安全国家标准食品添加剂使用标准》，将甲醛从食品加工助剂中彻底删除。基于甲醛的活泼的化学性质，以及低廉的获得成本，一些不法食品生产者或生产企业利用甲醛，将其加入到食品生产过程，来实现杀菌、防腐、保鲜、增白和增加机体组织脆性的作用，以达到改善食品感官，提高白度，延长保存时间及改善口感的目的。同时，还可以将甲醛用于食品加工设施工具消毒。消毒后的工具设施会存在甲醛残留，通过与食品的接触，会导致甲醛的溶出与迁移，从而造成二次污染（表8-4）。上述两方面是甲醛在食品中非法添加和污染的主要途径。

表8-4　甲醛非法添加食品种类

食品种类	名　称
蔬菜	大白菜、蘑菇、娃娃菜等绿叶青菜
水果	荔枝、桃
水产品	鱿鱼、墨鱼、虾
水发食品	牛百叶、蹄筋、猪肚

现有研究表明，食品中内源性甲醛也是造成食品中甲醛存在的途径之一（表8-5)[8]。

通过图8-1数据可以看出，甲醛含量海水鱼中均显著高于淡水鱼；并且同一品种鱼种，在不同的存活状态甲醛含量也不相同，活体鱼中含量最低，冰鲜样品中含量最高；冷冻样品随着冻藏时间的延长甲醛含量呈上升趋势。研究结果还表明，甲醛含量与鱼的品种及组织部位有很大关系，其中内脏组织，如肾脏、胆汁和肝脏中甲醛含量显著高于肌肉组织。甲醛在水产品等动物体内自然产生，是一种自身代谢产物，并非人为添加或者环境污染所致，其中氧化三甲胺（TMAO）

代谢产生内源性甲醛被认为是水产品中甲醛的主要来源[12]。

表 8-5　内源性甲醛食品种类[9—11]

食品种类	名称	甲醛含量/mg·kg^{-1}	食品种类	名称	甲醛含量/mg·kg^{-1}
水果及蔬菜	苹果	6.3~22.3	水果及蔬菜	菠菜	3.3~7.3
	杏	9.5		西红柿	5.7~13.3
	香蕉	16.3		西瓜	9.2
	甜菜头	35	肉类及肉制品	牛	4.6
	鳞茎类蔬菜	11.0		猪	5.8~20
	椰菜	5.3		羊	8
	甘荀	6.7~10		鸡	2.5~5.7
	椰菜花	26.9		加工肉类制品	20.7
	白萝卜	3.7~4.4		肝酱	11.9
	香菇(干)	100~406	奶类制品	羊奶	1
	香菇(鲜)	6~54.5		牛奶	0.22~1.83
	青瓜	2.3~3.7		牛奶糖	2.0~2.6
	葡萄	22.4		奶粉	2.6~4.12
	葱	13.3~26.3		酒精饮品	0.02~3.8
	芥兰头	31		汽水	8.7
	梨	38.7~60	其他类	蒸馏咖啡	3.4~4.5
	李子	11.2		速溶咖啡	10~16
	马铃薯	19.5		糖浆	1~1.54

乳制品中牛乳本身含有微量甲醛，而且甲醛、甲酸、乙酸等羰基化合物还作为风味物质在牛乳的呈香中有重要作用。乳品中的甲醛可能来源于乳脂肪的酶类反应，也可能是其他反应的前体物质，或是某些复杂反应的副产物。

(2) 甲醛的毒理学危害

甲醛及其代谢物还与氨基酸、蛋白质、核酸等形成不稳定化合物，转移至肾、肝和造血组织发挥作用，对人体各个系统有不同程度的危害。以下是甲醛对人体各系统造成的危害介绍（表 8-6）。（注：上述实验结果均采用小鼠作为实验模型得出，对人体的机能伤害需参考有关文献和病例报道。）

表 8-6　甲醛的毒性

身体系统	毒性表现
中枢神经系统	动物实验表明：①甲醛对小鼠存在着直接的神经毒性；②甲醛可通过降低细胞能量代谢起到抑制神经元正常生理活动的目的，进而导致整个神经系统产生功能性损伤；③甲醛可改变脑组织三类重要的神经递质——儿茶酚胺、氨基酸类以及乙酰胆碱的正常水平，使其呈整体下降趋势，可能导致记忆减退；④甲醛对学习与记忆能力的影响呈现双向作用，造成空间记忆能力的严重障碍
生殖系统	①液态甲醛能引起睾丸组织病理损伤，脏器系数、精子存活率、活动率和精子数均下降或者减少，并且畸形率升高；②气态甲醛能诱导早期精细胞微核率增加；③液态甲醛和气体甲醛均具有生殖细胞毒性，可影响生殖及子代发育，并具有致畸作用

身体系统	毒性表现
心血管系统	①甲醛影响心脏的电生理功能,会引起心律过缓,降低肺毛细血管应激反应的能力;②甲醛能增加细胞凋亡和减少细胞有丝分裂;③在一定的病理条件下,甲醛可与过氧化物相互作用,通过促进低密度脂蛋白氧化、血小板聚集及血栓烷的形成而致使形成动脉粥样硬化
免疫系统	①甲醛对小鼠淋巴组织具有抑制作用;②低剂量和高剂量甲醛均能引起小鼠脾脏和胸腺重量的下降;③低浓度甲醛能引起细胞轻度的脂质过氧化,而不影响其功能;④高浓度甲醛可引起脂质,蛋白质及 DNA 等大分子损伤,从而导致细胞凋亡或坏死
呼吸系统	①甲醛对支气管上皮细胞、肺巨噬细胞具有遗传损伤;②甲醛良好的水溶性,极易被鼻、鼻窦以及气管、支气管黏膜中富含水分的黏液吸收,并与其中的蛋白质、多糖物质结合,破坏黏液-纤毛的运输机制

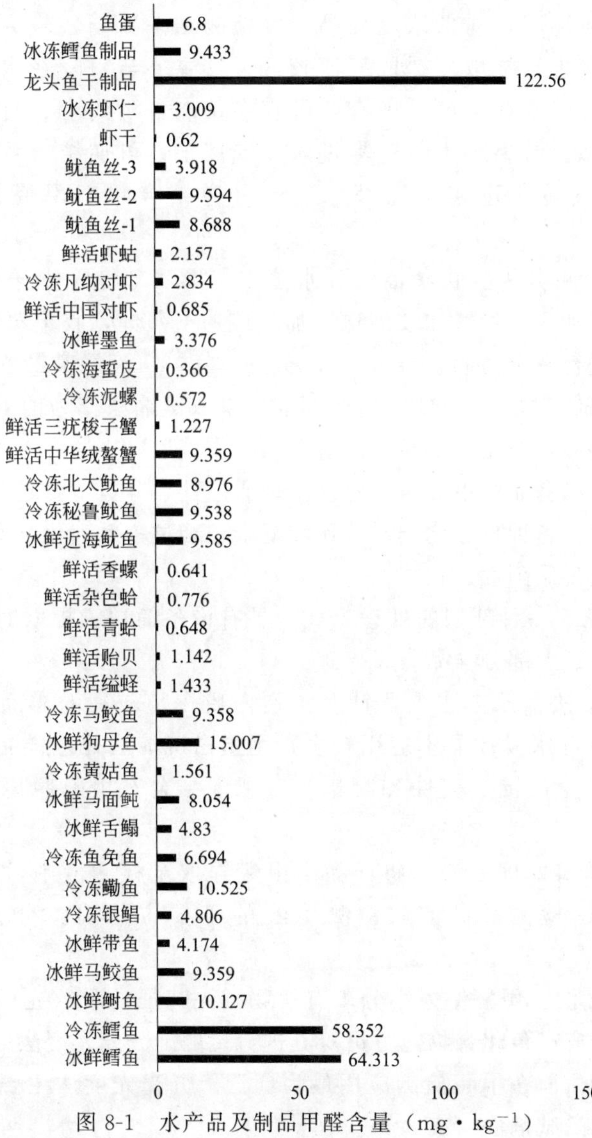

鱼蛋 6.8
冰冻鳕鱼制品 9.433
龙头鱼干制品 122.56
冰冻虾仁 3.009
虾干 0.62
鱿鱼丝-3 3.918
鱿鱼丝-2 9.594
鱿鱼丝-1 8.688
鲜活虾蛄 2.157
冷冻凡纳对虾 2.834
鲜活中国对虾 0.685
冰鲜墨鱼 3.376
冷冻海蜇皮 0.366
冷冻泥螺 0.572
鲜活三疣梭子蟹 1.227
鲜活中华绒螯蟹 9.359
冷冻北太鱿鱼 8.976
冷冻秘鲁鱿鱼 9.538
冰鲜近海鱿鱼 9.585
鲜活香螺 0.641
鲜活杂色蛤 0.776
鲜活青蛤 0.648
鲜活贻贝 1.142
鲜活缢蛏 1.433
冷冻马鲛鱼 9.358
冰鲜狗母鱼 15.007
冷冻黄姑鱼 1.561
冰鲜马面鲀 8.054
冰鲜舌鳎 4.83
冷冻鱼免鱼 6.694
冷冻鲥鱼 10.525
冷冻银鲳 4.806
冰鲜带鱼 4.174
冰鲜马鲛鱼 9.359
冰鲜鲥鱼 10.127
冷冻鳕鱼 58.352
冰鲜鳕鱼 64.313

图 8-1 水产品及制品甲醛含量 (mg·kg^{-1})

(3) 食品中甲醛检测方法

甲醛作为食品中的非法添加剂，在对其进行检测时需对采集样品进行前处理，经过特定处理方法，把样品中甲醛转移到待测溶液中。不同食品之间存在较大差异，目前前处理方法主要有：浸泡法、蒸馏法、超声波法、蛋白沉淀法。

① 浸泡法：适合大部分固体样品。将样品浸泡于蒸馏水中一定时间，然后取浸泡液进行分析。该方法操作简便、仪器简单、经济环保。但是提取时间比较长，不适合快速检测。有的样品浸泡后，液体带有颜色或者浑浊，需要进一步脱色或离心，对低浓度样品后续检测结果影响比较大。浸泡法不适合对水产品甲醛进行提取，提取率比较低，这主要与甲醛在水产品中存在的状态密切相关。甲醛在水产品中有 3 种存在状态：游离态、可逆结合状态和不可逆结合状态。游离态甲醛容易进入浸泡液中，可逆结合状态甲醛在特定条件下可以经过转化进入提取液中，不可逆结合状态甲醛很难进入提取液中。

② 蒸馏法：可分为直接蒸馏法和水蒸气蒸馏法。将固体样品匀浆或粉碎，置于蒸馏瓶中，加入少量酸和玻璃珠，加热或通气蒸馏，收集蒸馏液进行分析。液体样品直接进行蒸馏分析。GB/T 5009.49—2008、NY/T 273—2012、NY/T 1283—2007 和 SC/T 3025—2006 这些标准均采取蒸馏法作为前处理方法。蒸馏法适合大部分样品，但是需要相应的装置，操作繁琐，不适合大批量样品的前处理。蒸馏法在检测食品中甲醛时，容易出现假阳性，分析主要是蒸馏法进行样品处理过程中，由于各种食品化学成分比较复杂，经过一系列化学变化，造成基体干扰，使结果出现假阳性。

③ 超声波法：一种新型前处理方式，具有设备简单、提取时间短和提取效果好等优点，适合大部分样品。

④ 蛋白沉淀法：该方法主要针对于蛋白质含量较高的样品。目前该前处理方法在水产品和水发产品中应用较多，用蛋白沉淀法处理样品时，蛋白质在水浴作用下，发生沉淀、变性和凝集，有利于结合态甲醛脱离蛋白质而进入水中。

经上述样品前处理方法，将样品中甲醛提取至检测液中，需经仪器方法进行甲醛含量的检测。目前，检测甲醛的主要方法有：分光光度法、色谱法。

① 分光光度法。甲醛作为小分子有机物，无特征的吸收光谱，需经与某种试剂反应后，生成有色化合物，方可对其进行检测。分光光度法所需仪器设备简单、操作简便，目前在甲醛检测应用最为广泛。分光光度法主要包括乙酰丙酮法、变色酸法和酚试剂法（表 8-7）。

表 8-7　分光光度法主要显色检测方法介绍

方　法	主要原理	优　点	缺　点
乙酰丙酮法	在 pH 为 5.5～7.0 条件下,甲醛与乙酰丙酮在过量铵盐的存在下,反应生成黄色化合物,在波长 414nm 左右处进行光度分析测定其吸光度值	操作简便; 性能稳定;	生成稳定黄色物质需要 60min 的诱导期;抗干扰性差
变色酸法	甲醛在浓硫酸存在下,沸水浴中可与变色酸(1,8-二羟基萘-3,6-二磺酸)发生作用形成紫色化合物,该化合物最大吸收波长在 570nm 处,可用分光光度法进行分析	操作简便; 快速灵敏	硫酸用量大; 操作不便; 苯酚、醛类对测定有干扰; 实际检测应用较少
AHMT 法	4-氨基-3-肼基-5-巯基-1,2,4-三氮唑(AHMT)与甲醛在碱性条件下缩合,然后经高锰酸钾氧化成 6-巯基-5-三氮杂[4,3-b]-S-四氮杂苯紫红色化合物,最后比色定量	特异性好; 乙醛、丙醛、正丁醛等醛类及甲醇、乙醇等醇类的存在,并不会产生干扰	显色液随时间逐渐加深,显色反应时间必须统一; 重现性比较差
间苯三酚法	甲醛和间苯三酚在碱性条件下,生成橘红色过渡物质,在波长 474nm 进行比色测定	所用试剂种类少,显色反应不需要加热,显色速度快; 操作简单	甲醛与显色剂间苯三酚反应不稳定;测定甲醛误差大
盐酸苯肼法	盐酸苯肼与甲醛在酸性或碱性条件下,经铁氰化钾氧化生成红色化学物苯腙,颜色深浅与甲醛含量成正比,在该物质的最大吸收峰波长 520nm 处测定	灵敏度比较高	操作繁琐; 盐酸苯肼毒性较大; 显色生成物不稳定

② 色谱法。主要有高效液相色谱法（HPLC）和气相色谱法（GC）。色谱法灵敏度高，准确性好，检测限低。色谱法在进行甲醛直接检测时，灵敏度比较低，一般需要将甲醛衍生化后进行测定。通常先与 2,4-二硝基苯肼反应生成衍生化产物 2,4-二硝基苯腙后，再进行色谱分析。

HPLC 测定甲醛时，先将甲醛与 2,4-二硝基苯肼反应生成衍生化产物 2,4-二硝基苯腙，用有机溶剂进行萃取富集后，在一定条件下蒸发，浓缩，再用甲醇或乙腈进行稀释，最后进行色谱分析。液相色谱法具有分离效率高，选择性好，灵敏度高，不受样品基质和颜色影响等优点。

GC 主要有直接法和衍生法。直接法测定甲醛方法简单，操作简单，适合高浓度甲醛样品。对于低浓度甲醛往往采取衍生法进行测定，一般采用 2,4-二硝基苯肼进行柱前衍生，该法灵敏度高、准确性好。

8.3 吊白块 》》》

（1）吊白块物理化学性质及应用简介

吊白块，化学名称为次硫酸氢钠甲醛，其化学式为 $NaHSO_2 \cdot CH_2O \cdot 2H_2O$，呈白色块状或结晶性粉末状。具有良好的水溶性，常温下化学性质较为稳定，但在遇酸、碱和高温条件下极易分解，并且高温下具有极强的还原性，使其具有漂白作用，是一种工业用漂白剂。吊白块在印染工业中还被用作拔染剂和还原剂，用于生产靛蓝染料；在橡胶工业用于丁苯橡胶聚合活化剂，感光照相材料相助剂，日用工业漂白剂等。

吊白块水溶液在 60℃ 及以上温度时开始分解，在温度达到 120℃ 时分解为甲醛、二氧化硫和硫化氢等有毒气体，该类气体可使人头痛、乏力、食欲差，严重时甚至可导致鼻咽癌等疾病，因此国家严禁将其作为添加剂在食品中使用。2008年卫生部印发的《食品中可能违法添加的非食用物质和易滥用的食品添加剂品种名单（第一批）》的通知中，明确了可能添加吊白块的主要食品类别为腐竹、粉丝、面粉和竹笋；可能的主要作用为增白、保鲜、增加口感和防腐。

（2）吊白块在食品非法添加中危害机制分析

吊白块在食品中添加，主要作用是使食品增白、增加韧性及防腐，适量浓度吊白块的使用可使食品外观色泽亮丽、久煮不糊并可延长保存时间。粉、面、豆制品和水发产品是吊白块非法添加的主要食品种类。

吊白块在食物中经处理后，产生的主要次生危害物为二氧化硫、甲醛和硫化氢，均可对人体健康产生伤害，其中甲醛对人体危害见本书本章8.2一节。以下主要介绍二氧化硫和硫化氢对人体危害机制。

二氧化硫是一种无色不燃性气体，是吊白块起漂白作用的主要成分。少量的二氧化硫进入人体后主要以亚硫酸盐形式存在，并在组织细胞中亚硫酸氧化酶的作用下氧化为硫酸盐，最终可通过正常解毒后随尿液排出体外，少量的二氧化硫对人体健康无危害作用。但是，人体食用超量添加吊白块食品后，会产生恶心、呕吐等胃肠道反应，并且可影响人体对钙的吸收，促进机体的钙流失，过量进食可引起眼、鼻黏膜刺激等急性中毒症状，严重时出现喉头痉挛、水肿和支气管痉挛等症状。

硫化氢在人体内主要是与细胞呼吸酶的三价铁结合，抑制酶的活性，使细胞的氧化还原过程受阻，造成细胞组织缺氧，对人体产生危害。它还可使血红蛋白转化为硫化血红蛋白，使其失去携氧功能。急性硫化氢中毒一般发病迅速，出现脑和（或）呼吸系统损害，也可伴有心脏等器官功能障碍。

科研人员也以小鼠为模型，研究吊白块的急性毒作用，其结果如表 8-8。

表 8-8　给予不同剂量吊白块 14 天后小鼠死亡率

剂　　量	小鼠数量/只	死亡数量/只	死亡率/%
13333	10	10	100
10000	10	10	100
7500	10	2	20
5625	10	0	0
4218	10	0	0

结果显示，高剂量吊白块可致使小鼠死亡，低剂量虽不致小鼠死亡，但出现了不同程度的中毒症状。

(3) 吊白块检测方法

检测食品被吊白块污染的情况，主要是通过测定其分解产物甲醛和二氧化硫的含量，再根据其比例关系进行间接判定。甲醛检测方法见本书 8.2 一节。

目前，我国检测食品中亚硫酸盐的标准方法主要是采用盐酸副玫瑰苯胺法、蒸馏法、色谱法、电化学法。

盐酸副玫瑰苯胺法（图 8-2）利用亚硫酸盐与四氯汞钠反应生成稳定的络合物，再与甲醛及盐酸副玫瑰苯胺（化学名称：4-[(4-氨基苯基)(4-亚氨基-2,5-环己二烯-1-亚基）甲基]苯）作用生成紫红色络合物，通过标准曲线进行定量，方法检出限可达 1mg/kg。该法不适用于带有颜色样品，并且在样品处理过程用到具有毒性的高汞盐，容易造成环境污染和操作者的身体健康。

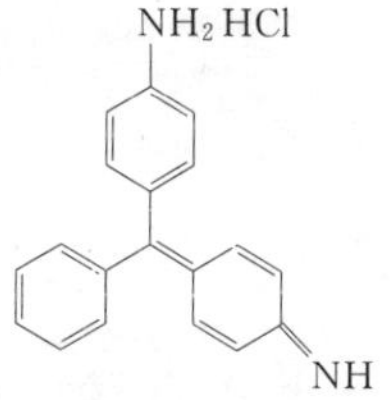

图 8-2　盐酸副玫瑰苯胺化学结构式

蒸馏法适用于色酒及葡萄糖糖浆与果脯的检测。主要通过在密闭容器中对样品进行酸化并加热蒸馏，乙酸铅溶液吸收释放出的二氧化硫，后经浓盐酸酸化，再以碘标准溶液滴定，根据所消耗的碘标准溶液量计算出样品中的二氧化硫含量。

电化学法将涂有石墨、环氧树脂、固化剂的铜或金电极，分别浸泡在饱和4-甲基哌啶二硫代氨基甲酸钾水溶液和饱和硝酸汞水溶液中各 1h。然后用此电极来测定 SO_3^{2-}，检测线性范围为 $5×10^{-6}\sim0.1mol/L$。

色谱法主要是将二氧化硫转化为硫酸根后，通过离子色谱进行检测。大致过程为，将均质化的食品置于盐酸溶液中蒸馏，用 NaOH 溶液吸收释放出二氧化硫，加入双氧水氧化，将其转化为硫酸根，再使其通过预处理过的 Sep-PakC18 柱净化溶液，将所得溶液进样检测。

8.4 苏丹红 》》》

（1）苏丹红物理化学性质及毒理学危害简介

苏丹红是一种亲脂性偶氮化合物，外观呈暗红色或深黄色片状晶体，难溶于水，主要包括Ⅰ、Ⅱ、Ⅲ和Ⅳ四种类型，大量地用于生物、化学等领域，以及机油、汽车蜡和鞋油等工业产品，还用于焰火礼花的着色。苏丹红是化学性质良好的着色剂，例如，家用的红色地板蜡或红色鞋油通常含有苏丹红一号（Sudan 1）。随着人们对苏丹红化学性质及致毒性的逐步了解，国际癌症研究机构将苏丹红列为第 3 类可致癌物质。图 8-3 是苏丹红系列化合物的化学结构式：

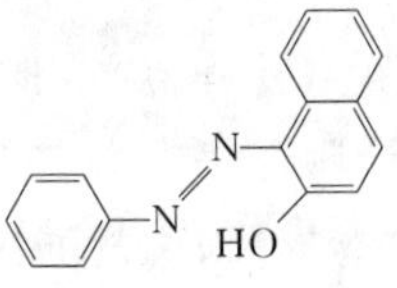

苏丹红 1 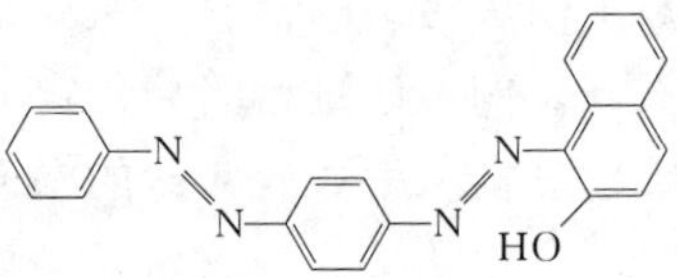　　　　　　　　　　　苏丹红 3

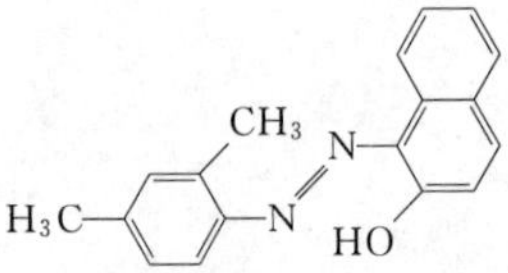

苏丹红 2 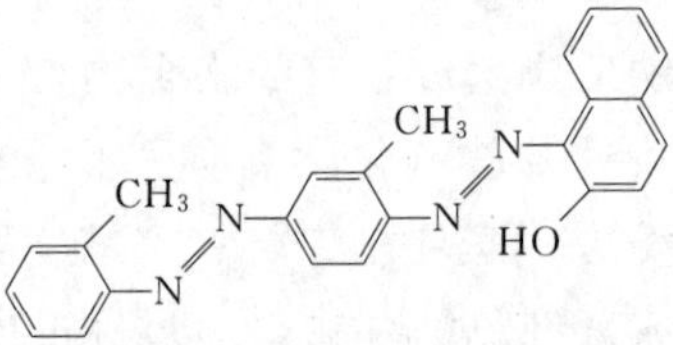　　　　　　　　　　　苏丹红 4

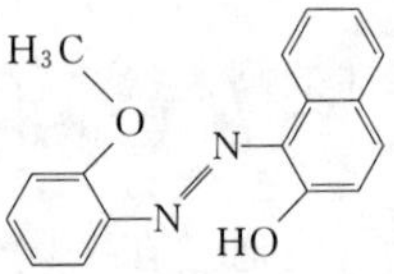

苏丹红 G 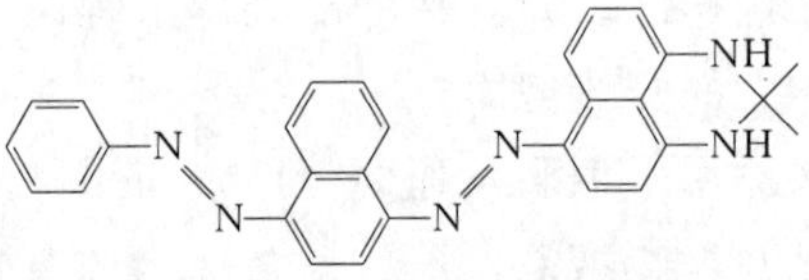　　　　　　　　　　　苏丹黑 B

图 8-3　苏丹红系列化学结构式

在食品加工过程中，为求食品及其制品的色彩或保持原有的色泽，以达到改善食品的感官性状，增进人们的食欲，提高其食用价值的目的，通常采用添加食用色素的处理方法来实现。1995 年，欧盟宣布禁止将苏丹红用作食用色素在食品中进行添加。我国于 1960 年国务院颁布的《食用合成染料管理暂行办法》规定以下 4 种合成色素能用于食品加工过程中的着色处理，分别为苋菜红、胭脂红、柠檬黄、靛蓝（图 8-4）。2005 年 2 月 23 日中国国家质量监督检验检疫总局发布了《关于加强对含有苏丹红（一号）食品检验监管的紧急通知》，要求清查在国内销售的食品，特别是进口食品，防止含有苏丹红的食品在市场上销售。2005 年 4 月卫生部发布公告，重申不得将苏丹红作为食品添加剂生产、经营和使用。

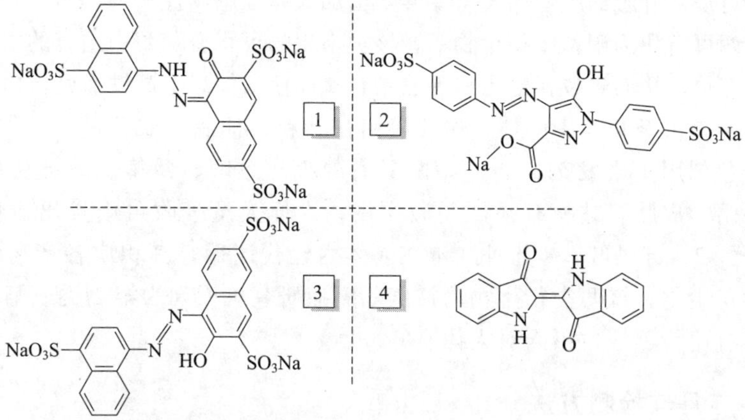

图 8-4　苋菜红（1）、柠檬黄（2）、胭脂红（3）、靛蓝（4）化学结构式

（2）苏丹红在食品非法添加中危害机制分析

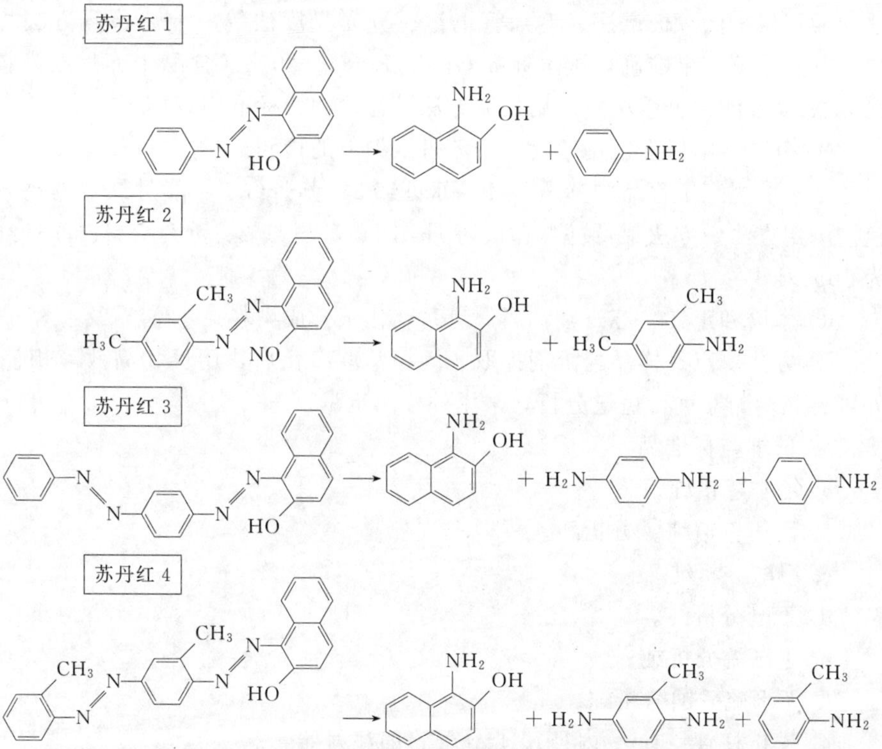

图 8-5　苏丹红体内代谢主要产物

苏丹红1在体内的代谢产物为苯胺和1-氨基-2-萘酚（图8-5）。苯胺是制造染料、橡胶促进剂及抗氧剂等的原料，是一种重要的有机合成中间体。但是，苯胺接触人体皮肤或经误食进人体消化系统后，一方面可直接作用于肝细胞，引起中毒性肝病，还可诱发肝脏细胞基因发生变异，增加人体罹患癌症概率；另一方面，苯胺经人体代谢可转化为硝基苯衍生物等，该类衍生物可将血红蛋白结合的铁元素由二价转化为三价，从而导致血红蛋白无法结合氧而使人体患上高铁血红蛋白症。

萘酚也是一类化学中间体，主要应用在染料、油脂、农药的合成与生产中，还用作着色剂用于染发剂制备。萘酚具有致癌、致畸、致敏、致突变的潜在毒性，对眼睛、皮肤、黏膜有强烈刺激作用，人体大量吸收可引发出血性肾脏炎症。苏丹红2、苏丹红3、苏丹红4在人体内经代谢后，其相应各产物均为苯胺或萘酚的衍生物，该两类衍生物均被国际癌症研究机构列为第2类或第3类致癌物质，具有遗传毒性，摄入对人体有害。

(3) 苏丹红检测方法

苏丹红具有良好的化学稳定性，并且化学结构中具有发色团，具有特定的吸收波长，因此针对苏丹红检测开发的方法多为仪器方法。目前，食品中苏丹红的检测方法主要有采用高效液相色谱法、高效液相色谱-质谱法、气相色谱-质谱法、薄层层析法、极谱法、毛细管电泳、分光光度法等。上述检测方法相对成熟，并且检测结果准确，国家标准GB/T 19681—2005《食品中苏丹红染料的检测方法-高效液相色谱法》采用仪器方法进行检测，标准内容如下：

① 范围。本标准适用于食品中苏丹红染料的检测。

本标准规定了食品中苏丹红1、苏丹红2、苏丹红3、苏丹红4的高效液相色谱测定方法。方法最低检测限：苏丹红1、苏丹红2、苏丹红3、苏丹红4均为 $10\mu g/kg$。

② 术语和定义。苏丹红：属偶氮系列化工合成染料。

③ 方法要点。样品经溶剂提取、固相萃取净化后，用反相高效液相色谱-紫外可见光检测器进行色谱分析，采用外标法定量。

④ 试剂与标准品。

a. 乙腈色谱纯。

b. 丙酮色谱纯、分析纯。

c. 甲酸分析纯。

d. 乙醚分析纯。

e. 正己烷分析纯。

f. 无水硫酸钠分析纯。

g. 层析柱管：1cm(内径)×5cm(高)的注射器管。

h. 层析用氧化铝（中性 100～200 目）：105℃ 干燥 2h，于干燥器中冷至室温，每100g中加入2mL水降活，混匀后密封，放置12h后使用。

注：不同厂家和不同批号氧化铝的活度有差异，须根据具体购置的氧化铝产品略作调整，活度的调整采用标准溶液过柱，将1μg/mL的苏丹红的混合标准溶液1mL加到柱中，用5％丙酮正己烷溶液60mL完全洗脱为准，4种苏丹红在层析柱上的流出顺序为苏丹红2、苏丹红4、苏丹红1、苏丹红3，可根据每种苏丹红的回收率作出判断。苏丹红2、苏丹红4的回收率较低表明氧化铝活性偏低，苏丹红3的回收率偏低时表明活性偏高。

i. 氧化铝层析柱：在层析柱管底部塞入一薄层脱脂棉，干法装入处理过的氧化铝至3cm高，轻敲实后加一薄层脱脂棉，用10mL正己烷预淋洗，洗净柱中杂质后，备用。

j. 5％丙酮的正己烷液：吸取50mL丙酮用正己烷定容至1L。

k. 标准物质：苏丹红1、苏丹红2、苏丹红3、苏丹红4；纯度≥95％。

l. 标准贮备液：分别称取苏丹红1、苏丹红2、苏丹红3及苏丹红4各10.0mg（按实际含量折算），用乙醚溶解后用正己烷定容至250mL。

⑤ 仪器与设备。

a. 高效液相色谱仪（配有紫外可见光检测器）。

b. 分析天平：感量0.1mg。

c. 旋转蒸发仪。

d. 均质机。

e. 离心机。

f. 0.45μm有机滤膜。

⑥ 样品制备。将液体、浆状样品混合均匀，固体样品需磨细。

⑦ 操作方法。

a. 样品处理。

红辣椒粉等粉状样品：称取1～5g（准确至0.001g）样品于三角瓶中，加入10～30mL正己烷，超声5min，过滤，用10mL正己烷洗涤残渣数次，至洗出液无色，合并正己烷液，用旋转蒸发仪浓缩至5mL以下，慢慢加入氧化铝层析柱中，为保证层析效果，在柱中保持正己烷液面为2mm左右时上样，在全程的层析过程中不应使柱干涸，用正己烷少量多次淋洗浓缩瓶，一并注入层析柱。控制氧化铝表层吸附的色素带宽宜小于0.5cm，待样液完全流出后，视样品中含油类杂质的多少用10～30mL正己烷洗柱，直至流出液无色，弃去全部正己烷淋洗液，用含5％丙酮的正己烷液60mL洗脱，收集、浓缩后，用丙酮转移并定容至5mL，经0.45μm有机滤膜过滤后待测。

红辣椒油、火锅料、奶油等油状样品：称取0.5～2g（准确至0.001g）样品于小烧杯中，加入适量正己烷溶解（约1～10mL），难溶解的样品可于正己烷中加温溶解。按红辣椒粉中"慢慢加入到氧化铝层析柱……过滤后待测"操作。

辣椒酱、番茄沙司等含水量较大的样品：称取 10～20g（准确至 0.01g）样品于离心管中，加 10～20mL 水将其分散成糊状，含增稠剂的样品多加水，加入 30mL 正己烷：丙酮＝3：1，匀浆 5min，3000r/min 离心 10min，吸出正己烷层，于下层再加入 20mL×2 次正己烷匀浆，离心，合并 3 次正己烷，加入无水硫酸钠 5g 脱水，过滤后于旋转蒸发仪上蒸干并保持 5min，用 5mL 正己烷溶解残渣后，按红辣椒粉中"慢慢加入到氧化铝层析柱……过滤后待测"操作。

香肠等肉制品：称取粉碎样品 10～20g（准确至 0.01g）于三角瓶中，加入 60mL 正己烷充分匀浆 5min，滤出清液，再以 20mL×2 次正己烷匀浆，过滤。合并 3 次滤液，加入 5g 无水硫酸钠脱水，过滤后于旋转蒸发仪上蒸至 5mL 以下，按红辣椒粉中"慢慢加入到氧化铝层析柱中……过滤后待测"操作。

b. 推荐色谱条件。

仪器条件：色谱柱：Zorbax SB-C18 3.5μm 4.6mm×150mm（或相当型号色谱柱）；流动相：溶剂 A 0.1%甲酸的水溶液：乙腈＝85：15、溶剂 B 0.1%甲酸的乙腈溶液：丙酮＝80：20。梯度洗脱：流速：1mL/min；柱温：30℃；检测波长：苏丹红 1 478nm；苏丹红 2、苏丹红 3、苏丹红 4 520nm；于苏丹红 1 出峰后切换。进样量 10μL。梯度条件见表 8-9。

表 8-9　梯度条件

| 时间 | 流动相 | | 曲线 |
/min	A/%	B/%	
0	25	75	线性
10.0	25	75	线性
25.0	0	100	线性
32.0	0	100	线性
35.0	25	75	线性
40.0	25	75	线性

吸取标准储备液 0mL、0.1mL、0.2mL、0.4mL、0.8mL、1.6mL，用正己烷定容至 25mL，此标准系列浓度为 0μg/mL、0.16μg/mL、0.32μg/mL、0.64μg/mL、1.28μg/mL、2.56μg/mL，绘制标准曲线。

c. 计算。

按公式(8-1)计算苏丹红含量：

$$R = C \times V/M \tag{8-1}$$

式中　R——样品中苏丹红含量，mg/kg；

　　　　C——由标准曲线得出的样液中苏丹红的浓度，μg/mL；

　　　　V——样液定容体积，mL；

　　　　M——样品质量，g。

8.5 违禁药物添加 ▶▶▶

罂粟是近 180 种罂粟属植物的通称，按《中国植物志》特指鸦片罂粟。

罂粟是制取鸦片的主要原料，同时其提取物也是多种镇静剂的来源，例如，吗啡、蒂巴因、可待因、罂粟碱、那可丁等。2008 年和 2011 年卫生部先后 2 次公布的第 5 批可能违法添加的非食用物质名录中，再次将罂粟壳禁用的产品类别范围扩大为"火锅底料及小吃类食品"。

8.5.1 罂粟壳和罂粟籽

(1) 罂粟壳

罂粟壳为罂粟割取浆汁后的干燥成熟果壳，是中药的一种，具有敛肺止咳，涩肠止泻和止痛功效。人体经常食用会产生依赖性，造成瘾癖。过量摄入会引起心律不齐，对肝脏、肾脏产生毒害作用，已被国家列入麻醉药品管理的范围予以管制。

罂粟壳的主要化学成分为吗啡、罂粟碱、可待因、蒂巴因、那可汀及罂粟壳碱等生物碱，另含有景天庚糖、D-甘露庚酮糖、内消旋肌醇及赤藓醇等化学成分（图 8-6）。罂粟壳是非食品用添加原料，也是部分中成药生产和医疗配方使用的原料，属于麻醉药品管制品种。国家法律明确规定，禁止非法供应、运输、使用。针对食品中非法使用罂粟壳现象，2009 年 3 月 30 日，国家食品药品监督管理局发布通知，针对个别餐饮消费经营者在火锅中使用罂粟壳的违法行为，将严格依法查处。

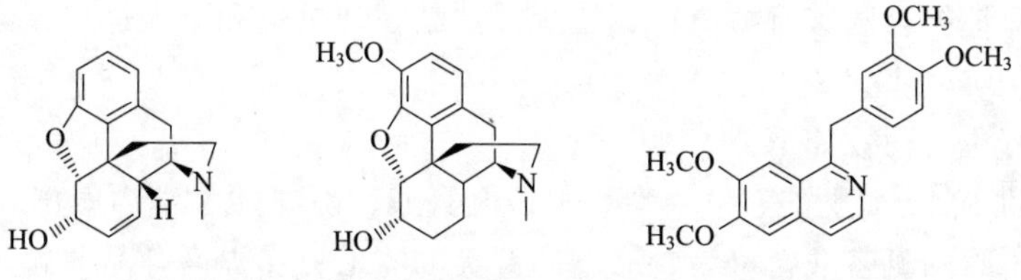

图 8-6 吗啡、可待因和生物碱（从左至右）化学结构

作为非食品用添加原料的罂粟壳，主要添加于调料中，比如火锅底料、卤味制品，饮料等。与鸦片、海洛因等毒品相比，罂粟壳内的如吗啡等物质虽含量不高，但成分较多，并且复杂。对于绝大多数从未感染过毒品，特别对毒品敏感性较高的人群，在误食之后，会使其产生轻快感，生理表现上会有脸部微红、心跳

加快、神经兴奋等。对于正常人，长期食用非法添加有罂粟壳的食品，也会产生一定的依赖性，并且会出现发冷、出虚汗、乏力、面黄肌瘦等症状，对人体健康产生伤害。

（2）罂粟籽

罂粟籽长期以来不允许在市场内合法销售，其原因并非为罂粟籽自身具有毒性，主要是出于禁止毒品种植扩散的需要。1982 年，国际标准 ISO 676—1982 中已将罂粟籽列入调味品名录。1991 年，我国于颁布的《香辛料和调味品名称和内含物的测定》标准中，"香辛料和调味品名称表"中明确标明：罂粟，可使用部分，如种子。2000 年，甘肃省农垦总公司向国家农业部上报申请销售经钴-60 辐照"灭活"罂粟籽，成为我国唯一一处经国家特许的罂粟籽种植地。同年10 月底，国家食品药品监督管理局药品安全监管司发函致甘肃农垦总公司，称鉴于罂粟籽不属于麻醉药品管制品种，因此同意其加工销售经钴-60 辐照"灭活"罂粟籽，同时指示其要制订严格的罂粟籽"灭活"加工、储运和购销等规章制度，切实加强罂粟籽的管理工作。2002 年，卫生部又致函甘肃省卫生厅，正式同意罂粟籽可作为食品香辛料进行管理和销售[13]。罂粟籽调味品的上市销售为不法商贩提供了可乘之机，即通过在碾成粉状的罂粟籽中添加罂粟壳粉。但是，罂粟壳作为提取吗啡的原料，在我国早已明确要求严禁在任何食品中添加罂粟壳。因此，2003 年，国家出台对毒品管制的禁令，不再允许农垦总公司继续生产销售罂粟籽调味品。2005 年 8 月，卫生部、农业部、国家质量监督检验检疫总局、国家工商行政管理总局、国家食品药品监管局联合下发了《关于加强罂粟籽食品监督管理工作的通知》（卫监督发［2005］349 号）的规范性文件，规定罂粟籽仅允许用于榨取食用油脂，不得在市场上销售或用于加工其他调味品。甘肃省农垦集团有限公司是国家指定的唯一允许利用罂粟籽榨取食用油脂的生产企业，但其生产的罂粟籽不得在市场上销售。通知明确指出，罂粟籽油脂纳入国家新资源食品进行管理，上市前应按规定检验合格后方可经销。罂粟籽油脂的包装和宣传应该符合国家有关法律、法规。严禁任何单位和个人进口罂粟籽和罂粟籽调味品。

罂粟籽主要功效如下。[14]

① 增加鲜味。罂粟籽富含甘氨酸、丙氨酸、酪氨酸、苯丙氨酸、天门冬氨酸等提升鲜味的氨基酸，可为食品增添鲜美的味道；②提高食品原料风味。肉类食品、速食调味汤包、酱包或酱油在添加罂粟籽调味粉相关产品后，口味更加醇厚，能达到强化食物原味的功效；③增加营养价值。罂粟籽粉富含人体正常生长所需的多种功能脂肪酸成分，其中亚油酸 66%，油酸 19%，亚麻酸 0.2%，还含有 18 种氨基酸，其中 8 种是人体必需氨基酸，还含有钾、钠、钙、镁、锌、硒等多种矿物质；④提升食品档次。氨基酸态氮的含量是酱油品质标志性的指

标，罂粟籽调味粉能大幅度提升调味品中氨基酸态氮的含量；⑤提高产品附加值：罂粟籽可以用于各种中西餐烹饪和食品加工，还可以用于饮料、糖果、强化食品、儿童食品、保健食品以及快餐食品等领域。

8.5.2 保健品中非法添加物

2012年3月19日，国家食药监局发布第一批保健品食品中可能非法添加的物质名单，涉及西布曲明、麻黄碱等近50种物质。具体名单如表8-10：

表8-10 第一批保健品食品中可能非法添加的物质

序号	保健功能	可能非法添加物质名称	检测依据
1	声称减肥功能产品	西布曲明、麻黄碱、芬氟拉明	国家食品药品监督管理局药品检验补充检验方法和检验项目批准件2006004
2	声称辅助降血糖(调节血糖)功能产品	甲苯磺丁脲、格列苯脲、格列齐特、格列吡嗪、格列喹酮、格列美脲、马来酸罗格列酮、瑞格列奈、盐酸吡格列酮、盐酸二甲双胍、盐酸苯乙双胍	国家食品药品监督管理局药品检验补充检验方法和检验项目批准件2009029
3	声称缓解体力疲劳(抗疲劳)功能产	那红地那非、红地那非、伐地那非、羟基豪莫西地那非、西地那非、豪莫西地那非、氨基他打拉非、他达拉非、硫代艾地那非、伪伐地那非和那莫西地那非等PDE5型(磷酸二酯酶5型)抑制剂	国家食品药品监督管理局药品检验补充检验方法和检验项目批准件2008016,2009030
4	声称增强免疫力(调节免疫)功能产品	那红地那非、红地那非、伐地那非、羟基豪莫西地那非、西地那非、豪莫西地那非、氨基他打拉非、他达拉非、硫代艾地那非、伪伐地那非和那莫西地那非等PDE5型(磷酸二酯酶5型)抑制剂	国家食品药品监督管理局药品检验补充检验方法和检验项目批准件2008016,2009030
5	声称改善睡眠功能产品	地西泮、硝西泮、氯硝西泮、氯氮卓、奥沙西泮、马来酸咪达唑仑、劳拉西泮、艾司唑仑、阿普唑仑、三唑仑、巴比妥、苯巴比妥、异戊巴比妥、司可巴比妥、氯美扎酮	国家食品药品监督管理局药品检验补充检验方法和检验项目批准件2009024
6	声称辅助降血压(调节血脂)功能产品	阿替洛尔、盐酸可乐定、氢氯噻嗪、卡托普利、哌唑嗪、利血平、硝苯地平	国家食品药品监督管理局药品检验补充检验方法和检验项目批准件2009032

注：此名单未涵盖行业内存在的所有非法添加物质。

另外，国家食药监局还发布了《保健食品命名规定》和《保健食品命名指南》。保健食品命名禁止使用明示或暗示治疗作用、消费者不易理解、庸俗或带有封建迷信色彩、人体组织器官等词语，以及人名、地名、汉语拼音、地方方言、字母及数字等。其中，祖传、御制、宫廷、强力、特效、第一、顶级、治疗、消炎、解毒、华佗、李时珍、纳米、基因、神丹等均在"禁语"之列。

8.6 瘦肉精 〉〉〉

瘦肉精是具有相似结构的 β-肾上腺素受体激动剂（简称 β-激动剂，β-Adrenergic agonists）一类化合物的俗称，其中包括的主要化合物和结构式列表如表8-11：

表 8-11　瘦肉精主要化合物及结构式[15]

化合物	英文名称	结构式
盐酸克伦特罗	clenbuterol hydrochloride	
莱克多巴胺	ractopamine	
沙丁胺醇	salbutamol	
硫酸沙丁胺醇	salbutamol sulfate	
盐酸多巴胺	dopamine hydrochloride	
西马特罗	cimaterol	
硫酸特布他林	terbutaline sulfate	
苯乙醇胺 A	phenylethanolamine A	

化合物	英文名称	结构式
班布特罗	bambuterol	
盐酸齐帕特罗	zilpaterol hydrochloride	
盐酸氯丙那林	clorprenaline hydrochloride	
马布特罗	mabuterol	
西布特罗	cimbuterol	
溴布特罗	brombuterol	
酒石酸阿福特罗	arformoterol tartrate	

化合物	英文名称	结构式
富马酸福莫特罗	formoterol fumatrate	

　　盐酸克伦特罗作为 β-肾上腺素受体激动剂药物中的一种，在临床中作为药物主要用于治疗支气管哮喘、慢性支气管炎和肺气肿等疾病，属平喘类药物[16]。口服克仑特罗较易经胃肠道吸收，能使 β_2-受体激动，对心脏有兴奋作用，对支气管平滑肌有较强而持久的扩张作用，并使面颈部与四肢肌肉颤动。作平喘药口服成人 $20\sim40\mu g/$次，3 次/日；儿童 5 岁以上 $5\sim20\mu g/$次，3 次/日。人（女性）经口 TDLo：4600ng/kg。小鼠静脉 LD_{50}：$27600\mu g/kg$。但当摄入量较大或超过正常使用量时，对心血管系统和神经系统具有刺激作用，引起心悸、心慌、恶心、呕吐、肌肉颤抖等临床症状；摄入量过大时会危及生命。

　　在 β-肾上腺素受体激动剂该类化合物中，盐酸克伦特罗和莱克多巴胺在临床使用过程中，体现出较高的药效，并且价格相对低廉，因此成为畜禽养殖中最为普遍使用的药物。动物食用后，在代谢过程中促进蛋白质合成，加速脂肪的转化和分解，提高了肌体的瘦肉率，因此称为瘦肉精。目前，我国瘦肉精通常是指盐酸克仑特罗，简称克仑特罗，又名克喘素、氨哮素、氨必妥、氨双氯喘通。纯品为白色结晶状粉末，味略苦。

　　自 20 世纪 80 年代早期，美国 Cyanamid 公司通过实验证明，在动物饲料中添加盐酸克伦特罗能够调节动物的生长[17]。在肉类动物饲养过程中，当其使用剂量达治量的 $5\sim10$ 倍时，显现出明显的能量重分配效果，能促进动物的肌肉发育和脂肪分解，提高整体瘦肉比率，促进生长。此类药物经动物食用后，难以在动物体内代谢，会留存在动物组织中，特别在肝脏等内脏器官残留较高。作为食物链顶端的消费者，人们食用了含有该类药物残留的动物内脏和肉品后，由于在体内的累积效应，会造成急性或慢性中毒，从而危害自身健康。而作为同类药物的培林（雷托巴胺，莱克多巴胺，ractopamine）毒性极低、代谢速度快，无累积性，因此被美国等国家允许添加入猪饲料，日本也允许使用含培林（ractopamine）的猪肉进口。目前全世界有美国等 24 国开放使用培林，但仍有 160 多个国家禁用。

　　我们国家对瘦肉精在饲料和畜牧生产中的使用，自 1997 年起农业部发文禁止使用，商务部自 2009 年 12 月 9 日起，禁止进出口莱克多巴胺和盐酸莱克多巴胺。2001 年 12 月 27 日、2002 年 2 月 9 日、4 月 9 日，农业部分别下发文件禁止食品动物禁止使用 β-激动剂类药物作为饲料添加剂（农业部 176 号、193 号公告、1519 号条例）。因此，瘦肉精在我国已经明确确定为非法添加物。

(1) 瘦肉精毒理学危害

瘦肉精主要以盐酸克伦特罗为主，因此相关毒理学研究机理清楚，以下以盐酸克伦特罗为主题进行毒理学危害介绍。

盐酸克伦特罗化学性质稳定，特别是热稳定性高，当外界温度加热到 172℃，其化学结构才会分解破坏。残留该药的肉品经 126℃ 油煎处理 5min，仅残留量的二分之一。该药经摄入后，在胃肠道吸收快，人或动物食用 15～20min 后即可产生药效，在 2～3 h 后，在血浆中浓度可达峰值，并且药效作用可以长时间维持。

① 急性毒性（表 8-12）。

表 8-12　动物对盐酸克伦特罗急性毒性表现

动物	摄入量	症　　状	文献
大鼠	LD$_{50}$ 为 147mg/kg	给药后约 5min 动物出现呼吸困难、瘫软和	[18]
小鼠	LD$_{50}$ 为 126mg/kg	抽搐等症状，死亡发生较快	
狗	LD$_{50}$ 为 400～800mg/kg	昏迷、心动过速、强直性阵挛性抽搐	[19]
牛	LD$_{50}$ 为 30～85mg/kg	牛服用盐酸克伦特罗 1h 后心率明显增加	[20]

② 短期毒性（表 8-13）。

表 8-13　动物对盐酸克伦特罗短期毒性表现

动物	最大无作用量	重复染毒症状	文献
大鼠	2.5mg/kg	心动过速，较高剂量时则发生心肌坏死；肾上腺皮质激素	[21]
小鼠	1.0mg/kg	细胞增生，肾上腺分泌功能过度	

短期毒性主要以心肌损伤为指标，考察最大无作用量。最大无作用剂量（maximal no-effective dose）是指在一定时间内，一种外源化学物按一定方式或途径与机体接触，根据目前认识水平，用最灵敏的实验方法和观察指标，未能观察到任何对机体的损害作用的最高剂量，也称为未观察到损害作用的剂量（no observed effect level，NOELS）。最大无作用剂量与最小有作用剂量应该相差极微，但实际中由于受到对损害作用观察指标和检测方法灵敏度的限制，两者之间存在有一定的剂量差距。最大无作用剂量是根据亚慢性试验的结果确定的，是评定毒物对机体损害作用的主要依据。

③ 致突变性。瘦肉精的致突变性研究，人们利用体外测试系统和动物实验检测盐酸克伦特罗的致突变作用和遗传毒性，研究结果显示瘦肉精对机体的

不同组织，不同细胞的致突变效应不同。其主要表现有：盐酸克伦特罗对大鼠胚胎肢芽细胞增殖、分化有明显的抑制作用，是一种细胞毒性物质，但是否具有致畸性不能定论[22]；盐酸克伦特罗可导致猪染色体畸变，应用剂量越高畸变率越高，出现染色单体畸变和染色体型畸变，诱发恶性肿瘤，并认为对人体也会导致相似的结果[10]；盐酸克伦特罗对怀孕母鼠影响体现为虚弱、敏感、阴道出血，母鼠和仔鼠体重减轻；当用量在 1.0mg/kg 以上时，胎鼠畸形率明显增加，畸形主要表现为脑积水、全身水肿、脐带突出（成疝）、无眼、肋骨变形、椎骨裂等。

④ 对人体毒性。人体在食用超过盐酸克伦特罗残留限量的肉及其制品后，会发生急性中毒，其毒性反应因剂量和因人而异。一般食用 15min 至 6h 出现症状，症状可持续 90min 至 6d。主要表现症状为面色潮红、头痛、头晕、乏力、胸闷、心悸，四肢、脸、部骨骼肌震颤，特别是原有心律失常的病例会引起心室早搏，还可引起代谢紊乱，产生酮体，对糖尿病病人可发生酮中毒或酸中毒。对心律失常、高血压、青光眼、糖尿病、甲状腺机能亢进、前列腺肥大等疾病的患者更容易产生急性中毒症状[23]。

（2）瘦肉精对不同动物的生长影响

作为"瘦肉精"使用的 β-激动剂主要有两种类型。一种是苯乙醇胺类，如盐酸克伦特罗和沙丁胺醇等，另一种是双苯烷胺类，如莱克多巴胺等。口服盐酸克伦特罗对牛、鸡、猪和绵羊等动物都具有增加胴体肌肉组成和减少脂肪含量的作用，对增加体重和提高料肉比也有一定作用。

表 8-14　口服给药 β-激动剂对畜禽生长的影响[8]

动物	体重/%	采食量/%	肉料比/%	肌肉/%	脂肪/%
牛	↑10	↓5	↑15	↑10	↓30
鸡	↑2		↑2	↑2	↓7
猪	↑4	↓5	↓5	↑4	↓8
绵羊	↑15	↓2	↑15	↑25	↓25

注：↑表示增加，↓表示降低。

从表 8-14 数据可以看出，不同动物品种对 β-激动剂的反应性不同。其中对绵羊的促生长作用最大，对鸡的作用最小，对牛、猪的作用中等。

（3）瘦肉精主要检测手段

① 色谱、色谱-质谱联用检测方法。瘦肉精作为食品中的非法添加物，对其进行检测并确定标准检测方法是国家控制食品质量安全的有效手段之一。目前，基于仪器手段检测瘦肉精残留常用的方法有高效液相色谱（HPLC）、气相色谱-质谱联用法（GC-MS）、高效液相色谱-质谱联用法（HPLC-MS）、毛细管电泳

法（CE）等。我们国家已将 GC-MS 法定为确证性方法，主要用于检测结果的确认和仲裁，国家标准 GB/T 22147—2008 "饲料中沙丁胺醇、莱克多巴胺和盐酸克仑特罗的测定液相色谱质谱联用法" 给出了同时检测饲料中 β-激动剂沙丁胺醇、莱克多巴胺和盐酸克仑特罗的液相色谱质谱联用标准方法。针对动物性食品，国家标准 GB/T 5009.192—2003 "动物性食品中克仑特罗残留量的测定" 也给出了相应的检测方法，首选方法为气相色谱-质谱法，其次为高效液相色谱法，最后选择酶联免疫法。以下列举基于仪器方法检测瘦肉精的文献（表8-15）。

表 8-15　瘦肉精检测仪器方法

方法	检测样品	瘦肉精物质	检出限	文献
毛细管电泳免疫化学发光	尿样	盐酸克仑特罗	1.2nmol/L	[24]
激光诱导荧光毛细管电泳	血液	盐酸克仑特罗	0.7ng/ml	[25]
气相色谱-质谱	饲料	莱克多巴胺	4μg/kg	[26]
		盐酸克仑特罗	2μg/kg	
微型毛细管电泳法	饲料	盐酸克仑特罗	12mol/L	[27]
	肉品	沙丁胺醇	0.65nmol/L	
毛细管电泳法	饲料	克仑特罗、沙丁胺醇、丙卡特罗、非诺特罗	0.5~2.0mg/L	[28]

目前，基于仪器建立的瘦肉精检测方法，多集中于方法开发，检测的瘦肉精目标化合物种类较少，未能实现全覆盖检测。所选检测样品，主要为饲料，肉品较少。因此，后续方法的开发，可用于开展肉品中瘦肉精的全面检测，切实为人们日常生活中肉品安全提供技术保障。

② 免疫分析法。仪器方法在瘦肉精检测方面的优势主要体现在结果准确可靠、可信度高、假阳性低，是标准检测方法的首选。但是，仪器方法的仪器依赖度高，并且需要较长时间和复杂的样品前处理过程，因此为弥补该方面的不足，同时能够实现对肉品或饲料中瘦肉精的快速检测，科研工作者发展建立了免疫分析法。

在以瘦肉精为目标检测物而发展起来的免疫分析法中，酶联免疫吸附技术（ELISA）因在生物领域取得的巨大成功，技术发展较为成熟，因此，国内外多家公司都开发出了基于 ELISA 法检测瘦肉精的试剂盒产品。该方法与仪器方法相比，检测更为灵敏、并且快速和经济，但是检测结果重现性与特异性较仪器方法差，主要适用于大批量检测样品的快速初步筛查。在该方法的基础上，后续方法的发展主要集中于灵敏度和准确性。结合荧光分析检测方法的高灵敏度优势，科研人员发展出时间分辨荧光免疫分析法[29]，建立猪肉中莱克多巴胺的检测方法，并且通过使用液相色谱串联质谱法同步检测样品，证实了时间分辨荧光免疫分析法分析样品的可行性。但该方法还是面临样品前处理时间较长、过程较繁琐的问题，因此，仍需解决样品处理中复杂程序问题。

利用分子印迹技术对目标化合物的高特异性和高选择性吸附，通过制备盐酸克伦特罗分子印迹聚合物，建立固相萃取程序，结合 ELISA 技术，建立检测盐酸克伦特罗的方法，该方法可以实现动物组织样品中的快速检测，显著提高了检测过程中样品的前处理效率和最终的检测灵敏度。通过分子印迹材料对样品中盐酸克伦特罗的富集效应，使得该方法的检测限比前期检测方法更低。利用此方法，科研工作者实现了对猪肉中痕量莱克多巴胺的检测[30]，检测限达到 0.2mg/L，显示出良好的应用效果。

以纳米金为载体，结合免疫分析方法，发展出的纳米金免疫标记技术，可以将蛋白质等高分子吸附到纳米金颗粒表面，由于金颗粒具有高电子密度，在金标蛋白结合处，在显微镜下可见黑褐色颗粒，当标记物在相应的配体处大量聚集时，肉眼可见红色或粉红色斑点，基于颜色的变化可用于定性或半定量的快速免疫检测。得益于免疫化学、微加工技术、显微技术的进步，免疫纳米金标记技术得到了快速的发展，特别是在生物医学方面已实现大规模的应用，并且也已开始在现代食品安全分析检测中运用。针对瘦肉精检测，科研工作者应用胶体金免疫层析技术建立了一种快速检测莱克多巴胺的方法[31]。通过制备胶体金免疫层析快速检测试纸条，实现了 5min 内快速检测莱克多巴胺，批内和批间重复性为 100％的检测效果。

③ 纳米生物传感方法。纳米材料因其自身独特的物理化学性质，在化学和生物传感领域已有广泛地应用。将可以选择性结合靶分子的生物探针修饰到纳米材料表面，可以构建出对特定靶标有检测效果的纳米生物传感器，再通过与生物芯片、免疫技术、化学标记等技术手段结合，可以实现目标物的简便高效快速检测。

利用碳纳米管的电化学传感特性，科研工作者构建出基于碳纳米管的无标记电化学免疫传感器[32]，并用于动物饲料中的盐酸克伦特罗的快速检测。与采用液质联用方法检测盐酸克伦特罗相比较而言，基于碳纳米管的无标记电化学免疫传感器检测方法，不仅极大地简化了了样品分析前的固相萃取及纯化步骤，而且检测时操作更为便捷，真正可以实现实时实地快速检测。与 ELISA 检测方法相比，该方法同样体现出样品处理简单及高通量的优点，并且基本不会受到基质效应的干扰，有效地排除了样品基质对检测结果的影响。该方法显现出另一优势是传感器制备相对简单并且稳定性好，可以长时间多次循环使用。在传感器构建方面，科研工作者还通过多壁碳纳米管-全氟磺酸膜的复合[33]，制备出纳米复合材料，并修饰到玻璃碳电极表面，建立了检测痕量盐酸克伦特罗的方法。修饰后的电极对盐酸克伦特罗的检测显示出灵敏度高、选择性好的特点，并且使检测盐酸克伦特罗的检测限低至 0.5nmol/L。

参 考 文 献

[1] 叶兴乾，张献忠，刘东红．食品中非法添加物检测及分析技术进展［J］．北京工商大学学报：自然科学版，2012，30（6）：19-23．

[2] 卫生部：食品中可能违法添加的非食用物质和易滥用的食品添加剂名单．

[3] 农业部：饲料、动物饮用水和畜禽水产养殖中禁用药物和物质清单［J］．中国禽业导刊，2013（1）：57-57．

[4] 郝军勇，张亚丽．国内外食品安全监管现状对食品安全影响探讨［J］．现代商贸工业，2015，36（2）：46-47．

[5] 王静．食品中常见非法添加物及其危害［J］．北京工商大学学报：自然科学版，2012，30（6）：24-27．

[6] 郭跃平．试论我国食品添加剂现状分析［J］．食品安全导刊，2015（36）：22-24．

[7] Tang X，Bai Y，Duong A，et al. Formaldehyde in China：oroduction，consumption，exposure levels，and health effects［J］．Environ Int，2009，35（8）：1210-1224．

[8] 俞其林，励建荣．食品中甲醛的来源与控制［J］．现代食品科技，2007，23（10）：76-78．

[9] 香港食物环境署风险评估组．第九号风险简讯：食物中含甲醛［R］．2009-01-05．

[10] Bianchi F，Careri M，Musci M，et al. Fish and food safety：determination of formaldehyde in 12 fish species bySPME extraction and GC-MS analysis［J］．Food Chem，2007，100（3）：1049-1053．

[11] Li J，Zhu J，Ye L. Determination of formaldehyde in squid products by HPLC［J］．Asia Pac J Clin Nutr，2007，16（1）：127-130．

[12] 励建荣，孙群．水产品中甲醛本底值、产生机理及检测方法研究进展（一）［J］．中国水产，2005，（8）：64-65．

[13] 张亚菁．完善罂粟籽食品监管制度的法律思考［J］．中国卫生监督杂志，2007，14（5）：362-364．

[14] 王仲礼．罂粟籽——调味料里的"另类"［J］．中国调味品，2004（5）：46-48．

[15] 国务院食品安全委员会办公室《"瘦肉精"专项整治方案》（食安办〔2011〕14号）．

[16] Mersmann H. Overview of the effects of β-adrenergic receptor agonists on animal growth including mechanism of action［J］．J Anim Sci，1998，76（1）：160-172．

[17] Rick C，Baker P，Dalrymple R. Use of repartitioning a gents to improve performance and body composition of meat animals［C］．Reciprocal Meat Conf Proc，1984，37：5-11．

[18] 贾强，张振玲，王筱芬，等．盐酸克伦特罗的急性毒性和致突变试验［J］．毒理学杂志，2005，19（1）：75-76．

[19] 张园园．克伦特罗的毒性作用及其中毒机制［J］．卫生研究，2002，31（4）：328-330．

[20] Brockway J，Mac Rae J，Williams P. Side effects of clenbuterol as repartitioning agent［J］．Vet Rec，1987，120（16）：381-383．

[21] 严蕾，孙高峰，杨洁峰，等．"瘦肉精"危害的实验研究［J］．疾病控制杂志，2005，9（6）：596-599．

[22] 梁晓芸，袁立懋，张全新．盐酸克伦特罗体外抑制大鼠胚胎肢芽细胞增殖和分化的研究［J］．中国职业医学，2005，32（5）：38-39．

[23] 李汉帆，朱建如．瘦肉精的危害与食品安全［J］．公共卫生与预防医学，2005，16（1）：28-30．

[24] Ji X，He Z，Ai X，et al. Determination of clenbuterol by capillary electrophoresisimmunoassay with chemiluminescence detection［J］．Talanta，2006（70）：353-357．

[25] Zhou J，Xu X，Wang Y. Competitive immunoassay for clenbuterol using capillary electrophoresis

with laser-induced fluorescence detection [J] . Journal of Chromatography B, 2007 (848): 226-231.

[26] He L, Su Y, Zeng Z, et al. Determination of ractopamine and clenbuterol in feeds by gas chromatography-mass spectrometry [J] . Animal Feed Science and Technology, 2007 (132): 316-323.

[27] Chu Q, Geng C, Zhou H, et al. Fast determination of clenbuterol and salbutamol in feed and meat products based on miniaturized capillary electrophoresis with amperometric detection [J] . Chinese Journal of Chemistry, 2007 (25): 1832-1835.

[28] Somsak S, Proespichaya K. Rapid analysis of clenbuterol, salbutamol, procaterol, and fenoterol in pharmaceuticals and human urine by capillary electrophoresis [J] . Talanta, 2008 (76): 1194-1198.

[29] Shen J, Zhang Z, Yao Y, et al. Time-resolved fluoroimmunoassay for ractopamine in swine tissue [J] . Anal Bioanal Chem, 2007 (387): 1561-1564.

[30] Hu Y, Liu R, Li Y, et al. Investigation of ractopamine-imprinted polymer for dispersive solid-phase extraction of trace bagonists in pig tissues. J. Sep. Sci. 2010 (33): 2017-2025.

[31] Zhang M, Wang M, Chen Z, et al. Development of a colloidal gold -based lateral-flow immunoassay for the rapid simultaneous detection of clenbuterol and ractopamine in swine urine [J] . Anal Bioanal Chem, 2009 (395): 2591-2599.

[32] He P, Wang Z, Zhang L, et al. Development of a labelfree electrochemical immunosensor based on carbonnanotubeforrapid determination of clenbuterol [J] . Food Chemistry, 2009 (112): 707-714.

[33] Guo R, Xu Q, Wang D, et al. Trace determination of clenbuterol with an MWCNT-Nafion nanocomposite modified electrode [J] . Microchim Acta 2008 (161): 265-272.